BEITRÄGE ZUR EXPERIMENTELLEN THERAPIE.
HERAUSGEGEBEN VON PROF. DR. E. v. BEHRING, WIRKLICHER GEHEIMER RAT.

HEFT 13.

Epidemiologie, Aetiologie

und

Bekämpfung der Diphtherie.

Von

Wirkl. Geh. Rat Prof. Dr. **E. v. Behring**,
weiland o. ö. Professor der Hygiene und Direktor des Instituts für Hygiene und experimentelle Therapie der Universität Marburg.

Nach dem Tode des Verfassers herausgegeben

von

Dr. **E. Friedberger**,
o. ö. Professor der Hygiene und Direktor des Hygiene-Instituts der Universität Greifswald.

Mit Abbildungen im Text, Tabellen und farbiger Kurventafel

Springer-Verlag Berlin Heidelberg GmbH
1918
NW. Unter den Linden 68.

Additional material to this book can be downloaded from http://extras.springer.com.

ISBN 978-3-662-34905-2 ISBN 978-3-662-35239-7 (eBook)
DOI 10.1007/978-3-662-35239-7

Vorwort.

Seit Emil von Behring Ende 1890 zusammen mit Kitasato seine erste Arbeit über Diphtherie- und Tetanusimmunität veröffentlichte, hat ihn das Problem der Diphtherie nicht mehr losgelassen, bis der Tod den nimmermüden Forscher die Feder aus der Hand genommen hat.

In seinem Nachlass fand sich, als 13. Heft seiner „Beiträge" gedacht, die vorliegende Abhandlung, die ich nunmehr auf Wunsch der Witwe des Verstorbenen und der Verlagsbuchhandlung der Oeffentlichkeit übergebe. Der grössere Teil war bereits druckfertig. Bei den letzten Bogen mussten die Hinweise auf einige Kurven und Tabellen gestrichen werden, weil die betreffenden Unterlagen leider nicht mehr aufzufinden waren. So entbehren an einigen wenigen Stellen die erörterten Ergebnisse der entsprechenden Belege. Im übrigen habe ich mich selbstverständlich bei dem Werk des grossen Toten auf eine rein redaktionelle Sichtung und Ordnung beschränkt.

Nie hat von Behring der wissenschaftliche Erfolg allein genügt; rastlos war er stets bestrebt, die Ergebnisse seiner Versuche in die Praxis umzusetzen. So wird auch dem Praktiker das vorliegende Werk reiche Anregung gewähren.

Welche Bahnen auch im Laufe der Zeit die spezifische Diphtheriebehandlung einschlagen mag, immer werden die klassischen Versuche des Begründers der Heilserumtherapie als Ausgangsbasis dienen müssen. Immer werden die Ergebnisse, wie sie hier noch einmal von seiner eigenen Hand geordnet vorliegen, das unvergängliche Fundament darstellen, auf dem weiter zu bauen ist.

Greifswald, September 1918.

E. Friedberger.

Inhaltsverzeichnis.

Erster Teil.

Epidemiologie und Aetiologie.

Zweiter Teil.

Diphtheriebekämpfung.

Erster Teil.

Epidemiologie und Aetiologie.

Erstes Kapitel.

Epidemiologie und Aetiologie der Diphtherie in historischer Beleuchtung.

Die heutzutage von uns als „Diphtherie" bezeichnete Krankheit hiess im Altertum die ägyptische Krankheit, weil sie aus Aegypten nach den europäischen Ländern eingeschleppt war, ähnlich wie wir von der asiatischen Cholera sprechen, und wie man früher von der Syphilis als dem Morbus neapolitanus sprach. Durch diese geographischen Epitheta wird zum Ausdruck gebracht, dass eine Krankheit exotischen Ursprung hat.

Zur Namengebung für die „ägyptische" Krankheit habe ich aus der Literatur in meinem Buche „Diphtherie" (v. Coler-Bibliothek) folgendes zusammengetragen:

Wegen ihrer Herkunft aus Aegypten und Syrien wurde, was wir jetzt „Diphtherie" nennen, von den Römern „Morbus aegyptiacus" oder auch „Ulcera syriaca" (Aretaeus) genannt. Spätere lateinische Autoren nennen dieselbe Krankheit: Affectio orthopnoïca, angina suffocatoria, cynanche vel angina trachealis, angina polyposa, angina exsudatoria. Der Name Cynanche ist in neuerer Zeit von Senator wieder in Erinnerung gebracht worden. Während des 17., 18. und 19. Jahrhunderts verbreitete sich die Krankheit über fast alle Länder Europas und erhielt dabei in Italien die Namen: „morbus suffocatorius, male in canna" usw.; in Spanien „groppa, garotillo"; in England „chok stuffing, the rising of the ligths, the bladder in the sore throat, the hives, croup"; in Frankreich „laryngo-trachéite, angine laryngée, angine membraneuse, angine polypeuse, pharyngolaryngite couenneuse, angine trachéale"; in Deutschland „Bräune, häutige Bräune"; in Schweden „strypsjuka". Im Beginn des 19. Jahrhunderts waren im medizinischen Gebrauch fast alle diese Namen verdrängt worden durch das schottische Wort „Krup" (französisch „croup"). Ueber die Entstehung dieses Wortes finden wir bei Millet (Traité de la diphthérie du larynx. Paris 1863) folgende Bemerkungen: „Ce nom de croup, inventé par François Home, provient, au dire de certains auteurs, du mot écossais croup ou roup. Quelques médecins ont bien fait dériver le mot croup du mot français roupie. Haase a trouvé une singulière explication du mot croup: il croit pouvoir affirmer que le mot croup, prononcé à pleine bouche, imite assez bien le son de la toux, et que c'est pour cette raison qu'on a appelé ainsi la maladie. John Cheyne prétend que chez les Ecossais le mot croup sert à désigner le bouton ou la pellicule blanche que l'on trouve assez ordinairement à la pointe de la langue des gallinacés atteints du mal que l'on appelle pips, en français pepie. Beaucoup d'auteurs, parmi lesquels nous pouvons citer Royer-Collard, Joseph Frank, M. Bricheteau etc., trouvent que cette dénomination de croup est préférable à toutes les autres. Voici ce qu'en dit M. Bricheteau: De toutes les dénominations imposées à cette maladie, celle de croup est assurément la meilleure, parce que ce mot, d'origine écossaise, étant depuis longtemps consacré et n'ayant aucune autre signification dans notre langue, n'est pas entaché du vice commun aux autres dénominations, celui de n'offrir à l'esprit qu'une partie, quelquefois même qu'un symptôme de maladie, et non la maladie elle-même. Il faut reconnaître, en effet, disent MM. Monneret et Fleury, que si un terme est d'autant meilleur qu'il n'a aucune signification par lui-même, celui de croup remplit parfaitement cette condition."

Millet schliesst sich der Meinung von Monneret und Fleury an, dass die Bezeichnung „Croup" allen anderen Krankheitsnamen vorzuziehen sei, und viele französische Autoren sind bis in die neueste Zeit dabei geblieben, mit dem Wort „Croup" die ganze uns hier beschäftigende Infektionskrankheit zu benennen.

In Deutschland beschränken wir den Gebrauch des Wortes „Krup" auf die membranöse Laryngitis und Tracheitis, welche durch die Klebs-Löfflerschen Diphtheriebazillen erzeugt wird, während wir die Gesamtheit der durch die Klebs-Löfflerschen Bazillen erzeugten Krankheitsformen als Diphtherie bezeichnen, so dass für uns der Krup nur eine besondere Erscheinungsform der Diphtherie ist. Das entspricht auch vollständig der geschichtlichen Entstehung dieser beiden Worte.

Home nämlich hat ausschliesslich berücksichtigt die Membranbildung im Kehlkopf und in der Luftröhre mit ihren Verzweigungen; und bis zu den Arbeiten Bretonneau's galten Krup und membranöse Angina, sowie die übrigen Formen der Diphtherie als ganz verschiedenartige Krankheiten. Bretonneau's Verdienst ist es, gezeigt zu haben, dass der Krup, die maligne Angina, welche mit fibrinöser Exsudation einhergeht, ferner manche Hautaffektionen, Lähmungsformen usw., demselben Ansteckungsstoff ihre Entstehung verdanken und deswegen zu einem gemeinsamen Begriff zu vereinigen sind. Er wählte zur Bezeichnung dieser ätiologischen Krankheitseinheit ursprünglich das Wort Diphtheritis; in späterer Zeit aber, z. B. in seiner Abhandlung aus dem Jahre 1855: „Sur les moyens de prévenir le développement et les progrès de la diphthérie" (Archives générales de médecine) benutzte er, nach dem Vorgang seines Schülers Trousseau, das Wort Diphtherie.

Trousseau ersetzte „Diphtheritis" durch „Diphtherie", um zum Ausdruck zu bringen, dass er, im Gegensatz zu der Auffassung Bretonneau's, die fibrinöse Exsudation als die Folge einer Blutinfektion betrachte, ähnlich wie die Pockenpusteln an der Körperoberfläche sich erst einstellen, nachdem eine allgemeine Infektion vorausgegangen ist. Wir nehmen in Uebereinstimmung mit der ursprünglichen Auffassung Bretonneau's an, dass der diphtheritische Krankheitsprozess mit einer lokalen Infektion beginnt, und dass die allgemeine Erkrankung erst sekundär, infolge der Resorption von krankmachenden Stoffen, eintritt. Die Diphtherie verhält sich nach unserer Meinung wie die Wundinfektionskrankheiten, welche lokal beginnen (Erysipel, Puerperalfieber, Tetanus usw.), und nicht wie die exanthematischen Krankheiten. bei welchen die Veränderungen an der Körperoberfläche gewissermassen als Metastasen eines im Blute zirkulierenden Infektionsstoffes anzusehen sind.

Ob Bretonneau in seinen späteren Lebensjahren deswegen nicht mehr „Diphtheritis", sondern „Diphtherie" schrieb, weil er sich zu der Trousseau'schen Krankheitstheorie bekehrte, geht aus seinen gedruckten Abhandlungen nicht mit Sicherheit hervor. Keinenfalls war für seine veränderte Schreibweise massgebend der von verschiedenen Seiten, namentlich aber von Boisseau erhobene Vorwurf, dass das Wort „diphtérite" (die Franzosen schreiben „diphtérite" mit Hinweglassung des zweiten „h") einen logischen Widerspruch enthalte, insofern als durch die Endigung „-ite" (-itis) der Begriff der Entzündung eines Entzündungsproduktes, nämlich der *διφθερα*, d. h. der falschen Membran oder des fibrinösen Exsudates, entstehe. Boisseau sagt u. a. wörtlich: „Mr. Bretonneau est si malheureux dans le choix de ses termes qu'il parle souvent d'inflammation diphthéritique, ce qui signifie au moins inflammation pelliculaire inflammatoire". Gegen diesen Vorwurf Boisseau's verwahrt sich Bretonneau sehr energisch mit folgenden Worten: „Ce n'est qu'avec une extrême répugnance que je me suis décidé à une nouvelle dénomination . . . . . Je n'ai point créé le mot *διφθεριτης*; on le trouve dans tous les dictionnaires et il équivaut à pellicularis . . . . . Très souvent des adjectifs terminés en *ιτης* et *ιτις* sont employés comme substantifs. Ils sont communs dans la langue grecque, d'où l'usage en a passé dans la nôtre. Ainsi de *πολις*, (cité, ville) viennent *πολιτης*, (citoyen), *πολιτις* (citoyenne) et *πολιτικος* (civil) etc. etc. — L'usage a récemment prévalu d'accoler la terminaison „ite" au nom de l'organe dont on veut indiquer l'inflammation et je sais que je ne pouvais employer cette dérivance avec aucun mot qui désignât un organ ou tissu; mais un pareil scrupule n'eût-il pas été ridicule, quand il s'agissait d'une épithète dont la valeur et aussi positivement déterminée que celle du mot diphtérite, qui employé pour désigner une maladie, devient équivalent à la pelliculaire, la maladie pelliculaire; expression tout-à-fait analogue à celle de variole, de scarlatine, de pleurite" etc.

Krankheiten mit exotischem Ursprung nennt man auch epidemische, im Gegensatz zu den endemischen, welche gleich der Tuberkulose, dem Typhus, der Pneumonie, dem Scharlach usw. in einem Lande von jeher einheimisch sind. Die Diphtherie war also vor ca. 2000 Jahren eine epidemische Krankheit für die Europäer; jetzt ist sie überall endemisch geworden, während beispielsweise die Cholera und die Pest epidemische Krankheiten für uns geblieben sind.

Wegen der eigentümlichen Verbreitungsart aller epidemisch auftretenden Seuchen hat man frühzeitig schon vorausgesetzt, dass sie zurückzuführen sind auf ein kontagiöses Prinzip, welches lebenden Individuen oder toten Gegenständen anhaftet und durch diese von Ort zu Ort und von einem Menschen auf den anderen übertragen wird.

Aretäus, ein Zeitgenosse des Galen (200 a. Chr. n.), hat den Morbus egyptiacus sehr gut beschrieben. Danach muss diese Krankheit vor 2000 Jahren in den lateinischen Ländern ziemlich verbreitet gewesen sein und auch damals schon die wesentlichen Charakterzüge unserer heutigen Diphtherie gehabt haben. Später versiegen zuverlässige Nachrichten, bis im Beginn des 18. Jahrhunderts heftige Diphtherieepidemien in Italien, Spanien und in den anderen am Mittelmeere gelegenen Ländern auftraten. Im Laufe des 18. Jahrhunderts zog die Diphtherieseuche nordwärts und wirkte namentlich in Schottland verheerend, wo Home 1765 seine berühmte Abhandlung über den Croup veröffentlichte. Um die Mitte des 18. Jahrhunderts wurden aus Frankreich von Chomel (1749), aus Amerika von Samuel Ward (1771) gute Beschreibungen veröffentlicht, in welchen die schon von dem Italiener Ghisi beobachteten diphtheritischen Lähmungen eingehend erörtert werden.

Die Periode der Erforschung des Morbus egyptiacus nach wissenschaftlichen Grundsätzen beginnt mit Bretonneau und seinem Traité de la diphtérite, welcher im Jahre 1821 in der Pariser Académie royale vorgelesen und 1826 unter folgendem ausführlichen Titel veröffentlicht wurde:

„Des inflammations spéciales du tissu muqueux et en particulier de la diphtérite ou inflammation pelliculaire, connue sous le nom de croup, d'angine maligne, d'angine gangréneuse etc.“ Par P. Bretonneau, médecin en chef de l'hôpital de Tours.

Bretonneau's Krankheitsbegriff „Diphtheritis“ schliesst auf der einen Seite die skarlatinöse Angina und die vulgären Halsentzündungen, z. B. die follikuläre Angina, aus, auf der anderen Seite aber umfasst er die maligne Angina, die skorbutische Angina, den Croup, die diphtherischen Lähmungen, die diphtherischen Hauterkrankungen zu einem ätiologisch einheitlichen Krankheitsprozess.

Nach vielfachen Wandlungen und Irrungen in der Auffassung dessen, was man zur Diphtherie zu rechnen und von ihr auszuschliessen habe, war durch Virchow allmählich dieser Name zu einem anatomischen Begriff geworden, der im Gegensatz zu Bretonneau's Lehre nur anwendbar sein sollte auf Erkrankungen mit solcher Fibrinausscheidung, bei welcher das fibrinöse Exsudat nicht ohne Gewebsverletzung abziehbar sei, sondern in der Schleimhaut liege, so dass gerade die nekrotisierende Scharlachangina den richtigen Diphtherietypus repräsentiere, nicht aber die croupöse Diphtherie. Der Lehre Virchow's folgend, haben dann auch die meisten Kliniker Diphtherie und Croup als verschiedenartige Krankheiten angesehen.

Erst durch die Löffler'sche Endeckung des spezifischen Erregers der Bretonneau'schen Diphtherie ist wohl für alle Zeiten ihre Definition dem Streit doktrinärer Meinungen entzogen worden.

Löffler hat seine Entdeckung des nach ihm benannten Diphtheriebazillus im Jahre 1884 in solcher Weise publiziert, dass andere bakteriologisch geschulte Forscher sich von der Richtigkeit seiner Angaben überzeugen konnten. Mit diesem Jahre hebt eine neue Epoche des positiven Schaffens in der Geschichte der Diphtherie an, welche charakterisiert wird einerseits durch die diagnostischen Fortschritte, anderseits durch die Aufdeckung des Zustandekommens der Erkrankungssymptome infolge eines von den Diphtheriebazillen produzierten Giftes.

Löffler selbst hat von vornherein die Existenz eines spezifischen Diphtheriegiftes als unerlässliches Postulat für das Verständnis des klinischen Krankheitsbildes hingestellt, und es war ihm auch gelungen, aus den Kulturen seiner Bazillen das richtige Diphtheriegift darzustellen. Seine Giftstudien wurden aber einigermassen in den Schatten gestellt durch die im Jahre 1888 erfolgte Publikation von Roux und Yersin über die Bedingungen einer einfachen und sicheren Gewinnung des spezifischen Giftes und seiner Wirkung im Tierexperiment.

Durch die Forschungsergebnisse von Löffler, Roux und Yersin betreffend das Diphtheriegift wurde die letzte Epoche in der Geschichte der Diphtherie angebahnt, welche 1890 beginnt, in welchem Jahre das Diphtherieantitoxin von mir entdeckt wurde.

Zweites Kapitel.

Diphtherieforschungen im Laufe der letzten 100 Jahre.

Ich habe in meinem Diphtheriebuch vom Jahre 1901 (Aug. Hirschwald, Bibliothek von Coler) zur Geschichte der ätiologischen Diphtherieforschung ausführlich die Arbeiten von Löffler und Roux referiert. An dieser Stelle will ich zunächst näher eingehen auf den Inhalt des oben zitierten, 540 Seiten umfassenden Buches von Bretonneau, um daran anschliessend dann über die Wandlungen inbezug auf die Definition des Diphtheriebegriffs zu referieren.

I. Bretonneau.

Das Hauptwerk Bretonneau's ist sein oben erwähnter „Traité“, ein Buch, mit welchem dieser Forscher sich dem Tuberkulosewerk seines Landsmannes Laënnec würdig an die Seite gestellt hat.

Die schwierigsten Probleme, betreffend das Zustandekommen der Diphtherie — ihre Uebertragung von einem Individuum auf das andere, ihre Entstehung bei vielen Individuen gleichzeitig aus gemeinsamer Infektionsquelle, die Ursachen des Aufhörens und des Wiederkehrens der Epidemien, die über das gewöhnliche Mass verringerte und vermehrte individuelle Empfänglichkeit, die Heilung und die Immunisierung — werden von

Bretonneau nicht bloss gestreift, sondern scharf erfasst und in einem Sinne zu lösen gesucht, der fast überall das Richtige trifft.

Mit unbegründeten Hypothesen und Spekulationen geht Bretonneau mitleidslos um, wo er sie überhaupt einer Besprechung würdigt. Ein Beispiel dafür mag hier zitiert sein, welches geeignet ist, die Abneigung unseres Autors gegen Gedankenspielerei und solche geistreiche Hypothesen zu illustrieren, die nicht durch Tatsachen gestützt sind.

Franciscus Nola, ein italienischer Arzt, der zu Anfang des 17. Jahrhunderts lebte und eine gute Beschreibung einer von ihm beobachteten epidemisch auftretenden Krankheit lieferte, die aus seiner Schilderung ganz sicher als Diphtherie erkannt werden kann, stellte auch eine Hypothese der Verbreitungsweise dieser Krankheit auf. Nach Nola ist der „morbus strangulatorius" zweifellos eine Infektionskrankheit, die aber nicht von Person zu Person, sondern durch Bodenexhalationen übertragen wird; sie ist nicht kontagiös, sondern miasmatisch. Der Krankheitsstoff erfahre im Boden eine Art Reifung; erst erkrankten daran weidende Tiere, dann Kinder, später auch erwachsene Menschen. „La première année (zitiert Bretonneau) ces exhalaisons ont occasioné une epizootie, en affectant d'abord les animaux qu'ils se tiennent le museau plus rapproché de terre: dans les années suivantes les enfants en furent atteints, et enfin les adultes."

Diese „Bodentheorie", welche im wesentlichen mit denselben Begriffen operiert, die nach Pettenkoffer's Vorgang noch bis in die neueste Zeit manchen Hygienikern zu schaffen machen, veranlasste Bretonneau zu folgender Bemerkung: „Il n'est pas sans interêt d'entendre, sur les mêmes faits, observés dans les mêmes lieux et à la même époque, un homme qui paraît assez disposé à se mettre en opposition avec les idées reçues." Bretonneau findet also anerkennende Worte für die Originalität der Nola'schen Hypothese; im übrigen aber erklärt er ihn für einen Autor, der durch solche Betrachtungen zeige, dass er noch nicht aus dem Stadium der schriftstellerischen Lehrjahre heraus sei; die Meinung, dass zuerst die Tiere erkranken, hält er für „puérile" und „paradoxale" und bedauert dann schliesslich, dass Nola nicht, statt Phantasiegemälde zu liefern, die Tierkrankheit, von der er spricht, ordentlich beschreibt. „Nola aurait pu enrichir la science de faits précieux, s'il eût mieux observé l'épizootie dont il parle; mais il la décrit plus en poëte qu'en médecin et on ne peut y entrevoir qu'une analogie fort douteuse avec l'affection épidémique."

Sehr wenig rücksichtsvoll ist Bretonneau auch gegen solche Autoren, die durch die Macht ihres Namens und durch die Sicherheit, mit welcher sie ihre Meinung vorbringen, andere Aerzte auf einen falschen Weg locken.

Ein Beispiel hierfür gibt Home ab, ein schottischer Arzt, dem es zu verdanken ist, daß alle Welt noch bis heute eine bestimmte Form der Diphtherie als „Croup" bezeichnet.

Home's berühmte Abhandlung aus dem Jahre 1765 „Ueber die Natur, Ursache und Heilung des Croup" existiert auch in deutscher Uebersetzung (von Mohr, erschienen in Bremen bei Joh. G. Heyse 1809); sie hatte die Wirkung, dass die in der ersten Hälfte des 18. Jahrhunderts namentlich durch Ghisi (1740) gewonnene Erkenntnis von der Zusammengehörigkeit der Rachendiphtherie mit der Larynx-, Tracheal- und Bronchialdiphtherie wieder verloren ging, — ein Ereignis, das freilich vor nicht zu langer Zeit nochmals eingetreten ist, nachdem Virchow den Bretonneau'schen Diphtheriebegriff in sein Gegenteil verkehrt hatte.

Home hatte sich die Aufgabe gestellt, „zu zeigen (Uebersetzung S. 6), wie man die Krankheit von anderen unterscheidet, wie man ihre Natur entdeckt; wie man die Fälle bestimmt, wo sie heilbar und nicht heilbar ist, und wie man die bisherige Heilung in ihren verzweifeltsten Fällen vielleicht verbessern könne."

Am Schlusse seiner 66 Seiten umfassenden Abhandlung, die 12 Krankengeschichten enthält (mehrere mit Sektionsbefunden, welche durch einen Wundarzt [Wood] aufgenommen wurden und meist sich auf die Eröffnung des Kehlkopfes und der grösseren Luftröhrenäste beschränkten) sagt Home (Uebers. S. 66): „Wir haben nun unsere Untersuchung zu Ende gebracht. Wir hoffen, dass die Tatsachen auserlesen, genau und zahlreich genug sein werden; dass der Vortrag so wird befunden werden, als er in der Mathematik und Naturlehre zur Entdeckung unbekannter Wahrheiten gebräuchlich ist, und dass die Schlüsse neu, überraschend und von den Tatsachen hergeleitet sein werden" usw.

In Wirklichkeit geht die Home'sche Abhandlung kaum über dasjenige hinaus, was wir heutzutage als „vorläufige Mitteilung" bezeichnen, und wenn man auch nicht gerade verlangen möchte, dass er bei einer ihm selbst so wichtig erscheinenden neuen Krankheit in seinen literarischen Studien bis auf Aretaeus und Aëtius zurückging, so hätte er mindestens doch die damals modernen Schriftsteller kennen müssen, welche anfangs des 18. Jahrhunderts in Italien (Carnevale und Ghisi) und in Spanien (Mercatus, Leibarzt Philipp II.) grosse Diphtherieepidemien beschrieben haben. Trotzdem hatte Home's Arbeit den Erfolg, dass bis zu Bretonneau's Auftreten kein Arzt es wagte, den membranbildenden Krankheitsprozess im Kehlkopf in einen ätiologischen Zusammenhang zu bringen mit dem weissen Belage, der sich auf den Tonsillen zeigt und mit den entzündlichen Veränderungen, die im Nasenrachenraum in den Fällen von epidemisch auftretendem Croup zu finden sind.

Bretonneau sagt dazu: „J'ai employé beaucoup de temps à rétourner au point où les anciens, et surtout les auteurs du dix-septième siècle, étaient parvenus .... On a peine à concevoir comment un ouvrage (das von Home) qui ne contient qu'un petit nombre de faits isolés et disparates a pu faire perdre la trace des anciennes traditions, et comment il a pu, pendant un demi-siècle, conserver une telle influence sur l'opinion des patriciens! Telle est cependant la vérité. Frappé du mode de terminaison le plus ordinaire de l'angine maligne, François Home se persuade qu'il vient de rencontrer une affection des canaux aërifères qui avait jusque-là échappé à l'attention de ses précédesseurs; il croit devoir lui donner le nom populaire sous lequel il l'avait trouvée désignée dans une province d'Ecosse; le bruit de sa découverte se répand, et la nouvelle dénomination fascine tellement tous les yeux, qu'elle empêche de réconnaître une maladie observée dès la plus haute antiquité, et qui de nos jours s'accompagne de tous les symptômes sous lesquelles elle n'a jamais cessé de se montrer."

Wenn Bretonneau seinerseits glücklicher war bei der Umgrenzung der von ihm geschaffenen und als „Diphtherie" bezeichneten Krankheitseinheit, so verdankt er das derjenigen Forschungsmethode, welche Laënnec vorzeichnete, indem er das Krankheitsbild der Tuberkulose schuf, ausgehend von der häufigen Wiederkehr eigenartiger Gebilde in den Leichen solcher Personen, die während des Lebens an Lungenphthise gelitten hatten; dieser Weg führte schliesslich Laënnec dazu, dass er die tuberkulösen Erkrankungen des Menschen zu einer einheitlichen Krankheitsgruppe vereinigen konnte, die sich vollständig deckt mit derjenigen, welche jetzt durch den Tuberkelbazillus zusammengehalten wird.

Wie dieser kühne Griff Laënnec's zugleich ein glücklicher nur dadurch werden konnte, dass er für das Zusammenlegen und für die Trennung ähnlicher Krankheitsformen im letzten Grunde die am Lebenden gemachten Beobachtungen entscheidend sein liess, so ist auch Bretonneau stets bei seinen Leichensektionen von dem Studium am lebenden kranken Menschen ausgegangen. Er selbst spricht sich hierüber in folgender Weise aus (S. 5ff.):

„C'est le sentiment de M. le professeur Laënnec, que les maladies ne peuvent être plus sûrement distinguées que par leurs caractères anatomiques. Profondément imbu de cette opinion je n'ai laissé échapper aucune occasion de multiplier mes recherches nécroscopiques pendant le cours de l'epidémie que j'ai été a portée d'observer. Ce n'est en effet qu'en suivant les changements d'aspect de chaque lésion morbide, et en comparant les résultats d'un grand nombre d'observations faites dans des temps et des lieux différents, qu'il est possible de constater les altérations qui appartiennent à une seule et même espèce du maladie." 60 Sektionen von Diphtherieleichen hat er bis zum Jahre 1820 ausgeführt (S. 12) und bis zum Jahre 1826 dann noch fast ebensoviele. Dabei ist zu berücksichtigen, dass die Leichenöffnungen oft unter den schwierigsten Verhältnissen und in Privathäusern vorzunehmen waren, und dass zu jener Zeit noch viel mehr als jetzt der Widerstand der Angehörigen gegen die Leichenöffnungen überwunden werden musste; „aber", fährt er nach Schilderung dieser Hindernisse fort (S. 6): „ich würde mich der Uebertreibung und der Undankbarkeit schuldig machen, wenn ich nicht anerkennen wollte, dass dieselben oft durch den Einfluss von weltlichen und geistlichen Autoritäten geebnet wurden, und wenn ich hinzuzufügen vergässe, dass ich den durch Voreingenommenheit bedingten Widerstand gegen die Sektion, von Tag zu Tag schwinden sah. Mit ein wenig Hartnäckigkeit (persévérance) bringt man selbst das tiefstwurzelnde Vorurteil zum Weichen, wenn die Leute erkennen, dass wir uns nicht durch unseren eigenen Vorteil dabei bestimmen lassen, sondern dass wir alle unsere Kräfte einsetzen, um für das allgemeine Wohl zu wirken."

Die Sektionen sind stets möglichst vollständig ausgeführt worden, und „wenn auch (S. 12) ein oder das andere Mal ein Organ, das während des Lebens keinen Anlass zur Annahme krankhafter Veränderung bot, nicht genauer untersucht worden ist: die Respirationsorgane wenigstens und der Verdauungsapparat sind stets mit der minutiösesten Genauigkeit untersucht worden".

Zur Charakterisierung der Gewissenhaftigkeit und des Feuereifers, mit dem Bretonneau seine Aufgabe erfasste, möchte ich folgendes

Beispiel anführen: S. 19ff. schildert er die Beobachtung des ersten Diphtheriefalles, der ihm zur Sektion kam. (November 1818.) Ein fünfjähriges Kind mit starker Dyspnoe, fahlem Gesicht, stimmlos, hat stinkenden Atem, zeigt über die ganze Oberfläche des Pharynx ausgedehnte Schorfe (escavres) von schmutzig-dunkler Farbe (grise-noître); der Puls ist ausserordentlich schnell und klein. Bretonneau stellt die Diagnose: Gangrän des Pharynx und des Nasenrachenraumes mit absolut schlechter Prognose. Wenige Stunden nach der Untersuchung stirbt das Kind eines ruhigen Todes.

Durch den für eine vulgäre Gangrän so auffallend schnellen Todeseintritt veranlasst, führte Bretonneau die Sektion aus, um die Ausbreitung und den wahren Sitz der krankhaften Veränderungen kennen zu lernen.

Er findet ausser einem faulig zersetzten Belag auf den Mandeln und ausser schmutzig-grauen, auf der Wandung des Gaumensegels und des ganzen Nasenrachenraumes ausgebreiteten Schorfen einen Belag von blasser Farbe (teinte d'un blanc mat), welcher sich in den Kehlkopf hinein fortsetzt. Merkwürdig war nun, dass die Gangrän nirgends, wie man das bei einem so unheimlich schnellen Verlauf erwarten sollte, in die Tiefe des Gewebes gedrungen war, und dass auch sonst der Leichenbefund nicht dafür sprach, dass hier überhaupt die Gangrän die eigentliche Todesursache sei.

Keinenfalls konnte der Eintritt des Todes durch die während des Lebens gesehenen Veränderungen erklärt werden, und Bretonneau meint, dass er bei genügender Würdigung der Inkongruenz zwischen Schwere der Allgemeinerkrankung und Beschaffenheit des lokalen Prozesses schon intra vitam nach weiteren Veränderungen hätte suchen müssen, und dass er dann den post mortem am Kehlkopf aufgenommenen Befund am Krankenbett hätte konstatieren können; das hätte aber natürlich eine ganz andere Beurteilung und Behandlung des Falles zur Folge gehabt. Hören wir nun, wie er selbst seine Unterlassungssünde auffasst (S. 21): „On ne pouvait plus mal observer. A quel point la prévention n'offusque-t-elle pas le jugement! La préoccupatin d'une affection gangréneuse l'emporta sur l'évidence. Si rien ne peut justifier le défaut d'attention dans un cas si grave, où tout commandait la plus exacte investigation, quelques circonstances excusent du moins la précipitation de cet examen: il fut fait au milieu de la nuit, dans un local réservé, et sous les yeux des parents, dont la morne douleur m'inspirait la crainte d'avoir déjà porté trop loin le zèle de la science".

Aber diese herbe Selbstkritik trug ihre guten Früchte. In Anbetracht des Umstandes, dass solche und ähnliche unheimlich schnell verlaufende Krankheitsprozesse, die allgemein bis dahin in Frankreich der Gangrän zugerechnet wurden, sich in Tours zu einer schweren Epidemie anhäuften, in Anbetracht weiter der Tatsache, dass die äussere Aehnlichkeit eines Diphtheriefalles mit gangränöser Angina in vielen der weiter beobachteten Fälle in den Hintergrund trat und statt dessen das Krankheitsbild des Croup prävalierte, endlich unter Berücksichtigung der bei den zahlreichen Sektionen von maligner Angina fast ausnahmslos zu findenden Croupmembranen, konnte schliesslich kein Zweifel mehr sein, dass es sich hier nicht um eine gewöhnliche „maligne Angina“ handeln konnte, dass vielmehr der membranbildende Prozess im Kehlkopf und in den Luftwegen während der Epidemie in Tours die Hauptrolle spielt.

Schon bei dem nächsten Fall, der zur Sektion kam, einem siebenjährigen Kinde, bei welchem die maligne Angina des Gaumensegels stark ausgeprägt war, wurde ihre Vergesellschaftung mit typischem Croup ganz evident. Hier waren die Trachea und die Verzweigungen der Bronchien mit richtiger Croupmembran ausgefüllt: „Un tuyau de substance membraniforme, blanc, souple, élastique, consistant, qui adhère faiblement à la membrane muqueuse, ou même ne lui est qu'appliqué, s'étend de l'orifice du larynx aux dernières divisions des bronches“ (S. 26). Als merkwürdigstes Resultat der Sektion hebt Bretonneau hervor, dass die Pharynxwand auch keine Spur von eigentlicher Gangrän zeigte. Er sagt S. 27: „Ce qui est plus digne de remarque, c'est que les concrétions une fois enlevées (et pour les enlever et les détacher, il a suffi de les soulever avec des pinces à disséquer), les parois du pharynx n'offrent pas la moindre trace d'altération gangréneuse; des taches rouges et pointillées elles mêmes de rouge plus foncé, sans érosion, sans épaississement de tissu, sont les seules marques d'inflammation qu'on y puisse observer: la rougeur inflammatoire est encore moins prononcée dans la trachée“.

In diesem Falle war Bretonneau immer noch im Zweifel, ob es sich um eine Komplikation der malignen Angina mit Croup, oder des Croup mit maligner Angina handle, oder ob beide Krankheiten auf die gleiche Ursache zurückzuführen seien (S. 29). Zuerst war ihm die letztere Möglichkeit am unwahrscheinlichsten. Dann kamen aber Beobachtungen, die unwiderleglich bewiesen, dass von älteren Personen mit maligner Angina ohne Croup jüngere angesteckt wurden, die dann ihrerseits richtigen Croup bekamen. Anatomisch-mikroskopische Untersuchungen ergaben ferner bei 22 Leichen, dass sowohl die Beläge auf den Tonsillen und im Pharynx, wie die Croupmembranen des Larynx gleicherweise aus leblosem Material bestanden („étaient bien réellement une substance inorganique“), dass unter diesen „concrétions“, wie Bretonneau von jetzt ab die Beläge nennt, die Schleimhaut mehr oder weniger intakt war (les tissus organisés que les concrétions recouvraient, conservaient leur intégrité); endlich kamen in derselben Epidemie Fälle von Croup vor, wo der fötide Geruch aus dem Munde gänzlich fehlte. Unter der Wucht dieser Tatsachen musste die zuerst am unwahrscheinlichsten klingende Möglichkeit die einzig zutreffende sein, und Bretonneau kam somit zu dem Ergebnis, dass Croup und maligne Angina auf die gleiche krankmachende Ursache zurückzuführen seien.

Nun wissen wir jetzt zwar, dass in der Tat bei gleichzeitigem Vorhandensein von weissen Pharynxbelägen und von Kehlkopfcroup beide Veränderungen durch Diphtheriebazillen verursacht werden, wir wissen andererseits aber auch, dass die maligne Angina, bezw. das Gangränähnliche bei der Angina diphtheritica, durch andere Krankheitserreger zustande kommt. Aber auch das ist der gewissenhaften und scharfsinnigen Beobachtung Bretonneau's auf die Dauer nicht entgangen.

In seinem Generalbericht über die Epidemie in Tours sagt er (S. 45): Im Beginn der Epidemie herrschte die Neigung vor, bei den schnell dahinsterbenden Kindern Croup zu diagnostizieren, bei den chronischen Fällen der Erwachsenen mit Rücksicht auf ihren stinkenden Atem und ihr septisches Aussehen Gangrän zu supponieren. Aber die Differenz in dem Aussehen der Krankheit, welch letztere in beiden Fällen im Wesen die gleiche ist, erklärt sich durch die verschiedene Empfänglichkeit der verschiedenen Lebensalter und durch den Unterschied in der Entwicklung der Luftkanäle. Was aber den stinkenden Atem betrifft und den gangränös aussehenden Pharynx, so liegt das an der putriden Erweichung der Membranen; und auch die Farbenveränderung ist etwas Akzidentelles; denn (S. 46): „l'exsudation du sang, phénomène ordinaire de l'inflammation diphthéritique, complète l'erreur. La fausse membrane, colorée par ce fluide, prend successivement diverses teintes, indices de sa décomposition. Le contact de l'air, l'influence de la chaleur humide, toutes les conditions propres à favoriser la putréfaction, celles mêmes qui peuvent lui imprimer le caractère d'une altération gangréneuse, sont réunies."

Können wir heute besseres darüber sagen, als Bretonneau vor 90 Jahren?

Ich habe es nicht für überflüssig gehalten, in solcher Ausführlichkeit zu zeigen, wie ungemein vorsichtig Bretonneau in seinen Schlussfolgerungen ist, und wie er zum Beweise dafür, dass die Angina membranacea, der Gangrän vortäuschende Krankheitsprozess im Pharynx und der Croup der Luftwege nur verschiedene Erscheinungsformen derselben Krankheit sind, alle nur möglichen Mittel der Untersuchung benutzt hat, insbesondere die Beobachtung des Genius epidemicus, das Studium der Uebergangsformen zwischen reiner maligner Angina und zwischen reinem Croup, die Entstehung einer Krankheitsform aus der anderen, die vergleichende Analyse der anatomischen Veränderungen durch makroskopische und mikroskopische Betrachtung, die Betonung des Wesentlichen und die Ausscheidung des bloss Zufälligen im Krankheitsbilde.

Auf diese Weise ist es ihm auch gelungen, für eine andere Krankheitsform, die skorbutische Angina, ihre ätiologische Zusammengehörigkeit mit der Diphtherie nachzuweisen. Diese Krankheit beobachtete Bretonneau bei einem Truppenteil, der im Jahre 1818 von der Garnison Bourbon-Vendée nach Tours versetzt war. Ueberaus zahlreiche Mannschaften dieses Truppenteils waren davon befallen. Die Krankheit war von Bourbon-Vendée aus mitgebracht; in Tours war vorher keine ähnliche Erkrankung gesehen worden. Sie äusserte sich in der Mehrzahl der Fälle in schmutzig-grauen Geschwüren des Zahnfleisches neben abnorm reichlicher Zahnsteinbildung an den Zähnen, Lockerung des Zahnfleisches und schliesslich Abbrechen der Zähne nach voraufgegangenem Zahnschwund, da, wo die Zähne vom Zahnfleisch umgrenzt sind. Die kranken Stellen bluteten ausserordentlich leicht. Beim Uebergang des Krankheitsprozesses vom Zahnfleisch auf die Lippen- und Wangenschleimhaut sah man zuerst immer einen weissen Belag entstehen, der aber sehr bald sich dunkelgraugrünlich verfärbte. Oft lösten sich membranöse Fetzen ab, die aber bald durch neue ersetzt wurden. Die Lymphdrüsen in der Nachbarschaft waren geschwollen. Aus dem Munde quoll pestilenzialisch stinkende Luft. Die schliesslich nach langem Bestehen der Krankheit eintretende Heilung war besonders dadurch bemerkenswert, dass sie ohne jede Narbenbildung erfolgte.

Bretonneau erkannte bald, dass diese Krankheit nichts zu tun habe mit dem Skorbut (n'avait rien de commun avec le scorbut). Die davon befallenen Leute waren, abgesehen von ihrer scheusslichen Lokalaffektion, bei voller Gesundheit; und von dem, was man skorbutische Diathese nennt, war bei ihnen nie etwas zu konstatieren.

Das Dunkel, welches die Krankheit ursprünglich umhüllte, begann sich allmählich zu lichten, als bei einer nicht geringen Zahl der Soldaten die Affektion auf die Tonsillen und den Pharynx übergriff und nunmehr, abgesehen von dem primären Befallensein des Zahnfleisches, durchaus das Bild der malignen Angina darbot, wie es auch sonst in jener Epidemie bei erwachsenen Menschen zu sehen war.

Der Grund, aus welchem bei diesen Soldaten, die in einer Kaserne zusammenwohnten, der Krankheitsprozess gerade am Zahnfleisch anfing, wurde von Bretonneau darin gefunden, dass sie gemeinsam die gleichen Trinkgefässe benutzten, und dass durch diese das Uebel von einem Mann auf den anderen übertragen wurde. Die übrigen Stadtbewohner waren fast frei von der sogenannten skorbutischen Gangrän; „j'ai déjà dit" fügt Bretonneau hier hinzu, „que cette différence fut attribuée à l'usage des vases dont les soldats se servent en commun".

Später hat Bretonneau die skorbutische Gangrän, oder wie man nunmehr vielleicht besser sagen könnte, die Gingivitis diphtheritica, noch in einer Diphtherieepidemie zu Chenusson (im Winter 1825) beobachtet; und zwar sah er dieselbe bei einem Soldaten, der von einem anderen angesteckt war, sei es dadurch, dass beide in einem Bett zusammenschliefen, oder durch gemeinschaftlichen Gebrauch derselben Pfeife (S. 448): „en outre, ces deux hommes avaient fréquemment fait usage de la même pipe". Durch rechtzeitige Alaunbehandlung wurde das Fortschreiten des Krankheitsprozesses sehr bald verhindert und schnelle Heilung erzielt; auch war es nicht zur eigentlichen Geschwürsbildung gekommen, sondern beim häutigen Belage geblieben („inflammation pelliculaire, bornée aux gencives des dents incisives").

Sehr bemerkenswert ist nun die Beobachtung Bretonneau's, dass kein einziger derjenigen Soldaten in Tours, die eine solche Gingivitis überstanden hatten, während der ganzen, zwei Jahre andauernden, Epidemie vom Croup befallen wurde. Die aus der Vendée nach Tours versetzte Truppe wurde nach einiger Zeit in eine andere Garnison verlegt, und es zog anstatt ihrer ein neuer Truppenteil in die Kaserne ein; unter den Soldaten dieser neuen Truppe trat die Diphtherie in Form von schwerer Angina diphtheritica auf. (S. 55): „Ce n'est point la gangrène scorbutique qui s'est montrée parmi ces militaires, mais l'angine diphtéritique, qui mit trois individus en grand risque de la vie".

Hierzu macht Bretonneau in seiner vorsichtigen Weise folgende hochbedeutsame Bemerkungen über die erworbene Immunität, welche durchaus auf der Höhe unserer heutigen Betrachtungsweise stehen (S. 55): „L'organisme semble acquérir par accoutumance la faculté de résister aux maladies, comme il acquiert la faculté de résister à l'action graduée des poisons et des venins. On l'obtient, pour un temps plus ou moins durable, en payant un premier tribut à la variole, à la vaccine, au climat etc."

Wie die maligne Angina und die sogenannte skorbutische Angina hat Bretonneau auch die zu seiner Zeit nicht gar zu seltenen Fälle von diphtherischen Erkrankungen am Ohr und auf der äusseren Haut, sowie die diphtherischen Lähmungen ätiologisch richtig gedeutet.

Andererseits hat er mit bewunderungswürdigem Scharfsinn die skarlatinöse Angina vom Diphtheriebegriff ausgeschieden.

Bretonneau widmet der skarlatinösen Angina ein besonderes Kapitel (S. 250 ff.) und kommt aus sechs Gründen zu der Ansicht, dass sie nichts zu tun habe mit der Angina diphtheritica.

Erstens sei das Fibrinexsudat bei der skarlatinösen Angina nicht wie bei der diphtheritischen in Gestalt einer Haut abhebbar, sondern es liege mehr in der Schleimhaut.

Zweitens sei bei derselben die Entzündung der Pharynxschleimhaut nicht, wie das gewöhnlich bei der Diphtherie der Fall ist, zu Anfang eng und scharf umgrenzt, sondern breite sich gleich von ihrem Beginn über den ganzen Pharynx und den Nasenrachenraum aus.

Drittens habe der skarlatinöse Exsudationsprozess nicht die Tendenz, auf den Kehlkopf überzugreifen; wenigstens habe im Verlauf von 20 Jahren Bretonneau bei keinem an Skarlatina Verstorbenen eine ähnliche Larynxaffektion gesehen, wie sie zur diphtherischen Angina so häufig hinzutritt.

Viertens habe er durch sorgfältigste Sektion von neun an Skarlatina verstorbenen Personen die Ueberzeugung gewonnen, dass der Sektionsbefund ganz abweicht von dem bei Diphtherieleichen, und dass die lokalen krankhaften Veränderungen auch nicht entfernt so ausgeprägt sind, wie bei der Diphtherie.

Fünftens sei die Dyspnoe Scharlachkranker ein Symptom, das durch eine dem Scharlachfieber zugrunde liegende Blutinfektion bedingt ist, während sie bei der Diphtherie sich auf lokale Atemhindernisse zurückführen lasse.

Sechstens sei das pfeifende Atmungsgeräusch infolge von Suffokation (suffocation striduleuse) kein der skarlatinösen Angina zugehöriges Symptom, komme dagegen sehr häufig bei der Diphtherie vor.

An einer anderen Stelle (S. 354) erwähnt Bretonneau noch als weitere Tatsache, welche für die Verschiedenheit des Wesens der skarlatinösen und der diphtherischen Angina spricht, dass in der Epidemie von La Ferrière (Winter 1824) Diphtherie und Skarlatina nebeneinander geherrscht hätten, dass er aber stets die skarlatinöse und diphtheritische Angina habe auseinanderhalten können; dabei sei denn auch konstatiert worden, dass das Ueberstehen der einen Krankheit keinen Schutz gewähre gegen die andere; und das ist ihm für die Verschiedenheit beider Krankheiten der stärkste Beweis.

Ebensowenig wollte Bretonneau die Schleimhautnekrosen bei anderen Infektionskrankheiten als diphtheritisch angesehen wissen. Für ihn war eben die Diphtherie eine spezifische, durch einen besonderen Ansteckungsstoff von belebter Art hervorgerufene Krankheit, eine spezifische Phlegmasie, über welche er sich folgendermassen ausspricht (l. c. S. 41ff.):

„Ich würde nicht ganz ausdrücken, was ich darüber denke, wenn ich nicht noch hinzufügte, dass ich in dieser zur Ausscheidung von speckhautähnlichem Exsudat führenden Entzündung eine ganz spezifische Phlegmasie erblicke, welche von einer katarrhalischen Entzündung ebenso verschieden ist, wie der Milzbrand von einem Herpes zoster, die ferner von der skarlatinösen Erkrankung noch mehr verschieden ist, als die Skarlatina von den Pocken; kurz, dass es sich hier um eine Krankheit sui generis handelt, welche ebensowenig ein höherer Grad eines Katarrhs ist, wie die Ichthyosis (dartre squameuse) als höherer Grad des Erysipels angesehen werden kann. Da ich nun unmöglich einer derartig spezifischen Entzündung einen derjenigen Namen geben kann, mit welchen man partielle Erscheinungsformen derselben belegt hat, so sei es mir gestattet, diese spezifische Phlegmasie als „Diphtheritis“ (von *διφϑερα*, pellis, exuvia, vestis coriacea und *διφϑερόω* gleich corio obtego) zu bezeichnen.“

Ein ganzes Menschenalter nach dem Erscheinen seines epochemachenden „Traité“ erschien im Jahre 1855 ein offenes Schreiben an die Herren Blache und P. Guersant von P. Bretonneau in den Archives générales, welches ich in nachstehender Uebersetzung wiedergebe:

„Seitdem die Diphtherie mehr und mehr endemisch in Paris geworden ist, hat man nicht wenige Fälle von sehr schnell verlaufenden diphtherischen Infektionen zu beklagen gehabt, welche ohne Larynxstenose tödlich endeten.

Es sind jetzt 34 Jahre her, dass die „maligne Angina“, die zur Gangrän neigende Form der Rachendiphtherie, nach Tours eingeschleppt wurde durch die Vendée-Legion und dort in wenigen Monaten 60 Personen von jedem Lebensalter, besonders aber viele Kinder dahinraffte. Angetrieben durch das mächtige Interesse, welches solche unerwarteten, schlimmen Ereignisse hervorrufen, und von dem Wunsche beseelt, einen besseren Einblick in dieselben zu bekommen, nachdem ich sie zuerst nur unvollkommen und flüchtig erschaut, getrieben ferner durch eine Wissbegierde, die mir keine Ruhe liess, machte ich mich daran, aufs eifrigste die periodischen Zeitschriften Frankreichs und Englands zu lesen, sowie allerlei alte Bücher, die ich mir kaufte und lieh, und endlich alles, was überhaupt über das Auftreten dieser schrecklichen Geissel des Menschengeschlechtes bis in die fernst gelegenen Jahrhunderte geschrieben war.

Aber ich muss gestehen, dass in meiner umfangreichen Sammlung alter Bücher Originalarbeiten über die diphtherischen Erkrankungen nicht übermässig zahlreich waren; die Bücherschreiber haben wenig Geschmack an Quellenstudien, und sie begnügen sich lieber mit dem Wahrscheinlichen, als dass sie die mühevolle Erforschung der Wahrheit und Wirklichkeit sich zur Aufgabe machen.

Indessen soviel ging doch aus meinen literarischen Studien hervor, dass die ägyptische Krankheit (Bretonneau's „Diphtheritis“) jedesmal, so oft sie irgendwo auftrat, die Bevölkerung und die Aerzte in Schrecken versetzte.

Sicherlich werden durch Augenzeugen der fürchterlichen Diphtherieepidemie des 16. Jahrhunderts, welche, von Spanien und Sizilien aus, unseren Erdteil überflutete und später in Amerika anlangte, wo auch Washington an ihr gestorben ist, Schilderungen dieser schreckenverbreitenden Krankheitszüge mehrfach entworfen sein, und ohne Zweifel liegen Beschreibungen dieser Epidemie vergessen irgendwo in einem verborgenen Winkel. Aber nur bei solchen Forschern fallen die Ergebnisse früherer Untersuchungen auf fruchtbaren Boden, welche aus eigenem Antrieb auf gleichem Forschungsgebiet arbeiten, und wo gibts jetzt wohl Interesse und Verständnis für die Geschichte des morbus aegyptiacus? Sicher nicht bei uns in Frankreich, wo allerlei neue, verderbenbringende Krankheiten die volkreichen Städte verwüsten und die Aufmerksamkeit von den Seuchen vergangener Zeiten ablenken.

Indem ich nun, mein lieber Blache, Sie und die Ihrigen im Auge habe, welche gerade jetzt den Gefahren heimtückischer Ansteckung mit dem Diphtherievirus ausgesetzt sind, einer Ansteckung, die entweder geleugnet oder nicht richtig verstanden wird, fühle ich das Bedürfnis, die Vorsichtsmassregeln Ihnen mitzuteilen, die ich am meisten zur Diphtheriebekämpfung wirksam gefunden habe.

Leider gehts uns hier, wie auch in anderen Dingen, in welchen die mit Vorurteilen erfüllte Zeit im Widerstreit mit der Wahrheit und Wirklichkeit steht: Mit allen Mitteln sucht man den Glauben an die Uebertragbarkeit der Diphtherie den Leuten zu rauben.

Wenn ich auf diesen Punkt eingehe, so will ich für meine Ueberzeugung von der Ansteckungsgefahr nicht auf Deduktionen mich einlassen, sondern Tatsachen anführen, und das wird mir besser gelingen, wenn ich vorerst die Uebertragbarkeit einer anderen Seuche, nämlich der Pocken, bespreche, bei welcher Infektionskrankheit das Studium der Kontagiosität weiter vorgeschritten ist, als bei der Diphtherie.

Die Impfung gegen die Pocken, welche in der Mitte des 18. Jahrhunderts aus dem Orient bei uns eingeführt wurde, ist bald in mehreren Staaten Europas, besonders aber in England, allgemeiner angewendet worden und gab die Veranlassung zu Jenner's Entdeckung. Die Pockenimpfung wurde danach zu einer Modesache und erregte als solche allgemeine Aufmerksamkeit. Verschiedene Arten der Ueberimpfung wurden gerühmt, verglichen, angenommen, verworfen; aber nur in geringem Grade war die Beobachtung von Tatsachen für das Vorgehen der einzelnen Aerzte massgebend. Vielfach wurden die Bedingungen für eine zweckgemässe Uebertragung von Schutzblattern schlecht verstanden; es wurden Impfungen von Arm zu Arm, Blatternübertragungen durch Zusammenlegen Gesunder mit Pockenkranken in einem Bett vorgenommen; andere Aerzte zerrieben die auf den Pockenpusteln sich bildenden trockenen Krusten und bepuderten mit dem Blatternpulver die Kinder an solchen Hautstellen, die zum Zweck der Resorption des Infektionsstoffes besonders vorbereitet waren.

Vielfach glaubte man in jener Zeit an spontan auftretende Pocken, und dieser Glaube ist noch immer nicht vollständig ausgelöscht. Man glaubte auch an einen Krankheitskeim, welchen schon bei der Geburt der später krank werdende Mensch mitbekomme. Solch ein Keim müsste sich recht viel Zeit lassen, bevor er sich entwickelt und in Aktion tritt!

Man nahm ferner an, dass der Ausbruch der Pocken ein Reinigungsprozess sei (despumation), welcher zum Wohle des Individuums sich vollziehe; und man hat sich auch mit der Meinung des arabischen Arztes Rhasez befreundet, nach welchem das mit dem Menstrualblut behaftete Kind einer Reinigung bedürfe, die im Pockenexanthem ihren Ausdruck findet.

Heutzutage, nach allen diesen scholastischen und akademischen Hirngespinsten, wird die Kontagosität der Pocken kaum mehr angezweifelt. Jetzt weiss man, dass die Pocken, wie so viele andere epidemische Krankheiten nur durch Uebertragung des von kranken Individuen herstammenden Seuchengiftes entstehen. Die Ansteckung von Person zu Person kann bis auf Pistolenschussweite sich vollziehen. Seitdem durch die Schutzpockenimpfung das Umsichgreifen der Pocken eingeschränkt ist, konnte diese Tatsache in unzählig vielen Fällen so sicher wie in einem Experiment, dessen Beweiskraft den strengsten Anforderungen genügt, konstatiert werden. Man weiss auch, dass Leute, die an einem genau bekannten, isolierten Pockeninfektionsherde sich anstecken, erst nach einem Inkubationsstadium von bestimmter Dauer pockenkrank werden.

Merkwürdigerweise kann der Pockeninfektionsstoff im Uterus einer schwangeren Frau, die während ihrer Schwangerschaft sich viel mit Pockenkranken abgegeben hat, ohne dass sie selber pockenkrank wurde, den Fötus befallen. Wie geht hier die Uebertragung vor sich? Je mehr man sich in die Entstehungsbedingungen einer solchen Ansteckung vertieft, um so dunkler wird das Problem. Das ansteckende Prinzip muss wohl fein verteilt in die eingeatmete Luft gelangt und infolge dieser feinen Verteilung abgeschwächt (atténué) worden sein; im Respirationsapparat muss es dem Blut beigemischt und in wirksamer Form bis zum Fötus gelangt sein. Obwohl dieser eine ganz andere Art der Zirkulation besitzt, als der mütterliche Organismus, und nur in der Anlage die Merkmale des Säugetiertypus zeigt, nicht atmet und eigentlich nur wie ein Fisch lebt, schwimmend in der Amniosflüssigkeit, hat das bis zu ihm durchgedrungene Virus ihn pockenkrank gemacht.

Zwei Fälle von Pocken beim Fötus, ohne Erkrankung der Mutter, sind sehr sorgfältig beobachtet worden von Mead, drei andere durch das Impfkomitee in Paris (Sekretär Husson), ein sechster Fall wiederholte sich im Jahre 1827 in Tours: Eine arme Frau kam rechtzeitig nieder mit einem Knaben; das Gesicht und die übrige Körperoberfläche waren besät mit Pockenpusteln, die eine dem vierten Tage der Entwicklung entsprechende Ausbildung zeigten; unter meinen Augen schritt die Entwicklung weiter vor und vollzog sich in typischer Weise. Aufs sorgfältigste untersuchte ich die Pusteln; sie zeigten alle Charaktere der Hautpocken, trotzdem die Haut zur Zeit des Entstehens derselben von einer Flüssigkeit umspült war; die Pusteln sprangen hervor (étaient saillantes) und zeigten deutliche Konvexität (bombées et non nivellées), wie das der Fall ist bei solchen Pusteln, die sich auf den Schleimhäuten entwickeln. Der Knabe wuchs heran und dient jetzt beim Militär.

Ich habe, um von der Kontagiosität der Diphtherie zu reden, weit ausgeholt, aber die bei der alten ägyptischen Infektionskrankheit zu beobachtenden Tatsachen sind so eigenartig, dass ich es für zweckmässig gehalten habe, beglaubigte Beispiele von bis jetzt unerklärlichen Krankheitsübertragungen aus anderen Seuchengebieten voranzuschicken.

Das Pockenvirus kann durch die Luft transportiert werden; aber wir müssen weiter hinzufügen, dass ihm auch ein anderer und weit greifbarerer Uebertragungsmodus zukommt, nämlich durch Inokulation des getrockneten Pustelinhalts, dessen Ansteckungsfähigkeit sich ausserordentlich lange erhält. Tissot konnte sich für seine Impfungen mit Erfolg eines Fadens bedienen, den er mit Variolaeiter imprägniert hatte, indem er ihn durch eine Pustel hindurchzog, und welchen er drei Monate lang ohne besondere Kautelen in einem Buche aufbewahrt hatte. Die Abnahme von Pusteleiter seitens der Impfärzte hat gleichfalls in zahllosen Fällen die grosse Haltbarkeit seiner ansteckenden Kraft bewiesen.

Wenn ich dies besonders betone, so geschieht das deswegen, weil gerade diese Art der Pockeninfektion es ist, die für die Uebertragung der Diphtherie in Frage kommt; denn die Uebertragung durch die Luft kommt bei der Diphtherie nicht vor.

Unzählige Fälle sprechen dafür, dass Krankenpfleger keine Diphtherie bekommen, ausser wenn Absonderungsprodukte von Diphtheriekranken in direkten Kontakt mit ihrer Schleimhaut in sukkulentem oder sukkulent gewordenem Zustande (membrane muqueuse molle ou amollie) gelangen oder die äussere Haut an einer von der Epidermis entblössten Stelle infizieren. Kurz zur Uebertragung der ägyptischen Krankheit bedarf es einer wirklichen Einimpfung. Seit dem Jahre 1818 beweisen die in dem Departement d'Indre-et-Loire entstandenen Epidemien aufs deutlichste, dass die atmosphärische Luft nicht eine Diphtherieinfektion verursachen kann. Durchaus einwandsfreie und beweisende Tatsachen sind in dieser Richtung durch sorgfältige Beobachtung gesammelt und der Wissenschaft überliefert worden aus sehr kleinen Ortschaften. Die Beobachter konnten hier jede Einzelheit notieren, den Tag, ja die Stunde der Einschleppung der Krankheit, ihren Sitz, ihr Uebergreifen von einer Familie auf die andere, die Bedingungen, unter welchen die Weiterwanderung sich vollzog, ihre Uebertragung auf einzelne Häusergruppen (hameaux) und andere Ortschaften, unter Angabe der Entfernungen und der Jahreszeiten, in denen all' das eintrat. In dieser Beziehung verdanke ich besonders dem Dr. Henri Brault, Arzt in Beaumont-la-Ronce, zahlreiche und sehr wertvolle Beobachtungen. Ich würde allenfalls noch einen Zweifel an meiner Ueberzeugung für berechtigt halten, wenn die dieselbe beweisenden Daten nur von einem Beobachter und an einem Orte herrührten; aber 35 Jahre lang haben sich die gleichen Tatsachen immer wiederholt, und zwar an einer sehr grossen Zahl von Orten, und stets in Uebereinstimmung mit denen, die uns aus vergangenen Jahrhunderten überliefert sind.

Ist einmal das Diphtherievirus darauf angewiesen, durch Inokulation die Krankheit zu erzeugen, so fragt es sich, welches der nähere Vorgang dabei ist, und wenn wir da den Uebertragungsmodus verfolgen, so sehen wir, dass derselbe noch viel mehr Verwunderliches hat, als der der Pocken.

Einerseits ist er ähnlich dem der Syphilis; und zwar sind die Beziehungen der ägyptischen Krankheit und der neapolitanischen (Syphilis) unter einander so innig, dass bei einer Klassifikation diese beiden Krankheiten in einer Reihe stehen müssten. Aretaeus freilich konnte solche Analogien noch nicht aufstellen, da die Syphilis zu seiner Zeit noch unbekannt war; aber im 16. Jahrhundert hat ein palermitanischer Arzt, Alayma, dieselbe sehr wohl erkannt, wenn er sagt: „Ita dum Egyptiaca ulcera dicimus, varios modos, quibus hic morbus humanum genus insultat, unico verbo explicamus.“ „Aegyptische Geschwüre“ nennt Alayma die diphtherischen Erkrankungen, weil diese Bezeichnungsweise alle verschiedenen Formen der Krankheit umfasse, wie der Ausdruck „le mal français“ alle verschiedenen Erscheinungsformen der Syphilis bezeichne. Ein ähnlicher Gedanke, wie derjenige, von welchem Alayma bei seiner Namengebung geleitet wurde, hat mich veranlasst, den verschiedenen Formen der ägyptischen Krankheit die Bezeichnung „Diphtheritis“ zu geben. Vielleicht hätte ich besser getan, den alten Namen beizubehalten, aber ich wollte mit diesem besonderen Namen die Abtrennung einer spezifischen Phlegmasie von anderen ähnlichen Krankheitsformen erreichen. Wenn ich nun jedoch sehe, wie meine Bezeichnung toto die in einem Sinne gebraucht wird, der das gerade Gegenteil ist von dem von mir diesem Krankheitsnamen beigelegten, dann muss ich schliesslich nun doch eingestehen, dass ich ein Unrecht begangen habe.

Durch die Aehnlichkeit, welche zwischen Diphtherie und Syphilis besteht, sind mancherlei folgenschwere Täuschungen hervorgerufen worden; so haben Trousseau und Ramon in der Epidemie von Sologne Fälle gesammelt, in welchen Fälle von Diphtherie der Vulva und der äusseren Haut verkannt und tödlich verlaufen sind.

Ich möchte noch hinzufügen, dass das Epitheton „ägyptisch“, welches ganz alt sein muss, von praktischer Bedeutung ist. Für die alten Griechen bezeichnete es die Gegend, aus welcher die Krankheit zu ihnen gelangt war; solche von bestimmten Ländern hergenommenen Bezeichnungen, wie Cholera asiatica, ägyptische Augenkrankheit, orientalische Pest, französische oder neapolitanische Krankheit, zeigen an, dass die Krankheit einen exotischen Ursprung hat, und in der Gegend, in welcher sie den Namen bekam, ursprünglich unbekannt war. Ich kann nur immer wiederholen, dass solche Krankheiten eingeschleppt sein müssen durch kranke Individuen oder durch Gegenstände, die mit dem Kontagium behaftet sind. Ja, und tausendmal ja, das allein ist die Wahrheit; von dort, von Aegypten ist die Diphtherie gekommen, bis sie schliesslich bei uns anlangte vermöge ihrer Kontagiosität, die einzig und allein die Entstehung vermittelt; denn es ist schon zum Ueberfluss erwiesen, wie die Temperatur, die Jahreszeit, das Klima, die Sonnenwärme nur eine accidentelle Rolle spielen; alle diese Momente zusammengenommen sind nie und nimmer imstande, die geheimnisvollen Wirkungen des kontagiösen Agens zu erzeugen.

Es war zu einer Zeit, wo das Wort λοιμος mit Pest, Kontagion und kontagiösem Agens gleichbedeutend war, als die Diphtherie nach Griechenland durch ägyptische Kolonisten eingeschleppt wurde und den Namen ägyptische Krankheit bekam. Diese Zeit lag dem Homer noch näher als dem Hippokrates; und bis zu dieser Zeit ist zurückzudatieren die Bezeichnung „Aegyptische Salbe“ (mel cupratum); die Auflösung von Kupfer in Honig ist ein antidiphtherisches Mittel von hohem Wert, welches heute noch in der Pharmakopoe enthalten ist und seit Jahrhunderten in derselben den Namen „Unguentum aegyptiacum“ trägt.

Zehn Jahrhunderte später hat uns der grosse Arzt Aretaeus ein noch reicheres Geschenk hinterlassen, er, der Zeitgenosse des Galen, aber in höherem Grade noch als dieser, der Nachfolger des gottbegnadeten Arztes Hippokrates. Sein hinterlassenes Werk ist verstümmelt, aber was wir von ihm (Aretaeus) besitzen, ist noch heute ein treues Gemälde vieler Krankheiten. Eins der schönsten Blätter aber ist die bewunderungswürdige Beschreibung, welche er von der ägyptischen Krankheit gegeben hat. Bis zur Erfindung der Buchdruckerkunst befand sich das wertvolle Manuskript nur in den Händen der Sprachforscher; aber lange Zeit schon vor den Epidemien des 17. Jahrhunderts sind mehrere Uebersetzungen veröffentlicht worden.

Ich komme jetzt zu einer Zeit, die uns näher liegt (1809—15). Im Beginn dieser Zeit war während der Dauer von mehreren Monaten die Königin Hortense von einer Gingivitis diphtheritica ergriffen, ohne dass eine Behandlung den Fortschritt des Uebels aufgehalten hätte; da starb ihr ältester Sohn an Kehlkopfdiphtherie. Später starb ihre Mutter, die Kaiserin Josephine, in einem Croupanfall, nachdem sie mehrere Tage vorher von einer diphtherischen Pharynx-Angina ergriffen war, ohne dass ein Arzt versucht hätte, die Krankheit in diesem Stadium zum Stillstand zu bringen.

Unvergessen ist noch die berühmte Preisaufgabe, welche der Kaiser Napoleon beim Tode des Prinzen, seines Neffen, stellte und unvergessen noch, wie der Preis geteilt wurde zwischen Jurine aus Genf und Albers aus Bremen, welche Autoren beide übereinstimmend versichern, dass die Angina (maligna) diphtheritica und der Larynxcroup ganz verschiedene Dinge seien.

Doch das mögen dieselben mit sich selber ausmachen. Das ist nun einmal so mit den wissenschaftlichen Lehrmeinungen, dass sie das Unglück haben, am Richtigen und Wahren vorbeizugehen; aber ich habe die feste Ueberzeugung, dass sowohl die Kaiserin sich ihre diphtherische Angina, wie ihr Neffe seinen Kehlkopfcroup von der Königin Hortense geholt haben; und diese war doch zu jener Zeit aufs sorgfältigste ärztlich beobachtet. Der grosse Heilkünstler Corvisart war da und viele hervorragende Vertreter unseres Standes, sowie die Chefärzte der in Paris vereinigten Armeen.“

Bretonneau fährt in seinem Exposé über die verschiedenen Arten der Diphtherieansteckung weiter fort und führt zahlreiche Beispiele an, welche unwiderleglich ihre Kontagiosität beweisen. U. a. zitiert er (S. 9) das Beispiel der Ansteckung des Professors Herpin, welcher im Jahre 1843 von einem diphtherischen Kinde, während er es kauterisierte, in der Weise infiziert wurde, dass etwas vom Auswurf ihm in die linke Nasenöffnung hineingeschleudert wurde; Herpin bekam nicht bloss eine richtige Diphtherie der Nase und des Rachens, sondern auch ganz merkwürdige Motilitäts- und Sensibilitätsstörungen, Gaumenlähmung usw. Bretonneau hat die Krankengeschichte nach dem Diktat von Herpin, welcher elend an den Lähmungen zugrunde gegangen ist, zu Lebzeiten desselben niedergeschrieben.

Die vorstehenden Mitteilungen aus Bretonneau's Publikation in den Archivès générales (1855) mögen genügen, um zu zeigen, wie dieser grosse Forscher und Arzt unablässig und mit Erfolg bemüht war, den infektiösen Charakter der diphtherischen Erkrankungsformen klarzulegen.

II. Oertel.

Wir sehen, dass schon Bretonneau überzeugende Beweise für die Kontagiosität der Diphtherie beigebracht hat. Seine von epidemiologischen Tatsachen abgeleiteten Beweise wurden jedoch vielfach bestritten, und erst die tierexperimentelle Forschung hat unwiderleglich die Uebertragbarkeit der Diphtherie durch Ueberimpfung des Virus von einem Individuum auf ein anderes dargetan.

Nachdem Trendelenburg in seiner Arbeit „Ueber die Kontagiosität und lokale Natur der Diphtheritis" (Arch. f. klin. Chir., Bd. X, S. 720) an Kaninchen und Tauben mit diphtheritischen Membranen pseudomembranöse Entzündungen erzeugt und damit den Grund gelegt hatte für weitere Untersuchungen, übertrug Oertel die Diphtherie nicht bloss direkt vom Menschen auf's Tier, sondern es gelang ihm auch die Fortpflanzung des Virus von Tier zu Tier und weiterhin der Nachweis, dass statt einer Membranbildung ödematöse Entzündung, Ekchymosierung und Nekrotisierung als diphtherische Prozesse in den Vordergrund der Beobachtung treten können.

Oertel hat seine Beobachtungen veröffentlicht im Archiv für klinische Medizin, Band VIII (1871, 115 Seiten). Von seinen Versuchsreihen interessiert uns namentlich die fünfte, über deren Anordnung umstehende tabellarische Darstellung Auskunft gibt.

Den Beweis für die Virulenzerhaltung und spezifisch diphtherische Wirksamkeit des Infektionsmaterials während seiner Passage durch die Körper von drei Säugetieren, dann den von einem Vogel, und schliesslich wieder von zwei Säugetieren lieferte die Tatsache, dass im Versuch Nr. 6 (schwarzes Kaninchen) sich wiederum eine charakteristische Pseudomembran in der Luftröhre entwickelte, die bis über die Mitte derselben hinabreichte.

Aus den Schlussbemerkungen Oertel's zitiere ich folgende Sätze:

„Durch die Möglichkeit, die Diphtherie auf Tiere zu übertragen ist es, wie ich glaube, auf experimentellem Wege gelungen, die Frage über den Charakter dieser Krankheit und den Gang ihrer Entwickelung zu beantworten.

Nach diesen Ergebnissen beginnt die Diphtherie lokal und verbreitet sich allmählich in kürzerer oder längerer Zeit über den infizierten Körper, zerstört immer grössere Partieen seiner Gewebe, bis sie durch allgemeine Blutvergiftung als allgemeine Infektionskrankheit die Lebensfähigkeit des Organismus aufhebt, den Tod desselben herbeiführt.

Die Krankheit haftet somit zuerst an einer ergriffenen Stelle, dem Infektionsherde, wenn wir diese zuerst erkrankte Partie so nennen wollen, und breitet sich von da radienförmig über den Körper aus.

Fünfte Versuchsreihe.

Versuch 1. Kaninchen.

Impfung in die Trachea.
Impfmaterial aus einem kindlichen Larynx.

Versuch 2. | Kaninchen.

Impfung in die Nackenmuskeln.
Material aus der Trachea des vorigen Kaninchens.

Versuch 3. | Kaninchen.

Impfung in die Nackenmuskeln.
Mat. aus den infizierten Nackenmuskeln d. v. Kaninchens.

Versuch 4a graue Taube.

In den M. pect. maj. geimpft.
Material aus den infizierten Nackenmuskeln des vorigen Kaninchens.

Versuch 5a weisses Kaninchen.

Impfung i. d. Schenkel.
Mat. Muskeln des M. pect. maj. der Taube.

Versuch 5b schwarzes Kaninchen.

Impfung i. d. Schenkel.
Mat. Muskeln des M. pect. maj. der Taube.

Versuch 6. | schwarzes Kaninchen.

Impfung in den Larynx.
Material aus den Schenkelmuskeln des vorigen Kaninchens.

Versuch 4b schwarze Taube.

Impfung in den Kropf u. in den M. pect. maj.
Material Muskelstücke und seröses Exsudat von dem vorigen Kaninchen.

Versuch 5α schwarzes Kaninchen.

Impfung i. d. Larynx.
Mat. aus dem Kropf u. dem M. pect. maj. der vorigen Taube.

Versuch 5β graues Kaninchen.

Impfung i. d. Larynx.
Mat. aus dem Kropf u. M. pect. maj. der vorigen Taube.

Es ist dieses Verhältnis das vollkommene Gegenteil von jener Ansicht, nach welcher diese Krankheit zuerst als allgemeine Infektionskrankheit, deren Gift auf irgendeine Weise durch Lunge, Magen oder Darm ohne örtlich wahrnehmbare Zerstörungen aufgenommen wurde, den ganzen Organismus durchdringen und schliesslich in zentripetaler Richtung an einer Stelle sich gipfeln und dort sich lokalisieren soll.

Wo das diphtheritische Kontagium am Körper haftet, erzeugt es überall zuerst eine lokale Erkrankung und von den anatomischen Verhältnissen der affizierten Teile, ihrer leichteren Durchdringbarkeit und ihrem Resorptionsvermögen wird es abhängen, in welcher Zeit dieses Kontagium immer weiter um sich greifen, den Körper durchseuchen und aus der lokalen Infektion die Erkrankung des ganzen Organismus, die allgemeine Infektionskrankheit, sich herausbilden wird. Dieser Fall wird am schnellsten natürlich da eintreten, wo das diphtheritische Kontagium Wunden infiziert und die durchschnittenen Saftkanälchen, Lymph- und Blutgefässe ein rasches Aufsaugen des auf der Wundfläche haftenden und und mit rapider Schnelligkeit sich vermehrenden Giftes vermitteln. So verendeten nicht selten Kaninchen, welchen diphtheritische Exsudatstückchen in das Unterhautzellgewebe und in die Muskulatur eingebracht wurden, innerhalb 30 Stunden. Es erklärt sich aus diesen Versuchen die ausserordentliche Gefahr für Wunden, wenn sie vom diphtheritischen

Kontagium infiziert werden, und der Tod tritt bei hochgradigem Umsichgreifen des Prozesses unter denselben Bedingungen ein, wie bei jenen unter die Haut und in die Muskeln geimpften Kaninchen. In diesen Fällen ist der Krankheitsprozess, der sich aus der Infektion der Wunde entwickelt, identisch mit jenem, welcher durch die Infektion der Schleimhäute des Rachens und der Luftwege überhaupt entsteht, und die so auffallenden divergierenden Erscheinungen werden lediglich nur durch die Verschiedenheit der getroffenen Gewebe, ihre Reaktion und die durch den Prozess gesetzte Funktionsstörung und die Rückwirkung dieser auf den Gesamtorganismus bedingt. Da das diphtheritische Kontagium ohne Zweifel von der atmosphärischen Luft transportiert werden kann und an verschiedenen Gegenständen, mit welchen unser Körper in Berührung kommt, zu haften vermag, so ist eine direkte Uebertragung von Rachen- und Kehlkopfdiphtherie und das epidemische Vorkommen dieser Krankheit an einem bestimmten Orte für die diphtheritische Infektion einer Wunde nicht als notwendig zu erachten . . . .

Es ist wohl keinem Zweifel unterworfen, dass in allen Versuchen die Impfwunde und die entzündliche Reaktion der durchschnittenen Teile einen günstigen Boden für das Haften des diphtheritischen Kontagiums und für seine Resorption schufen. In dieser Beziehung verhält sich wohl der menschliche und tierische Organismus in analoger Weise. Schon Trendelenburg hat eine grosse Reihe von Versuchen angestellt, in welchen er bestrebt war, das diphtheritische Kontagium auf einer unverletzten Schleimhaut haften zu machen, doch immer mit negativem Erfolge. Ich habe gleichfalls bei 11 Tieren versucht, die Krankheit auf die verschiedensten unverletzten Schleimhäute zu übertragen; und nur in einem einzigen Falle ist es mir gelungen, in der Vagina eines Kaninchens durch Einbringung von diphtheritischen Membranen eine diphtheritische Entzündung mit Membranbildung, Kerninfiltration des subepithelialen Gewebes und seröse Infiltration mit zahlreichen kapillären Blutungen im umliegenden Gewebe hervorzurufen. Das Tier wurde am dritten Tage nach der Operation getötet. Beim Menschen ist es eine wiederholt konstatierte Tatsache, dass es Individuen gibt, welche unter den günstigsten Verhältnissen mit diphtheritisch Erkrankten zusammenleben, mit ihnen in die innigste Berührung kommen und von der Krankheit verschont bleiben, während andere eine ausserordentliche Empfänglichkeit für die Krankheit zeigen und bei der äussersten Vorsicht, wenn sie mit solchen Kranken zusammenkamen, wiederholt infiziert wurden. Ich behandelte vor drei Jahren ein Kind an Diphtherie, bei welchem infolge rasch eintretender Kehlkopfstenose von Herrn Prof. Nussbaum der Luftröhrenschnitt gemacht werden musste, und das nach der sekundären Infektion der Trachealwunde an der allgemeinen Erkrankung zugrunde ging. Von der Umgebung dieses Kindes erkrankten der Vater, die Mutter, eine Tante, zwei Wärterinnen trotz der skrupulösesten Beobachtung aller Vorsichtsmassregeln, und nur eine Wärterin, die ich überraschte, wie sie, allen Warnungen zum Trotz, nachdem die Wunde schon diphtheritisch geworden, die Tracheotomiekanüle zur Reinigung in den Mund nahm und ausblies, ist allein von der Krankheit verschont geblieben. Sie hatte, wie sie nachher eingestand, dieses Manöver zur besseren Reinigung des Röhrchens während der vier Tage, die seit der

Tracheotomie verflossen waren, immer mehrmals des Tages ausgeführt und entschuldigte sich damit, dass sie niemals in ihrem Leben an einer Halskrankheit gelitten habe und überzeugt war, auch davon keinen Schaden zu nehmen. Wir müssen annehmen, dass in solchen Fällen das diphtheritische Kontagium mit einer Schleimhaut in Berührung kommt, die aus uns noch unbekannten Gründen unempfänglich für dasselbe ist, und wenn wir Pilze als Ursache der diphtheritischen Erkrankung ansehen, bei ihrer vollkommen normalen Beschaffenheit nicht jene Bedingungen gewährt, welche zu ihrem Haften auf derselben und ihrer weiteren Entwicklung notwendig sind. Im Gegensatz zu diesen unempfänglichen Schleimhäuten finden wir andere, auf welchen sich häufig katarrhalische und auch phlegmonöse Prozesse auszubilden pflegen, die im Zustand einer vorübergehenden katarrhalischen Reizung, einer Auflockerung oder eines mehr oder weniger ausgesprochenen chronischen Katarrhs sich befinden, am häufigsten und selbst wiederholt von diphtheritischer Entzündung ergriffen. Dass in dieser Weise die klimatologischen Verhältnisse der Länder, rasche Temperatursprünge, sehr hohe oder niedere Temperatur, nasskalte Witterung, scharfe Nordostwinde durch Erzeugung katarrhalischer Prozesse auf den Schleimhäuten des Rachens und der Luftwege prädisponierend für die Diphtherie wirken, ist als sicheres Faktum anzunehmen, und bei jedem häufigeren Auftreten dieser Krankheit sind fast immer katarrhalische Anginen, Nasen-, Kehlkopf-, Brustkatarrhe auch allgemein verbreitet. Die normale Schleimhaut der Kaninchen scheint für das Haften des diphtheritischen Kontagiums keinen besonders günstigen Boden darzubieten; inwiefern aber und bis zu welchem Grade eine entzündliche Reizung derselben in der Mehrzahl der Fälle für das Gedeihen jener Pilzwucherungen notwendig ist, muss einer ferneren Versuchsreihe überlassen werden."

III. Die unter dem Einfluss von R. Virchow erfolgte Wandlung in der Definition des Diphtheriebegriffs.

Schon Bretonneau hat nicht bloss makroskopisch, sondern auch mikroskopisch die diphtherischen Krankheitsprodukte sorgfältig untersucht. So sagt er beispielsweise in seinem „Traité":

„Je mehr ich meine Aufmerksamkeit den charakteristischen Merkmalen der diphtherischen Entzündung zuwandte, um so mehr erwiesen sich dieselben als durchaus verschieden von denen jeder anderen Entzündung. Wenn man mikroskopisch die am lebhaftesten in der Entwicklung begriffenen zirkumskripten Flecke untersucht, welche vom blossen Auge punktförmig, und zwar als rote und weisse Punkte, gesehen werden, so erkennt man eine äusserst feine Vaskularisierung der Schleimhaut und sieht, dass die lebhaft geröteten Punkte in derselben kleine Ekchymosen sind, während die weissen Flecke durch die vorspringenden Oeffnungen der Schleimhautfollikel repräsentiert werden.

Was die Verbreitungsweise der diphtherischen Entzündung betrifft, so geschieht dieselbe in ganz eigenartiger Weise; sie schreitet in ähnlicher Weise vor, wie ein Flüssigkeitstropfen, der in die Umgebung sich imbibiert und an abhängiger Stelle heruntergleitet. (L'inflammation s'y étend à peu près comme un liquide qui s'épanche ou qui coule.)

Oft erkennt man, wie ein langer, schmaler Streifen vom tiefsten Rot sich in den Pharynx hinein verbreitet oder nach der Trachea hinuntersteigt, zuweilen auch mehrere solcher Streifen nebeneinander. In der Mitte jedes dieser Streifen entsteht nun überall das feste Exsudat. In diesem frühesten Stadium der Exsudatbildung kann man noch rundliche Oeffnungen oder vielmehr halb durchscheinende Bläschen in den Konkretionen beobachten .... Dann dehnt sich allmählich der Prozess auch in die Breite aus, bis zusammenhängende Lamellen entstehen, die blos durch Exsudatpfröpfe, welche in die Oeffnungen der Schleimhautfollikel hineingehen, an der darunter liegenden Schleimhaut festhaften. Löst sich aber solch eine Lamelle los, dann nimmt die Rötung der Schleimhaut zu; es entsteht von neuem eine Membran, die durch Nachschübe verdickt wird und gradatim mit zunehmender Verdickung an der organisierten Schleimhaut immer mehr festhaftet .... Mit zunehmender Verdickung und engerem Konnex zwischen Schleimhaut und Pseudomembran wird auch die Schleimhaut selbst mehr und mehr verändert: es kann dann vorkommen, dass das Exsudat sogar in die Schleimhaut eingelagert ist. Erosionen und Ekchymosen treten an den einer Reibung ausgesetzten Punkten auf, und wenn nun noch Blut austritt, dann entstehen jene Veränderungen der ursprünglich weissen und geruchlosen Membran, die zu einer Putrefaktion führen, welche den spezifischen Charakter der Diphtherie ganz verdecken kann."

Dieser Beschreibung kann man entnehmen, dass Bretonneau sich nicht zugetraut hätte, aus dem anatomischen Befunde allein die Diphtheriediagnose zu stellen, und dass er insbesondere die Differentialdiagnose zwischen diphtherischer und skarlatinöser Angina nur durch Zuhilfenahme von epidemiologischen und klinischen Merkmalen möglich machte.

Bretonneau's Beschreibung der von ihm als charakteristisch angesehenen diphtherischen Schleimhautentzündung stimmt sehr gut überein mit der croupösen Schleimhautentzündung Cohnheim's, während Cohnheim's diphtherische Schleimhautentzündung für Bretonneau die atypische Form sein würde. Cohnheim gebraucht die Worte „Diphtherie" und „Diphtheritis" promiscue, und zwar ausschliesslich im anatomischen Sinne. Für ihn ist auch „Croup" ein anatomischer Begriff. Mit der ihm eigentümlichen Klarheit setzt Cohnheim die makroskopischen und mikroskopischen Kriterien der diphtherischen und croupösen Entzündung auseinander, und es ist wohl der Mühe wert, seine Ausführungen darüber in extenso zu zitieren. Er sagt (Allgem. Pathol. Bd. I. S. 472ff.):

„Die Bezeichnung Diphtheritis wird von den Autoren in sehr verschiedenem Sinne gebraucht. Die einen verstehen darunter die auch unter dem Namen „Rachenbräune" bekannte und gefürchtete Krankheit; andere denken, wenn sie von Diphtheritis sprechen, gegenwärtig ausschliesslich an das ätiologische Moment, und zwar an eine durch Bakterienwirkung erzeugte Krankheit; andere endlich gehen bei ihren Untersuchungen über Diphtheritis von dem anatomischen Standpunkt aus. Für uns, die wir die diphtherischen Prozesse im Anschluss an die örtliche Nekrose behandeln, ist die letztgenannte anatomische Auffassung die unmittelbar gegebene.

Wir reden von einer diphtherischen Entzündung einer Schleimhaut dann, wenn dieselbe von einer mehr oder weniger dicken, gelblich- oder grauweissen, zähen und ziemlich derben, elastischen Membran überkleidet ist, welche, je nach der Ursache und dem Stadium des Prozesses, entweder eine über grössere Strecken kontinuierlich fortgehende Haut bildet, oder in Gestalt zerstreuter, kleinerer oder grösserer insulärer Flecken oder Plaques auftritt, die weiterhin auch zu einer zusammenhängenden Membran konfluieren können. Wenn die so beschaffene Membran sich von der Schleimhaut leicht ablösen lässt, so spricht man von „Croup", wenn sie dagegen so weit festhaftet, dass man sie nur mit einiger Gewalt abreissen kann, von eigentlicher „Diphtherie". Untersucht man nun eine derartige croupöse oder diphtherische Pseudomembran mikroskopisch, so ergibt sich alsbald, dass die unbestreitbare Aehnlichkeit, welche dieselbe für das blosse Auge mit einem fibrinösen Exsudat hat, durch die feinere Struktur völlig motiviert ist. Denn die Hauptmasse dessen, was man sieht, besteht aus einem körnig-faserigen Material, in dem begreiflicherweise die Fasern am meisten in die Augen stechen; es sind teils parallel der Schleimhaut verlaufende, teils sich netzförmig durchfilzende Fasern von sehr ungleicher Dicke, entweder — so gewöhnlich in den croupösen Pseudomembranen — relativ fein und von schwachem Glanz, oder — ein häufiger Befund gerade in den diphtherischen Häuten — dick, balkenartig und von ziemlich starkem Glanz. In dem körnigen Material, das die Maschen zwischen den Fasern einnimmt, trifft man in sehr wechselnder Menge Eiterkörperchen, und ausser diesen, gleichfalls inkonstant, andere, z. T. schwer zu deutende Formelemente. Da erwähne ich vor allem Epithelien, die freilich niemals unverändert in den Pseudomembranen gefunden werden. Sie fehlen vielmehr entweder total, soweit die Membran reicht, oder sie sind zu ganz unregelmässigen Schollen, die dann immer kernlos sind, umgewandelt, teils in vereinzelten derartigen Exemplaren inmitten der Masse oder selbst an deren Oberfläche zerstreut, teils zu grösseren Klumpen zusammengesintert. Dann trifft man in der Pseudomembran auch rundliche Körper, in Form und Grösse an Eiterkörperchen erinnernd, aber ohne deutliche Kerne. Die Dicke der Haut ist, wie bemerkt, sehr ungleich; zuweilen übertrifft sie die Dicke des Epithellagers der betreffenden Schleimhaut nicht bedeutend, oft aber um das Vielfache. Auf der freien Oberfläche kann natürlich, je nach der Lokalität, allerlei Fremdes festsitzen, und von viel grösserer Bedeutung ist deshalb die untere Grenze gegen das Schleimhautgewebe. In dieser Beziehung gibt es zweierlei, man darf wohl sagen, prinzipiell verschiedene Formen. In dem einen Falle nämlich bildet die untere Grenze des Epithels auch die der Membran: so ist es beinahe ausnahmslos in der Trachea und dem Larynx, soweit die Basalmembran zwischen Epithel und Schleimhaut reicht, so meistens auch im Rachen, dagegen sehr selten im Darm und Uterus. Oder die Pseudomembran reicht mehr oder weniger tief in das eigentliche Schleimhautgewebe, so dass die untere

Grenze mitten durch das letztere hindurchgeht. In diesem Falle, der im Rachen selten, dagegen ganz gewöhnlich im Darm, dem Uterus, der Konjunktiva statthat, sind natürlich die obersten Schleimhautschichten in die Pseudomembran aufgegangen, sie bilden dann gewissermassen die Basis derselben; mikroskopisch erscheinen sie dann wie in Koagulationsnekrose abgestorben, die zelligen Teile derselben in der Regel kernlos, die Gewebsmaschen von dichtem körnigem Material infiltriert, innerhalb dessen auch Eiterkörperchen niemals zu fehlen pflegen. Diese soeben hervorgehobene Differenz ist augenscheinlich von solcher Wichtigkeit, dass man füglich den Autoren nicht Unrecht geben kann, welche dieselbe als das unterscheidende Kriterium zwischen Croup und Diphtheritis zu verwenden geneigt sind; croupös ist, so sagen sie, die der Schleimhaut aufgelagerte, diphtheritisch die ihr eingelagerte Pseudomembran. Nur muss man dabei eingedenk sein, dass auf der einen Seite ihre croupöse Membran nicht der unversehrten Schleimhaut aufliegt, sondern ganz konstant erst dem vom Epithel entblössten Stroma, auf der anderen aber die diphtherische Membran in der übergrossen Mehrzahl der Fälle über die freie Oberfläche des Epithels hinausreicht und so zu einem guten Teil auch Auflagerung ist. Stellen wir diese mikroskopischen Kategorien von Croup und Diphtheritis den vorhin erwähnten makroskopischen gegenüber, so treffen dieselben zuweilen, beispielsweise beim Larynx- und Trachealcroup, zusammen, jedoch keineswegs immer. Denn die leichte Ablösbarkeit, welche das unterscheidende Merkmal des mikroskopischen Croups ist, hängt in gewissen Organen mit der Gegenwart einer derben Basalmembran zusammen: wo eine solche dagegen fehlt, wie am Rachen und Darm, kann die Innigkeit der Verbindung zwischen Membran und Schleimhaut eine sehr ungleiche sein. Sie ist begreiflicherweise eine grosse, wenn jene bis in das Schleimhautgewebe hineinreicht; wo sie dagegen an der Oberfläche des Stroma endet, scheint der Grad der Adhärenz wesentlich der Dicke der Faserbalken proportional zu sein. Daraus folgt, dass in den Organen ohne ausgesprochene Basalmembran die mikroskopische und makroskopische Diphtherie für die Fälle identisch sind, wo der spezifische Prozess bis in das Schleimhautstroma hineingreift; von den anderen dagegen, wo derselbe an der unteren Grenze des Epithels aufhört, und die demnach mikroskopisch sämtlich als Croup bezeichnet werden müssen, fallen sehr viele in den Bereich der makroskopischen Diphtherie, so z. B. die grosse Mehrzahl der Rachenerkrankungen. Sie sehen, der mikroskopische Begriff „Croup" ist umfassender als der makroskopische: Alles, was grob anatomisch Croup geheissen wird, ist es auch für die mikroskopische Diagnose, aber etliche Fälle, die der Mikroskopiker noch zum Croup rechnet, machen für die grob anatomische Untersuchung den Eindruck der Diphtherie."

Sind schon diese Auseinandersetzungen Cohnheim's nur schwer mit der Bretonneau'schen Terminologie in Einklang zu bringen, so hört die Möglichkeit dazu fast bei allen anderen pathologischen Anatomen Deutschlands ganz auf.

Das *πρῶτον ψεῦδος* ist bei Virchow zu suchen; Virchow nämlich war es, welcher 1847, in Verkennung des Bretonneau'schen Ideenganges, das Wort „Diphtheritis" ausschliesslich auf nekrotisierende

Entzündungen der Schleimhäute bezog. Wer das folgende Zitat aus Virchow's Ges. Abhandlungen, Bd. II, S. 174 berücksichtigt, der muss notwendig zu der Ueberzeugung gelangen, dass Virchow die Bretonneau'sche Originalarbeit nicht in Händen gehabt haben kann, als er den Begriffsinhalt des Wortes „Diphtheritis" umschuf. Es heisst am angeführten Ort: „Eine grosse Reihe der schlimmsten Erkrankungsformen, wie das Puerperalfieber, die Ruhr, selbst der Hospitalbrand, bilden an den befallenen Stellen Pseudomembranen, von welchen die weitere Zerstörung der Gewebe ausgeht. Rokitansky hatte die Mehrzahl von ihnen als croupöse bezeichnet. Eine feinere mikroskopische Untersuchung lehrte jedoch einen durchgreifenden Unterschied. Während die Croupmembran sich als eine Ausscheidung von Faserstoff zu erkennen gibt, welche als eine abstreifbare Haut neben der erkrankten Oberfläche liegt, diese selbst aber unversehrt lässt, zeigt sich in jener anderen Reihe von Fällen eine aus feinsten Körnern bestehende Einlagerung in das Gewebe selbst, welche nicht ohne Substanzverlust trennbar ist. Unter ihrer Ausbreitung stirbt das Gewebe ab, und wenn es sich als „Haut" löst, so hinterlässt es ein Geschwür, welches durch immer neue Einlagerung sich nur zu leicht in die Tiefe ausbreitet. Ich nannte diese ganze Gruppe von Erkrankungen mit einem zuerst von Bretonneau für eine einzige Lokalität gewählten Ausdrucke diphtheritische[1]).

Die grosse Cholera-Epidemie von 1848 gab sehr bald Gelegenheit, diese selbige Diphtherie im Darm, in der Gallenblase, der Scheide und an anderen Schleimhäuten nachzuweisen[2]). Ich fand sie bei Pocken und Scharlach, ja bei den mannigfaltigsten infektiösen Prozessen; ihr Zusammenhang mit den bösartigen Rosen, den tiefgreifenden, brandig-phlegmonösen Erkrankungen, mit schlimmen Formen innerer Entzündungen trat zutage."

Nur die Unbekanntschaft mit Bretonneau's epochemachendem „Traité de la diphthérite" lässt es auch erklärlich erscheinen, dass Virchow die Diphtheritis zum Lokalsymptom des Croup macht, während doch Bretonneau seine Lebensarbeit daran gesetzt hatte, den Beweis zu liefern, dass der Croup eine im Kehlkopf und in der Trachea lokalisierte Diphtherie ist. Für Virchow ist in der Tat der Croup, nicht — wie für Cohnheim — ein anatomischer, sondern ein klinischer Begriff; Virchow spricht gelegentlich (Gesammelte Abhandlungen, Bd. I, S. 501 [1878]) von einem „katarrhalischen, fibrinösen und diphtheritischen Croup", worunter er Exsudationsformen im Larynx verstanden wissen will, die zum Krankheitsbilde des Home'schen Croups gehört. Wenn nun Weigert (Virch. Arch., Bd. 70 und 72) Virchow's fibrinöse Exsudationsform in zwei Unterarten einteilt, in die croupöse und in die pseudodiphtheritische, so gelangt man in der pathologischen Anatomie zu den komplizierten Begriffen eines „croupösen Croups", eines „pseudodiphtheritischen" und eines „diphtheritischen Croups"!

Diese Sprachverwirrung ist jetzt nicht etwa ein überwundener Stand-

1) Arch. für pathol. Anat. und Phys. u. für klin. Medizin. 1847. Bd. I. S. 253. Handbuch der spez. Pathologie u. Therapie. Erlangen 1856. Bd. I. S. 292.

2) Medizinische Reform. 1848. S. 64, 89.

punkt. Nichts wäre irriger als die Annahme, dass die pathologischen Anatomen wenigstens untereinander einig sind über den Gebrauch der Bezeichnungen Diphtherie und Croup!

Ich will mich hier nur an die Terminologie der verbreitetsten Lehrbücher halten.

J. Orth (VI. Auflage der Pathologisch-anatomischen Diagnostik 1900) folgt im allgemeinen dem von Virchow angenommenen Sprachgebrauch. Statt „Diphtheritis" sagt Orth aber „Diphtherie", wie übrigens das Virchow von den 70er Jahren ab, veranlasst durch Farr, es auch getan hat (Ges. Abh. Bd. I, S. 510). Orth vermeidet ferner den Ausdruck „diphtherische" Entzündung und sagt statt dessen „tiefe fibrinöse Entzündung". „Oberflächliche fibrinöse Entzündung" bedeutet bei ihm dasselbe, was Cohnheim als croupöse Entzündung bezeichnet (Orth l. c. S. 299).

Schmaus (Grundriss der Pathologischen Anatomie V. Auflage 1899) spricht von „Croup" und „Diphtherie" in anatomischem Sinne, hält aber eine Unterscheidung croupöser und diphtherischer Entzündungsprozesse für „gegenstandslos" (l. c. S. 108); beide Formen können nach Schmaus durch verschiedene bakterielle Einflüsse hervorgerufen werden. Als Synonyma für die Bretonneau'sche Diphtherie gibt er an die Namen: „Genuine Diphtherie, Synanche, häutige Bräune".

E. Ziegler (Allgemeine Pathologie IX. Aufl. 1898) unterscheidet — wie auch Löffler (1887) es tat — zwischen Diphtherie (Bretonneau'sche Infektionskrankheit) und Diphtheritis (nekrotisierende Schleimhautentzündung); letztere kann nach Ziegler durch verschiedene Infektionsstoffe veranlasst werden; anatomisch wäre sie gekennzeichnet durch Nekrotisierung des submukösen, entzündlich infiltrierten Bindegewebes (l. c. S. 348). Das Wort „Croup" braucht Ziegler im Sinne Cohnheim's.

Wir sehen also, dass jeder pathologische Anatom seine eigene Terminologie hat, und dass das Wort Diphtherie für Virchow, Cohnheim, Schmaus etwas anderes bedeutet, wie für Ziegler; dass Virchow und Orth dem Wort Croup eine andere Bedeutung geben wie Cohnheim, Weigert, Schmaus, Ziegler; dass Ziegler einen Sinn mit dem Worte Diphtheritis verbindet, welchen keiner der genannten Autoren sich angeeignet hat.

Solange als man mit Virchow die diphtherischen Lokalprozesse beim Croup und bei der Bretonneau'schen Diphtherie, bei den Pocken, bei der Cholera, beim Typhus, bei der Ruhr als ätiologisch einheitliche Komplikation betrachten durfte[1]), hatte es noch einen Sinn, entgegen

1) In seinen Ges. Abhand. (1879. Bd. II. S. 180 u. 181) sagt Virchow wörtlich: „Gerade die diphtherischen Lokalprozesse bilden ein sehr auffälliges Verbindungsglied zwischen den verschiedenen Infektionskrankheiten. So habe ich schon in der grossen Pockenepidemie von 1858 nachgewiesen, dass die sogenannte Delle der Pockenpusteln dadurch bedingt wird, dass an dieser Stelle eine diphtherische Infiltration der Haut stattfindet; ähnliche Zustände bilden sich in der Schleimhaut der Luftwege und der Speiseröhre der Pockenkranken. So finden wir selbst bei Abdominaltyphus gelegentlich nicht bloss Darmdiphtherie, sondern auch diphtherische Zustände der Harnwege und der Nieren. Im Puerperalfieber haben zuweilen selbst die Bauchfell- und Brustfellentzündung, welche sich im Laufe desselben entwickeln, einen diphtherischen Charakter.

Könnte es nicht sein, dass die Diphtherie in allen diesen Fällen nur eine

der Bretonneau'schen Namengebung, das Wort „diphtherisch" mit „schleimhautnekrotisierend" zu identifizieren. Jetzt aber, wo wir wissen, dass die Bretonneau'sche Diphtherie bzw. Diphtheritis eine ätiologisch gut begründete Krankheitseinheit ist, wäre es wohl an der Zeit, die durch das πρωτον ψεῦδος Virchow's verursachte Sprachverwirrung dadurch ganz einfach zu beseitigen, dass man, dem Beispiel Orth's folgend, auf den rein anatomischen Gebrauch der Worte diphtherisch und diphtheritisch ganz verzichtet. Wo der Gebrauch eines einfachen Wortes wünschenswert ist für diphtherieähnliche, aber nicht durch die Klebs-Löffler-schen Bazillen erzeugte Krankheitsformen, da kann vielleicht das Wort „Diphtheroid" zweckmässig empfohlen werden. Dementsprechend würde man sagen: „Scharlachdiphtheroid, Pockendiphtheroid, diphtheroide Darmgeschwüre" usw. Es handelt sich hier nicht um eine neue Wortbildung. Schon im Jahre 1860 (Thèse de Paris) hatte Boussuge diphtherieähnliche Hauterkrankungen als „Diphtheroide" bezeichnet. Später gaben Weigert und Cohnheim diesem Wort eine ähnliche Bedeutung, wie die ist, welche ich selbst mit dem Worte „Diphtheroid" verbinde. Ich zitiere nachfolgend, was Cohnheim (Vorlesungen über allgemeine Pathologie 1877 Bd. I, S. 484) darüber sagt: „Die organisierten Gifte etlicher verschiedener Infektionskrankheiten stimmen mit denen der Rachendiphtherie darin überein, dass sie, wo sie sich etablieren, nekrotisch-entzündliche Prozesse auslösen. Sind aber dieselben hiernach nicht einmal ätiologisch identisch, so verliert der Name „Diphtherie" für sie alle vollends seine Berechtigung. Will man aber, wozu ja unleugbar Grund vorhanden ist, in der Bezeichnung ausdrücken, dass diese Prozesse in der Haut oder in den parenchymatösen Organen eine gewisse Analogie oder selbst Verwandtschaft mit der echten Schleimhautdiphtherie haben, so möchte es sich empfehlen, den Ausdruck „Diphtheroid" für sie zu gebrauchen, den Weigert dafür vorgeschlagen hat."

Von neueren Autoren nenne ich bloss noch Escherich (Ueber diphtheroide Rachenerkrankungen. 1893) und Heubner (Behandlung der

---

Komplikation darstellt? So fassten wir alle in früherer Zeit das Verhältnis auf. Die Diphtherie erschien uns als der höchste Grad einer örtlichen Entzündung von bösartigem Charakter, bedingt durch die Heftigkeit des örtlichen Vorganges, auch wohl durch eine schlechte Beschaffenheit des betroffenen Gewebes oder Individuums. Schon die älteren Schriftsteller hatten alle diese Formen unter dem Namen der brandigen Entzündungen zusammengefasst. Seitdem sich nun gezeigt hat, dass die diphtherische Infiltration eine parasitäre ist, ändert sich freilich die theoretische Vorstellung von dem Wesen des Lokalprozesses, obwohl nicht die Vorstellung von seiner Wirkung, die stets als eine ertötende und insofern brandige (nekrotisierende, gangräneszierende) wird anerkannt werden müssen. Wäre es aber trotzdem nicht möglich, dass auch diese parasitäre Affektion nur eine Komplikation ist? Wir kennen ähnliche Verhältnisse vom Soor, einer durch einen wohlausgebildeten Fadenpilz, das Oidium albicans, hervorgebrachten Erkrankung der Mund-, Rachen- und Speiseröhrenschleimhaut. Während sie bei kleinen Kindern unter dem Namen Schwämmchen oder Aphthen als ein für sich bestehendes und selbständiges Leiden bekannt ist, findet sie sich als häufige Komplikation bei Schwindsüchtigen und, was ganz besonders wichtig ist, bei Typhösen. In ähnlicher Weise liesse sich recht wohl die Diphtherie als ein besonderer Zufall betrachten, der die Summe der schon vorhandenen Störungen in den Infektionskrankheiten noch vermehrt. Ja, es erscheint eine solche Auffassung sogar berechtigt, wenn man erwägt, dass nicht jeder Fall von Cholera, Typhus oder Ruhr wirkliche Diphtherie zeigt."

Diphtherie mit dem Behring'schen Heilserum. Leipzig 1895). Heubner spricht sich (l. c. S. 18) folgendermassen aus:

„Ich möchte mir erlauben, meine Herren, zur Herbeiführung weiterer Klärung und gegenseitigen Verständnisses über diese Dinge einen Vorschlag zu machen, nämlich dem Beispiele französischer Autoren, Escherich's u. a. zu folgen, und — vor der Hand einmal ohne alles Präjudiz — alle Fälle von diphtherieähnlichen Erkrankungen, bei denen der Diphtheriebazillus nicht gefunden wird, und welche auch bei der klinischen Epikrise nicht ganz sicher zur Diphtherie zu rechnen sind, als Diphtheroid zu bezeichnen, also z. B. von Scharlachdiphtheroid, Kokkendiphtheroid u. dergl. zu sprechen. Es wird sich dann zeigen, dass es viele „Diphtheroide", aber nur eine Diphtherie gibt."

Wie sehr vom ärztlichen Standpunkt aus es zu beklagen ist, wenn ätiologisch ganz verschiedene Krankheiten und Krankheitsformen denselben Namen tragen, mögen die folgenden Erwägungen zeigen. Das Endziel der ärztlichen Tätigkeit ist die Verhütung und Heilung von Krankheiten. So lange nun, als man bloss symptomatische Therapie trieb, kam es nicht viel darauf an, ob die Krankheitsbezeichnung den ätiologischen Tatsachen Rechnung trug oder nicht. Seitdem aber die Bretonneau'sche Diphtherie durch ein ätiologisches Spezifikum wirksam bekämpft werden kann, seitdem wir ein Diphtherieheilserum haben, ist es nicht mehr gleichgültig, durch welches krankmachende Agens ein diphtherieähnlicher Krankheitsfall hervorgerufen worden ist. Von allen ätiologisch zu unterscheidenden Krankheiten ist es einzig und allein die durch den Klebs-Löffler'schen Bazillus und durch das Gift desselben erzeugte Bretonneau'sche Diphtherie, gegen welche das Diphtherieheilserum mit Erfolg angewendet werden kann. Es hat keine Schutz- und Heilwirkung bei der durch Streptokokken erzeugten Scharlachdiphtherie, bei der Pockendiphtherie und Ruhrdiphtherie, und es bringt keinen Nutzen bei der im folgenden zu besprechenden Geflügel-, Kälber- und Kaninchendiphtherie und bei den sonstigen Diphtherieformen, die auf den Klebs-Löffler'schen Bazillus nicht zurückzuführen sind. Wenn ich daher mein Heilserum als Diphtherieheilmittel proklamiert habe, so habe ich das nur in dem Sinne getan, dass die Bretonneau'sche Diphtherie als Behandlungsobjekt vorausgesetzt wird.

Ausser den beim Menschen mit dem Namen Diphtherie unrechtmässigerweise bezeichneten Krankheitsformen verdienen noch eine besondere Erwähnung diejenigen Krankheiten, welche bei unseren Haustieren der Diphtherie zugerechnet werden, ohne irgend etwas mit der Bretonneau'schen Diphtherie zu tun zu haben.

Beim Hausgeflügel werden verschiedene Diphtherieformen unterschieden. Die eine wird durch Sporozoën erzeugt und zeichnet sich aus durch das Auftreten von knötchenförmigen Hauthyperplasien (Epithelioma gregarinosum nach Bollinger) neben den membranösen Exsudationen auf der Schleimhaut der Maul- und Rachenhöhle, der Nasenhöhle, des Kehlkopfs, der Konjunktiva, der Intestinalschleimhaut. Eine andere Art der diphtherischen Schleimhautentzündung mit gallertigen, leicht zerfliesslichen Belagmassen soll durch Cercomonaden (Cercomonas gallinarum-Rivolta) hervorgerufen werden. Ausserdem sind auch noch verschiedene Bakterien als Ursache von Geflügeldiphtherie beschrieben worden, z. B. der durch Löffler's Untersuchungen bekannt gewordene Bacillus diphtheriae columbarum. Ausser den Tauben werden auch hühnerartige Vögel (Haushuhn, Perlhuhn, Rebhuhn, Pfau, Fasan), ferner Papageien, sowie die Schwimmfüsser von bazillärer Geflügeldiphtherie befallen.

Es ist sehr wahrscheinlich, dass unter den bazillären Erregern der Geflügeldiphtherie noch mehrere Arten zu unterscheiden sind; der von Löffler bei Tauben gefundene Bazillus, welcher Mäuse mit Sicherheit tötet, Meerschweine dagegen bloss mit lokaler Nekrotisierung erkranken lässt, dabei unbeweglich und ca. 0,3 μ breit ist, wurde zwar sehr häufig auch von anderen Forschern (Babes, Ritter, Moore, Doroschanko) bei verschiedenem Geflügel wiedergefunden; er kann aber nicht identisch sein mit dem beweglichen Bazillus, der von Loir und Duclaux in einer mörderischen Geflügeldiphtherie in Tunis als Krankheitserreger nachgewiesen worden ist.

Ein den Streptotricheen nahestehendes Bakterium, von Bang und Jensen als Nekrosebazillus bezeichnet, wurde von Löffler als Erreger der Dammann'schen Kälberdiphtherie erkannt. Der Nekrosebazillus wächst ausserhalb des tierischen Körpers nur bei anaërober Züchtung, vornehmlich in Blutserum und bei Temperaturen von 30 bis 40° C. Er kommt nicht bloss bei Kälbern vor, sondern auch bei erwachsenen Rindern, und zwar an den verschiedensten Organen, ferner beim Pferde in Hufknorpelfisteln und Dickdarmnekrosen. Auch bei Affen, beim Hirsch, bei der Antilope, beim Kängeruh ist er gefunden worden. Schmorl fand ihn auch in einem kleinen Abszess bei sich selber und bei seinem Diener, welcher ihm bei Laboratoriumsversuchen mit den Nekrosebazillen assistiert hatte. Der Nekrosebazillus tötet Mäuse und Kaninchen, ist aber ungefährlich für Meerschweine, Hunde, Katzen und Hühner.

Verschieden vom Nekrosebazillus ist der Erreger der von Löffler beschriebenen Kaninchendiphtherie, dessen Kultur in Pferdeblutserum sich als weisser Flaum (watteähnlich) entwickelt.

Gleichfalls bei Kaninchen hat Ribbert eine diphtheroide Darmentzündung beschrieben, welche verursacht wird durch einen auf Gelatine ohne Verflüssigung wachsenden Bazillus.

Ueber eine Diphtherie der Lämmer mit besonderem Krankheitserreger hat Diem berichtet.

Bei Katzen hat Klein als Erreger von diphtherieähnlicher Erkrankung den Klebs-Löffler'schen Bazillus gefunden; Grey und Symes dagegen untersuchten eine Katzendiphtherie, welche durch einen anderen Mikroorganismus erzeugt wird.

IV. Löffler's Diphtheriebazillen.

Löffler's grundlegende Mitteilung über den Erreger der Bretonneau'schen Diphtherie ist enthalten im zweiten Bande (S. 421—499) der Mitteilungen aus dem Kaiserlichen Gesundheitsamte (1884) und trägt die Ueberschrift:

Untersuchungen
über die
Bedeutung der Mikroorganismen für die Entstehung der Diphtherie beim Menschen, bei der Taube und beim Kalbe.
Von Dr. Friedrich Löffler.
Kgl. Preuss. Stabsarzt, kommandiert als Hilfsarbeiter zum Kaiserlichen Gesundheitsamte.

Löffler nannte in dieser Arbeit die von ihm kultivierten Diphtheriebazillen Klebs'sche Stäbchen, weil Klebs 1883 in Wiesbaden auf dem Kongress für innere Medizin dieselben als häufigen Befund bei der menschlichen Diphtherie in Schnittpräparaten demonstriert hatte. Ich will an dieser Stelle wörtlich wiederholen, was Löffler zur Charakterisierung ihres mikroskopischen Aussehens, ihres Verhaltens im Kulturversuch und im Tierexperiment in seiner ersten Arbeit (S. 460 ff.) mitgeteilt hat.

„Reinkulturen der Stäbchen.

Bei den zahlreichen Kulturen auf Fleischwasser-Pepton-Gelatine, mit Teilchen von Membranen, welche teils dem Lebenden und teils der Leiche entnommen waren, gelang es mir in keinem Falle, Kulturen der Stäbchen zu erzielen, obwohl diese mehrfach mit Sicherheit in dem ausgesäten Material nachgewiesen waren: Es wuchsen wohl Stäbchen verschiedener Art, niemals jedoch jene leicht gebogene, an den Enden etwas verdickte, charakteristische Form. Entweder war der Nährboden ein für die Entwickelung derselben ungeeigneter, oder die Zimmertemperatur war nicht hoch genug, oder endlich Nährboden und Temperaturverhältnisse waren ungünstig.

Es war daher geboten, auf anderen Nährböden, namentlich auf erstarrtem Blutserum, bei Körpertemperatur Kulturversuche anzustellen. Einen grossen Erfolg versprach ich mir a priori von derartigen Versuchen nicht. Bei zufälligen Verunreinigungen von Blutserum-Reinkulturen durch Keime, welche aus der Luft hineingelangt waren, hatten wir öfters während einer Nacht im Brütapparat Ueberwucherung der ganzen Serumfläche, ja sogar Verflüssigung des Serums zu beobachten Gelegenheit gehabt: musste man da nicht bei der Aussaat von Bakteriengemischen aus diphtherischen Membranen auf diesem, für Fäulnisbakterien so ausserordentlich günstigen Nährboden stets ähnliche Resultate befürchten? Meine Erwartungen waren daher nicht hoch gespannt: um so mehr war ich überrascht, dass jene Befürchtungen sich nicht verwirklichten. Gleich der erste Versuch war von Erfolg gekrönt.

Stücke der Organe des an Diphtherie verstorbenen Kindes Fall 13 wurden mir in einem Glase übersandt. Auf dem Boden des letzteren hatte sich das aus den Schnittflächen ausgesickerte Blut angesammelt: In dieser Flüssigkeit lagen die Organteile mehrere Stunden, ehe ich die Untersuchung vornehmen konnte. Leber-, Herz- und Nierenstücke wurden abgewaschen und mit 5proz. Karbol- und 1proz. Sublimatlösung behandelt. Darauf wurden Teilchen aus jedem Organ entnommen und auf je 3 Gläschen mit Fleischwasser-Pepton-Gelatine, 2 Gläschen mit Rinderblutserum und 1 Gläschen mit Hammelblutserum verimpft. Durch Untersuchung am Deckgläschen konnten nur Mikrokokken in den Organen nachgewiesen werden.

Von dem fest aufsitzenden Belage im Rachen wurden Teilchen abgehoben und am Deckgläschen untersucht. An einzelnen Stellen fanden sich neben ungeheuren Mengen von Mikrokokken auch zahlreiche Klebs'sche Stäbchen. Von einer solchen Stelle wurde eine geringe Menge Substanz abgekratzt und in 5 ml sterilisierten Wassers durch Schütteln verteilt. Mit einer frisch geglühten Platinöse wurden dann winzige Tröpfchen dieses Wassers in zwei Gläschen mit erstarrtem Hammelblutserum ausgesät. Die Gelatinegläschen wurden im Zimmer bei ca. 16 ° C., die Serumgläschen im Brütapparat bei ca. 37 ° C. aufgestellt. Schon am folgenden Tage zeigten sich auf allen Serumflächen zahlreiche kleine, distinkte, durchscheinende Kolonien von nahezu gleichem Aussehen. Bei der Untersuchung einer Anzahl derselben am Deckgläschen stellte es sich heraus, dass die Mehrzahl aus Mikrokokken, einzelne aber, in den von der Membran besäten Gläschen, aus Stäbchen bestanden, welche den in dem ausgesäten Material nachgewiesenen vollkommen glichen. Am 3. Tage nach der Aussaat boten die beiden Arten von Kolonien schon makroskopisch deutlich erkennbare Unterschiede. Die Mikrokokkenkolonien waren klein und durchscheinend geblieben, die Stäbchenkolonien dagegen hatten sich erheblich vergrössert und waren weisslich undurchsichtig geworden. Jetzt zeigte es sich auch, dass in den aus der Leber und Niere besäten Gläschen ebenfalls, aber ganz vereinzelt, Stäbchenkolonien gewachsen waren neben den sonst ausschliesslich zur Entwickelung gekommenen Mikrokokken. Die spärliche Zahl dieser Kolonien stimmte überein mit dem in den Schnitten konstatierten Befunde einzelner Stäbchen in den Rindenpartien dieser Organe. Wie bereits erwähnt, halte ich die Anwesenheit der Bazillen in diesen äussersten Partien für ein postmortales Phänomen, welches seine Erklärung findet in dem Zusammenliegen der Rachengebilde und der Stücke der inneren Organe in derselben Flüssigkeit während mehrerer Stunden.

In den Gelatineröhrchen kamen im Laufe der ersten Woche nach der Aussaat zahlreiche Mikrokokkenkolonien zur Entwickelung, von den Stäbchen war nichts zu entdecken.

Um absolut sichere Reinkulturen zu erzielen, wurde von einer isolierten Kolonie der Stäbchen eine minimale Menge entnommen, in 10 ml sterilisierten Wassers verteilt und davon so viel wie in einer kleinen Oese eines Platindrahtes hängen blieb, auf einer frischen Serumfläche ausgesät. Es kamen räumlich getrennte Kolonien zur Entwickelung, deren jede wahrscheinlich nur aus einem Keime hervorgegangen war und unzweifelhaft eine Reinkultur darstellte. Von einer solchen isolierten Kolonie wurde dann die Kultur fortgesetzt: die dritte Generation war somit eine unbedingt zuverlässige, von jeder Beimischung des ursprünglichen Materials freie Reinkultur. Dies Verfahren kam in allen weiterhin beschriebenen Fällen zur Anwendung. Bei der Aussaat der Stäbchen auf einer zum Erstarren gebrachten Mischung von drei Teilen Kälber- bzw. Hammelblutserum und einem Teil neutralisierter Kalbfleischbouillon, welcher 1 % Pepton, 1 % Traubenzucker und $^1/_2$ % Kochsalz zugesetzt war, wuchsen die Stäbchen so üppig, dass in zwei Tagen ein fast 1 mm dicker, weisslicher Ueberzug auf der Serumfläche vorhanden war, und isolierte Kolonien eine Grösse von $^1/_2$ cm im Durchmesser erreichten.

Es wurde deshalb in allen weiterhin geschilderten Versuchen ausschliesslich dieses Fleischinfus-Pepton-Zucker-Serum als Nährsubstrat verwandt.

Bevor wir auf die morphologischen und biologischen Verhältnisse der Stäbchen näher eingehen, mag eine kurze Beschreibung der übrigen Fälle, in welchen mir eine Kultur derselben gelungen ist, Platz finden.

In dem Lungensaft und in der dünnen Pseudomembran aus der Trachea des Falles 12 liessen sich in Deckgläschenpräparaten zahlreiche Stäbchen nachweisen. Vier Reagenzgläschen, welche die erstarrte Blutserummischung enthielten, wurden mit diesem Material besät. Nach zwei Tagen waren alle Serumflächen mit einem grauweisslichen, aus Stäbchen bestehenden Ueberzuge bedeckt. Zwischen den Stäbchen fanden sich auch Mikrokokken. Eine Trennung beider gelang jedoch leicht.

Nach den am Leichenmaterial über das Wachstum der Stäbchen gemachten Erfahrungen konnte die Kultur derselben aus ganz frischen Membranen Schwierigkeiten nicht bereiten. In vier typischen Fällen von Diphtherie, welche sich nur kurze Zeit nacheinander boten, konnte ich am ersten Tage nach Beginn der Erkrankung, bevor irgendwelche Behandlung eingeleitet war, Membranen aus dem Rachen entnehmen und für die Kultur verwerten. Die Fälle betrafen Kinder von 5, 6, 8 und 9 Jahren, die beiden jüngsten gingen unter Verbreitung des Prozesses auf Kehlkopf und Trachea innerhalb der ersten Woche zugrunde, die beiden älteren Kinder, bei welchen der Prozess auf den Rachen beschränkt blieb, genasen. Ich verfuhr bei diesen Versuchen in folgender Weise:

Die in allen Fällen ziemlich fest der Schleimhaut anhaftende Pseudomembran wurde mit einer Pinzette gefasst und abgehoben. Es blieb eine stark gerötete, leicht blutende Schleimhautfläche zurück. Ein Teil der Membran wurde dann sofort mit dem Gefriermikrotom in Schnitte zerlegt. Die Schnitte wurden in Alkohol gehärtet und in gleicher Weise behandelt, wie die Schnitte gehärteter Objekte. In allen vier Fällen liessen sich die charakteristischen Stäbchen nach der Färbung mit der kalihaltigen Methylenblaulösung in genau derselben Anordnung nachweisen, in welcher sie bei den früher beschriebenen Fällen gefunden waren. Auf der Oberfläche lagen dichte Massen von Mikrokokken, darunter in der zellenreichen obersten Schicht der Membran Haufen der Stäbchen; es folgte dann die breite, zellenarme Fibrinzone, welche frei von Bakterien war. Das Material zur Aussaat wurde von der der Schleimhaut zugewandten Seite der Membran aus oberflächlichen Einschnitten derselben durch Abkratzen entnommen und auf 6—8 Gläschen mit der erstarrten Serummischung übertragen. Das Resultat war in allen vier Fällen das gleiche: es wuchsen nebeneinander Kolonien der Stäbchen und Kolonien von Mikrokokken. Letztere traten jedoch am dritten Tage vor den üppig gewucherten Stäbchenkolonien in den Hintergrund. Die Reinkulturen wurden in jedem Falle durch Verteilen eines minimalen Teiles einer möglichst isoliert gelegenen Kolonie in 10 ml sterilisierten Wassers und Aussaat kleiner Tröpfchen dieses letzteren auf neuen Serumflächen gewonnen. Dass es sich in allen diesen Fällen um genau dieselben

Stäbchen handelte, ergab sich aus der Uebereinstimmung ihres morphologischen sowohl wie biologischen Verhaltens.

Die Stäbchen sind unbeweglich, färben sich, wie schon Klebs betont hat, äusserst schnell und intensiv mit Methylenblau. Sie sind teils gerade, teils leicht gebogen. In der Länge variieren sie nicht unerheblich; sie haben im Durchschnitt etwa die gleiche Länge wie die Tuberkelbazillen, sind jedoch etwa doppelt so dick. Die grösseren sind aus einzelnen Gliedern zusammengesetzt. Da wo die Glieder zusammenstossen, bemerkt man häufig leichte knotige Verdickungen. Bei einer nicht geringen Zahl von Individuen erscheint ein Endglied, bisweilen sogar beide, leicht angeschwollen. Häufig sieht man die Pole der Stäbchen intensiver gefärbt, wie die Substanz des Stäbchens selbst. Bei der Behandlung der blau gefärbten Präparate mit verdünnten Jodlösungen tritt diese Erscheinung besonders deutlich hervor, da die Bazillen sich schnell entfärben, während die Pole intensiv blau gefärbt bleiben; einzelne Stäbchen haben dann eine gewisse Aehnlichkeit mit einer Hantel. Höchstwahrscheinlich hat Klebs diese dunklen Punkte für Sporen gehalten. Sporen von gleicher Beschaffenheit, wie die bei anderen Bazillen beobachteten, welche sich durch ihr Unvermögen, Farbstoffe anzunehmen, sowie durch ihren starken Glanz bei zentraler Beleuchtung auszeichnen, habe ich bei diesen Stäbchen niemals, auch nach wochenlangem Aufenthalt der Kulturen im Brütapparat, nicht bemerkt. Die dunklen Punkte an den Polen der Stäbchen halte ich noch aus einem anderen Grunde nicht für Sporen. Bei einer halbstündigen Einwirkung einer Temperatur von 60° C gehen die Stäbchen, gleichviel ob sie solche Punkte zeigen oder nicht, ausnahmslos zugrunde. Die Stäbchen verhalten sich demnach genau so, wie alle übrigen, nach dieser Richtung hin untersuchten sporenfreien Bazillen. Ueber die Lebensdauer der Stäbchen kann ich folgende Beobachtungen berichten. Eine Kultur, welche 4 Wochen im Brütapparat und 8 Wochen in Zimmertemperatur gestanden hatte, erwies sich nach der Weiterübertragung auf frisches Nährmaterial als abgestorben. Von einer anderen Kultur, welche 5 Wochen im Brütapparat und 9 Wochen im Zimmer aufbewahrt war, kamen nur vereinzelte Kolonien zur Entwicklung, dagegen **wuchs eine Kultur, welche 7 Wochen bei 37° C gehalten war, nach der Aussaat genau ebenso üppig, wie Proben einer frischen, wenige Tage alten Kultur.** Desgleichen erwies sich die Entwicklungsfähigkeit einer 4 Wochen im Brütapparat und 5 Wochen im Zimmer aufbewahrten Kultur als durchaus unbeeinträchtigt. Hiernach scheinen die Stäbchen ca. 3 Monate lebensfähig zu bleiben. Zu ihrer Entwicklung bedürfen die Stäbchen einer über 20° C liegenden Temperatur. Dieser Umstand erklärt das Ausbleiben des Wachstums auf der Fleischwasser-Pepton-Gelatine. Um festzustellen, ob die Stäbchen in der Nährgelatine wachsen, wurden wiederholt Reinkulturen aus den 6 beschriebenen Fällen in dieselbe verimpft. Bei gewöhnlicher Zimmertemperatur blieben die Impfstiche unverändert, **erst bei einer Temperatur, welche die 5 proz. Nährgelatine zwar noch nicht flüssig, aber doch schon weich macht, bei 20—22° C, wurde eine deutliche Entwicklung konstatiert in der Form kleiner runder weisser Pünktchen. Bei der Untersuchung solcher Kolonien am Deckgläschen zeigten viele**

Stäbchen ganz bizarre Formen. Einzelne Glieder waren flaschenförmig aufgetrieben, andere zeigten eine mehr wurstförmige Gestalt, wieder andere boten das Aussehen grosser Kokken; die Bilder erinnerten an die pathologischen Wachstumsformen der Milzbrandbazillen unter ungünstigen Verhältnissen. Wurden die Stäbchen auf der Blutserummischung ausgesät und im Brütapparat aufgestellt, so verschwanden die eigentümlichen Formveränderungen sofort. Die gekochte Kartoffel, die für viele pathogene Bazillen, wie z. B. die Milzbrand-, Rotz-, Typhusbazillen einen vorzüglichen Nährboden bietet, ist für die Kultur der aus dem Diphtheriematerial gezüchteten Stäbchen nicht verwertbar. In den zahlreichen, bei Brüttemperatur auf diesem Nährboden angestellten Kulturversuchen war das Ergebnis stets ein negatives. Die Bazillen verhalten sich der gekochten Kartoffel gegenüber mithin ebenso, wie die Mäuse- und Kaninchen-Septikämiebazillen. Die mitgeteilten Eigenschaften der Bazillen genügen vollständig, um diese von anderen Bazillen zu unterscheiden. Die Kulturen aus allen 6 Fällen stimmten in ihrer Form und Wachstumsart durchaus überein.

Das Hauptinteresse konzentriert sich nun auf das Verhalten der Reinkulturen der Stäbchen gegenüber den verschiedenen Tierspezies. Wir wollen die Reinkulturen aus den 6 verschiedenen Fällen bezeichnen als Bazillus 1, 2, 3, 4, 5, 6. Die Uebertragungen wurden versucht auf Mäuse, Ratten, Meerschweinchen, Kaninchen, Affen, kleinere Vögel, Tauben und Hühner. Die Uebertragungsmodi bestanden in der subkutanen Impfung, in der Impfung in die verletzten und unverletzten Schleimhäute und in der Inhalation.

a) Versuche an einer grossen Zahl von Mäusen.

Keine Maus erkrankte. Die Maus erfreut sich somit einer völligen Immunität diesem Bazillus gegenüber[1]).

b) Ebenso scheint die Ratte immun zu sein.

4 weisse Ratten am Bauch, an den Ohren und am Rücken geimpft, boten keine Störungen ihres Wohlbefindens.

Ein wesentlich anderes Verhalten zeigten dagegen

c) Meerschweinchen.

(Unter Weglassung von Löffler's Versuchsreihen Nr. 1 bis 7 zitiere ich hier die nachfolgenden Versuche.)

Es wurden zu gleicher Zeit geimpft:

8. von der 29. Generation, Bazillus 1,
9. von der 22. Generation, Bazillus 2,
10. von der 11. Generation, Bazillus 3,
11. von der 4. Generation, Bazillus 4,
12. von der 4. Generation, Bazillus 5,

je 2 Meerschweinchen am Bauch.

1) In meinen eigenen Versuchen (in Gemeinschaft mit Kitashima, 1900) fand ich Mäuse nicht vollständig immun. Bei subkutaner Injektion von 0,3—0,5 ml von einer eintägigen Diphtheriebazillenkultur, welche Meerschweine in der Dosis von 0,0005 ml nach 3—4 Tagen tötet, starben weisse Mäuse regelmässig nach 4—6 Tagen (v. Behring).

Sämtliche Meerschweinchen waren bereits am Tage nach der Impfung krank, sie boten mehr oder minder deutliche Anschwellungen der Impfstellen, waren weniger lebhaft wie sonst, liessen sich leicht greifen und hatten gesträubte Haare. 2 Tage nach der Impfung starben beide Meerschweinchen, Bazillus 3 und ein Meerschweinchen, Bazillus 4. Eines der Meerschweinchen (Bazillus 3) war ausgewachsene, die beiden anderen junge, etwa 8 Wochen alte Tiere. Der Sektionsbefund war bei allen dreien identisch: An der Impfstelle ein grauweissliches Material, Oedem der Unterhaut bis in die Achselhöhle und in die Schenkelbeuge der geimpften Seite sich erstreckend; in den Pleurahöhlen reichliche Mengen rötlich gefärbter Flüssigkeit. In den Lungen waren die Oberlappen und ein Teil der Unterlappen braunrot, derb, atelektatisch. Die übrigen inneren Organe boten nichts Besonderes. Bazillen waren nur in dem Belag der Impfstelle nachweisbar, nicht aber in den inneren Organen.

3 Tage nach der Impfung starb das 2. Meerschweinchen, Bazillus 4, und beide Meerschweinchen, Bazillus 2. Die Sektionen stimmten fast genau überein, nur fehlten bei dem Meerschweinchen, Bazillus 4, und einem Meerschweinchen, Bazillus 2, die Ergüsse in die Pleurahöhlen. Bei dem anderen Meerschweinchen, Bazillus 2, war die Umgebung der Impfstelle stark hämorrhagisch infiltriert, in der Bauchhöhle fand sich ein starker Bluterguss, welcher von einer Ruptur der sehr brüchigen, exquisiten Fettleber herrührte.

Am 4. Tage starb ein Meerschweinchen, Bazillus 1. An der Impfstelle hämorrhagische Infiltration, sehr spärliche Bazillen, Erguss in beide Pleurahöhlen, lobuläre Hepatisationen von braunroter Farbe der Lungen.

Am 5. Tage starben beide Meerschweinchen, Bazillus 5. Sektionsbefund identisch mit den früheren, jedoch nur bei einem Erguss in die Pleurahöhle. Nur lokal Bazillen nachweisbar.

Am 7. Tage endlich starb das zweite Meerschweinchen, Bazillus 1. Ausgedehntes lokales, hämorrhagisches Oedem, Bluterguss in der Bauchhöhle, seiner Lage nach aus dem Mesenterium des Blinddarmes stammend. Lungen etwas ödematös, sonst nichts Besonderes. Im Oedem keine Stäbchen nachweisbar, dagegen grosse Mikrokokken.

Von sämtlichen Meerschweinchen wurden Kulturen teils aus den Lungen, teils aus der Pleuraflüssigkeit, der Leber, den Nieren, dem Herzblut gemacht auf dem Fleischwasser-Pepton-Zucker-Serum. Nur in einem Falle wuchs eine vereinzelte Mikrokokkenkolonie, in sämtlichen übrigen blieben die Gläschen absolut frei von Vegetationen.

Endlich

13. mit der 6. Generation von Bazillus 6, 2 Meerschweinchen.

Beide starben nach 2 Tagen mit demselben lokalen Befunde und mit Ergüssen in die Pleurahöhlen, wie die Mehrzahl der mit anderen Kulturen geimpften. Kulturen aus allen inneren Organen blieben steril, während nach der Aussaat des von der Impfstelle entnommenen Materiales schon am folgenden Tage üppige Entwickelung der Bazillen konstatiert werden konnte."

Löffler hebt mit besonderem Nachdruck hervor, dass „der Tod der Tiere eintrat nicht infolge einer Verbreitung der Bazillen durch den gesamten Organismus, sondern durch eine von der Impfstelle ausgehende anderweitige Einwirkung dieser Bazillen. Die hämorrhagischen Oedeme, die Ergüsse in die Pleurahöhlen, die lobulären braunroten Verdichtungen in den Lungen, welche ohne Bazillenentwickelung in diesen Organen zustande kommen, weisen mit aller Bestimmtheit darauf hin, dass ein an der Impfstelle produziertes Gift in dem Blutstrom zirkuliert haben muss, welches eine die Gefässwände schwer alterierende Wirkung ausgeübt hat."

„Hervorzuheben aus den Sektionsberichten ist die Bildung grauweisslicher, pseudomembranartiger Massen an der Impfstelle; auch ist bemerkenswert, dass die Bazillen im Meerschweinchenkörper in wenigen Tagen zugrunde gehen, dessenungeachtet aber eine prompte tödliche Wirkung entfalten.

d) Kleine Vögel (Kanarienvögel, Finken, Zeisige usw.).

Es wurden geimpft:

1. mit der 3. Generation, Bazillus 1, 2 Kanarienvögel;

beide waren bereits am folgenden Tage tot. An den Impfstellen — es wurde stets die Brust als Impfort gewählt — zeigte sich leichtes hämorrhagisches Oedem und graurötliche Verfärbung der Muskulatur. Bazillen fanden sich daselbst in grosser Menge. Sie boten ein höchst eigentümliches Aussehen, welches weiterhin in fast sämtlichen, aus den Körpern der Vögel entnommenen Präparaten beobachtet werden konnte. Bei dem Durchmustern der Deckgläschenpräparate schien es, als ob ausser den Stäbchen mikrokokkenähnliche Gebilde in dem ausgestrichenen Material enthalten wären. Bei genauerer Betrachtung ergab sich jedoch, dass diese Gebilde von den Stäbchen herstammten: man konnte alle Uebergänge verfolgen, vom deutlichen Stäbchen bis zum ovalen Kokkus: man sah in einzelnen Individuen der Stäbchen das Endglied oval aufgebauscht, aber in unzweifelhafter Verbindung mit dem Stäbchen; an anderen Exemplaren war nur dieses Endglied deutlich gefärbt, der übrige Teil nur unvollkommen, und endlich sah man die ovalen Gebilde isoliert für sich liegen. Die inneren Organe waren absolut frei von Bazillen.

Es wurden ferner geimpft:

2. mit der 8. Generation, Bazillus 1, 1 Finke;
2. mit der 16. Generation, Bazillus 1, 1 Kanarienvogel;
4. mit der 4. Generation und 7. Generation, Bazillus 2, je 1 Kanarienvogel;
5. mit der 6. Generation, Bazillus 3, 2 Kanarienvögel;
6. mit der 9. Generation, Bazillus 3, 1 Kanarienvogel.

Alle starben am Tage nach der Impfung mit mehr oder weniger ausgesprochenen lokalen Veränderungen bei völliger Integrität der inneren Organe.

Endlich wurden zu gleicher Zeit mit der in Fleischwasser-Pepton-Gelatine gezüchteten

7. 30. Generation, Bazillus 1,
8. 23. Generation, Bazillus 2,
9. 12. Generation, Bazillus 3,

10. 5. Generation, Bazillus 4,
11. 5. Generation, Bazillus 5,

je ein kleiner Vogel (Kanarienvogel bzw. Zeisig) geimpft. Am folgenden Tage waren tot Vogel 1, 3 und 4; am 2. Tage Vogel 2; am 3. Tage Vogel 5, die beiden letzteren mit stark hämorrhagischen Oedemen der Unterhaut. Ueberall nur Bazillen an den Impfstellen, zum Teil in der soeben geschilderten Weise verändert.

Alle aus inneren Organen angestellten Kulturen blieben steril. Also auch die Individuen dieser Tiergattung starben ausnahmslos nach einer auf die Impfstelle sich beschränkenden Entwickelung der Bazillen.

e) Kaninchen.

Die Impfungen wurden gemacht teils auf die Kornea und Konjunktiva, teils in die Schenkelmuskulatur, teils in die eröffnete Trachea. Bei den Kornea- und Konjunktivaimpfungen wurden mit einer Impfnadel Kritzelungen gemacht und darauf die Kulturen eingerieben. Bei den Impfungen in die Trachea wurden nach Freilegung derselben mehrere Knorpelringe durchtrennt, alsdann wurde die mit der Kultur beladene Platinnadel eingeführt und nach oben und unten mehrmals hin und her bewegt, und schliesslich die Muskelwunde durch eine, die Hautwunde durch zwei Suturen vereinigt.

1. Von der ersten Generation, Bazillus 1, und zwar von einer isolierten Kolonie der Stäbchen wurde geimpft

1 weisses Kaninchen

auf die rechte Konjunktiva und Kornea. Bereits am folgenden Tage war die Chemosis erheblich stärker geworden, auf der geschwollenen Konjunktiva lag unter dem oberen Lide ein weisslicher, abziehbarer, fibrinöser Belag. Die Trübung der Kornea hatte nicht erheblich zugenommen. Das Tier war augenscheinlich krank. Nach ferneren zwei Tagen stiess sich der Belag ab, die Chemosis ging schnell zurück, ebenso die Korneatrübung.

2. Von der 3. Generation, Bazillus 1, wurden geimpft

1 schwarzes Kaninchen und ein weisses Kaninchen

auf die rechte Konjunktiva und in die Muskulatur eines Schenkels;

2 graubraune Kaninchen

in die Trachea.

Am 2. Tage morgens starb das eine, am Nachmittag das andere der in die Trachea geimpften Kaninchen, beide unter den Erscheinungen starker Dyspnoe. Bei der Sektion des ersten Kaninchens fand sich eine grauweisse, die ganze Trachea bedeckende Pseudomembran, welche an der Impfstelle am dicksten war, und, allmählich dünner werdend, sich bis zur Teilungsstelle der Bronchien erstreckte. Die Umgebung der Tracheotomiewunde war von einem hämorrhagischen Oedem durchtränkt. Auf Schnitten der Trachea zeigte sich die Schleimhaut von Kernen dicht durchsetzt; die Gefässe waren strotzend gefüllt; vielfach fanden sich ausgetretene Blutkörperchen im Gewebe, ein Befund, welcher in allen späteren Fällen konstatiert werden konnte. Das Epithel war grösstenteils erhalten, in der demselben aufgelagerten fibrinösen Membran waren Zellen in reichlicher Zahl, Bazillen jedoch nicht nachweisbar. An der Tracheotomiestelle lagen auf der Schleimhaut in einem fast ausschliesslich aus Zellen bestehenden Material Haufen der Bazillen. Die inneren Organe boten bis auf die Nieren, welche einen starken Blutgehalt zeigten, keine auffallenden Veränderungen.

Die Sektion des zweiten Kaninchens ergab nahezu dasselbe Bild: Weichteile in der Umgebung der Tracheotomiewunde serös durchtränkt; in der Trachea eine dicke abziehbare Pseudomembran, welche nach oben bis an den Kehldeckel, nach unten bis in die Nähe der Bronchien reichte; in den untersten Partien waren die Auflagerungen insulär; die Schleimhaut selbst war intensiv gerötet, von kleinen Ekchymosen durchsetzt. In den Bronchien fand sich reichlicher Schleim. Die Lungen waren mit Blut überfüllt, stellenweise braunrot, derb, so besonders der linke Unterlappen. Die übrigen Organe waren sehr blutreich. Auf Schnitten derselbe Befund wie bei Kaninchen I, aber weder in den Pseudomembranen, noch in den Lungen waren Bazillen nachweisbar.

Bei den beiden anderen Kaninchen hatte sich zu derselben Zeit starke Chemosis entwickelt: Bei beiden Tieren fanden sich weisse Pseudomembranen auf den Konjunktiven. Teilchen derselben auf dem Deckgläschen ausgestrichen und gefärbt liessen ganz vereinzelte und schlecht gefärbte, aber charakteristische Bazillen erkennen. Die Muskelimpfstellen waren ödematös und heiss anzufühlen. Bei dem schwarzen Kaninchen schwand die Chemosis nach Entfernung der Pseudomembranen schnell, so dass am vierten Tage nur noch geringe Schwellung und Rötung vorhanden war; bei dem weissen Kaninchen hielt der Prozess zwei Tage länger an. Am siebenten Tage zeigten die Konjunktiven nur noch geringen Reizzustand, die Muskelimpfstellen leichte Verdickungen. Die Tiere befanden sich wieder wohl.

3. Mit der 6. Generation, Bazillus 1, wurde

1 weisses Kaninchen

auf der rechten Konjunktiva und am Rücken geimpft. Am folgenden Tage war die Konjunktiva stark geschwollen, mit einer weisslichen zähen Membran bedeckt; Muskelimpfstellen ödematös. Am sechsten Tage war der Prozess im Ablaufen begriffen.

4. Mit der 7. Generation, Bazillus 1, wurden

2 weisse Kaninchen

in die Trachea geimpft. Das eine starb am zweiten, das andere am dritten Tage unter den Erscheinungen von Dyspnoe. Der Sektionsbefund des ersten war identisch mit den früheren. Die Trachea mit einer Pseudomembran austapeziert, die Weichteile um die Tracheotomiewunde ödematös; Tracheawunde aussen grauweisslich belegt. In Teilchen der Pseudomembran, welche auf dem Deckglas ausgestrichen waren, ganz vereinzelt gequollene Stäbchen. Bei dem zweiten waren die Erscheinungen an der äusseren Wunde ähnlich, nur war das hämorrhagische Oedem der Weichteile am Halse erheblich stärker. Eine Pseudomembran war jedoch nicht vorhanden. Die Trachea war mit Schleim erfüllt, die Schleimhaut intensiv gerötet und von zahlreichen Ekchymosen durchsetzt. Die inneren Organe bei beiden Kaninchen boten bis auf einen starken Blutgehalt, namentlich der Nieren, nichts Besonderes.

5. Von der 10. Generation, Bazillus 1, wurde

1 schwarzes Kaninchen

in die Trachea geimpft. Am folgenden Tage hatte das Tier starke Atemnot, welche einige Tage anhielt, dann aber verschwand. Weitere Störungen kamen nicht zur Beobachtung.

6. Von der 16. Generation, Bazillus 1, wurden

1 grosses und 1 kleines rehbraunes Kaninchen

in die Trachea geimpft. Während das grössere Kaninchen bis auf eine leichte ödematöse Schwellung der Tracheotomiewunde gesund blieb, erkrankte das kleinere am dritten Tage mit lebhafter Atemnot, welche sich in den nächsten Tagen noch steigerte. Am siebenten Tage starb das Tier: Es fand sich eine Tracheïtis mit Hämorrhagien in der Schleimhaut; eine Pseudomembran nur auf der Schnittwunde der Trachea. Die Lungen waren stellenweise derb, braunrot; sonst fand sich nichts Besonderes. Auf Schnitten waren Bazillen nirgends nachweisbar.

7. Von der 25. Generation, Bazillus 1, wurden

1 graues und 1 gelbgraues Kaninchen

in die Trachea geimpft. Am zweiten Tage zeigten beide Kaninchen Atemnot. Während diese bei dem ersten bald abnahm, steigerte sie sich bei dem zweiten derart, dass ich das Tier sm achten Tage töten liess. Vor der Trachea fand sich ein käsiger Abszess; die Muskeln daselbst waren speckig degeneriert. In der Trachea auf der Schnittwunde ein abziehbarer Belag. Weiter nach abwärts war die intensiv gerötete Trachea von grauweisslichen, mehr schleimigen Massen bedeckt. Der rechte Oberlappen der Lunge war pneumonisch. Im Ausstrich des Exsudates auf den Deckgläschen Bakterien verschiedener Art; in Schnitten fand sich ein zellenreiches, dünnes Exsudat auf dem Epithel, in demselben Bakterien ohne bestimmte Anordnung. An einer Stelle lag das Exsudat direkt der zellig infiltrierten Schleimhaut auf. Hier fanden sich Haufen von Stäbchen am Grunde desselben. Innere Organe waren nicht verändert. Bei dem anderen Kaninchen stellte sich etwa 3 Wochen nach der Impfung wieder Atemnot ein, ausserdem zeigte es einen eigentümlichen Gang. Es hüpfte nicht, sondern es kroch: es konnte keine Streckbewegungen mit den hinteren Extremitäten ausführen. Das Hinterteil erschien eingesunken zwischen den nach aussen gerichteten Knien. In der fünften Woche nach der Impfung wurde es getötet: Vor der Trachea lag ein käsiger Abszess, welcher die Atemnot bedingt hatte, in der Trachea etwas grauer, zäher Schleim. Die inneren Organe, namentlich Gehirn und Rückenmark, boten keine Veränderung.

8. Von der 26. Generation, Bazillus 1, wurde eine Mischung der Stäbchen mit sterilisiertem Wasser hergestellt; von der weisslich trüben Flüssigkeit erhielten:

1 Kaninchen 1 Spritze, 1 Kaninchen 2 Spritzen

in eine Ohrvene injiziert. Beide Tiere blieben nach der Injektion völlig munter. Sieben Tage nach derselben starb das erste Kaninchen an einer interkurrierenden Pneumonie. Bei dem zweiten wurden innerhalb der nächsten 7 Wochen Störungen seines Wohlbefindens nicht beobachtet.

9. Mit der 3. Generation, Bazillus 2, wurden

2 Kaninchen

in die Trachea geimpft. Das eine starb am zweiten, das andere am dritten Tage nach der Impfung. Bei dem ersten fand sich ein enormes Oedem der Weichteile am Halse; auf der äusseren Wunde der Trachea ein dünner, schmutziggrau-weisslicher Belag; in der Trachea selbst eine dicke Pseudomembran; in den inneren Organen bis auf eine starke Blutfüllung, namentlich der Nierengefässe, nichts Abnormes. Bei dem zweiten war der lokale Befund am Halse der gleiche, in der Trachea fand sich jedoch keine Membran. Die Tracheaschleimhaut war intensiv gerötet, schwarzrot, von Ekchymosen durchsetzt. Nur auf den Impfwunden waren Stäbchen nachweisbar, im Oedem und in der Pseudomembran nicht.

10. Mit der 10. Generation, Bazillus 2, wurden

2 weisse Kaninchen

in die Trachea geimpft. Die Muskel- und Hautwunde blieb offen. Beide Tiere zeigten nur geringe lokale Schwellungen und keine Störungen ihres Allgemeinbefindens.

11. Mit der 18. Generation, Bazillus 2, wurden

2 weisse Kaninchen

in die Trachea geimpft. Die Wunden wurden, wie oben angegeben, genäht. Ein Tier starb am zweiten, das andere am vierten Tage. Bei beiden zeigte sich die Umgebung der Tracheotomiewunde blutig serös durchtränkt; intensive Tracheitis, fibrinöse Beläge auf der Schnittwunde und mehr schleimige Beläge bis zu den Bronchien, sowie Pneumonie der Oberlappen. In dem Exsudate und pneumonischen Safte verschiedenartige Bakterien, aber nur wenige den verimpften gleichende Stäbchen.

Nach den beiden letzten Versuchen scheint es, als ob der Verschluss der äusseren Wunden ein wesentliches Moment darstellt für die Entstehung der Tracheitis und für den tödlichen Verlauf der Impfung.

12. Eine Injektion von 1 bzw. 2 Spritzen einer stark trüben Infusion der 19. Generation des Bazillus 2 in die Ohrvene zweier Kaninchen war ohne jede Wirkung. Das Resultat das gleiche wie in dem entsprechenden Versuch mit Bazillus 1.

13. Von der 6. Generation, Bazillus 3, wurden

2 Kaninchen

an der Kornea-Konjunktivalgrenze und in die Muskulatur eines Schenkels geimpft. Beide Kaninchen starben am 2. bzw. 3. Tage. Bei beiden hatte sich am Tage nach der Impfung enorme Chemosis und Membranbildung eingestellt, am Schenkel mässig starke ödematöse Schwellung. Die Sektion ergab: Kaninchen I Konjunktiva chemotisch, auf derselben eine weissliche fibrinöse Masse, welche abgezogen werden konnte. Im Ausstrich auf Deckgläschen vereinzelte, schlecht sich färbende, zum Teil deformierte Stäbchen. Die Impfstelle war am Schenkel mit einer grauweisslichen, zähen Masse bedeckt; in deren Umgebung kleine Blutaustretungen unter der Haut; Nieren wie besät mit roten Pünktchen; Leber leicht parenchymatös; Trachealschleimhaut stark gerötet. Bei Kaninchen II war der Befund ein identischer. Ausserdem war der Magen im Fundus erweicht, der Mageninhalt in die Bauchhöhle ergossen. Die Sektion fand unmittelbar post mortem statt, daher konnte die Erweichung keine postmortale Erscheinung sein. In der Magenwand fanden sich mehrere schwarze verschorfte Stellen.

14. Von der 9. Generation, Bazillus 3, wurden
2 Kaninchen
in die Trachea geimpft, und die Wunden durch Suturen vereinigt. Das eine Kaninchen starb am 5. Tage unter den Erscheinungen starker Dyspnoe. Auf der Muskelwunde ein grauweisslicher Belag; die Muskulatur trüb, serös durchtränkt; Pseudomembran vom Kehlkopf bis zur Teilungsstelle der Bronchien reichend; Pneumonie beider Oberlappen; an den inneren Organen sonst nichts Auffallendes. Nur an den Impfstellen waren Bazillen nachweisbar. Das zweite Kaninchen zeigte keine Störungen seines Wohlbefindens.

Die Ergebnisse der Impfungen mit den Kulturen der aus verschiedenen Quellen stammenden Bazillen stimmen im Wesentlichen überein. Besonders auffallend ist die Bildung derbfibrinöser Häute auf den Konjunktival- und Trachealschleimhäuten der Mehrzahl der geimpften Tiere. Diese Membranbildung müssen wir auf Rechnung der Bazillen setzen, denn die operativen Eingriffe an sich bedingen nach unseren Erfahrungen derartige Veränderungen nicht. Aber auch andere von diphtherischem Material herstammende Bakterien, genau in der gleichen Weise verimpft, haben nicht diese Wirkung.

Besonders interessant und wichtig für die vorliegende Frage dürfte ein Versuch sein, welcher angestellt war zu einer Zeit, als mir die Kultur der Stäbchen noch nicht gelungen war.

Von dem gelblich-weisslich fibrinösen Belage am Zungengrunde des Falles 10, in welchem die charakteristischen Stäbchen sich am Deckgläschen neben anderen Bakterien in reichlicher Zahl nachweisen liessen, rieb ich ein kleines Partikelchen in die skarifizierte Kornea-Konjunktivalgrenze des rechten Auges eines Kaninchens ein. Ein anderes Partikelchen impfte ich in die Muskulatur des linken Oberschenkels. Schon am folgenden Tage war die Kornea an der Impfstelle getrübt, es zeigte sich eine lebhafte episklerale Injektion, die Muskelwunde bot einen grauen, pelzigen Belag. Am zweiten Tage war auf der Kornealgrenze eine dicke weissliche Pseudomembran vorhanden, welche sich in toto abziehen liess. In Teilchen derselben, welche am Deckglas ausgestrichen waren, fanden sich Mikrokokken und auch die Stäbchen. Es wurde eine Aussaat davon in Nährgelatine gemacht. Die Muskelwunde verbreitete einen üblen Geruch. Die Umgebung derselben war geschwollen. Am dritten Tage starb das Tier. Die Muskulatur des ganzen Oberschenkels war matschig, blutigserös durchtränkt. Das interstitielle Muskelödem ging bis zum Knie und unter der Haut bis zum Fussgelenk herab. Die Kornea war leicht getrübt. Lunge und Milz normal, Nieren und Leber blutreich. Im Gewebe der Kornea, in den Blutgefässen der Leber und Nieren waren auf Schnitten Mikrokokken nachweisbar, ein Befund, welcher durchaus an die Oertel'schen Befunde erinnert. In der Muskelödemflüssigkeit fanden sich in grossen Mengen kurze dicke Stäbchen und Mikrokokken. Auch hiervon wurde eine Aussaat in Fleischwasser-Pepton-Gelatine gemacht. Nach einigen Tagen waren in den Kulturen aus der Konjunktivalmembran Mikrokokken und Hefe, aus der Muskelflüssigkeit zahlreiche Kolonien der kurzen, dicken Stäbchen und Mikrokokken gewachsen. Die Kolonien der Stäbchen wuchsen sehr üppig auch auf Kartoffeln; sie bildeten einen durchscheinenden graugelblichen Ueberzug auf denselben. Die Stäbchen, welche in der vom Zungengrunde des Kindes entnommenen Membran massenhaft vorhanden gewesen waren, waren nirgends gewachsen. Da ich nun wissen wollte, ob die eigentümliche Membranbildung auf der Kaninchenkonjunktiva durch eine der in den Kulturen gewachsenen Bakterienarten bzw. durch ein Gemisch derselben erzeugt werden konnte, und da ich zugleich sehen wollte, ob vielleicht nach der Impfung dieser Kulturen auf die Trachealschleimhaut eine pseudomembranöse Tracheitis entstehen würde, so nahm ich folgende Impfungen vor:

Es wurde auf die Kornea und Konjunktiva, in die Muskulatur des rechten Hinterlaufes und in die Trachea geimpft je ein Kaninchen

mit einer Reinkultur der kurzen, dicken Stäbchen,
mit einer Reinkultur der Hefe,
mit einer Reinkultur der Mikrokokken,
mit einer Mischung der Reinkulturen der Stäbchen und der Hefe,
mit einer Mischung der Reinkulturen der Stäbchen, der Hefe und der Mikrokokken.

Kein einziges der Tiere erkrankte; nach 5 Tagen waren die Kornea-Konjunktiva-Impfstellen kaum mehr erkennbar, die Muskelwunden geheilt, die Tracheotomiewunden geschlossen. Bei zwei Kaninchen entwickelten sich käsige Abszesse vor der Trachea, welche 10 Tage nach der Impfung keine Störungen hervorriefen.

Wie liess sich nun die Wirkungslosigkeit der Bakterien-Reinkulturen mit der heftigen Impfwirkung des diphtherischen Materials, aus welchen jene entstammten, in Einklang bringen? Die Erklärung bietet jetzt keine Schwierigkeiten mehr dar. In dem verimpften Materiale waren die uns beschäftigenden Stäbchen enthalten, deren eigentümliche ödemerzeugende Wirkung wir zur Genüge kennen. In dem von diesem produzierten Oedem hatten dann die drei gleichzeitig verimpften Bakterien der Fäulnis sich, wie in einer Nährlösung, üppig entwickelt. Die Mikrokokken hatten von dort aus sogar ihren Weg in die inneren Organe gefunden. In den bei Zimmertemperatur gehaltenen Kulturen waren wohl die drei für die Erzeugung der Membranen unwesentlichen Bakterienarten gewachsen, nicht aber die eigentlichen Generatoren derselben, da diese, wie wir gesehen haben, zu ihrer Entwickelung einer höheren Temperatur bedürfen.

Da nun die Membranbildung auf die Verimpfung der Bazillen zurückgeführt werden muss, so könnte man erwarten, dass sich die Bazillen in derselben Anordnung in diesen unzweifelhaft von ihnen produzierten Membranen finden würden, wie in den diphtherischen Membranen der Menschen. Dies ist jedoch nicht der Fall. In diesen Produkten finden sich die Stäbchen entweder gar nicht oder nur ganz vereinzelt, jedenfalls nicht in der Anordnung und Menge, wie in den Schnitten der entsprechenden pseudomembranös belegten Organe der Menschen. Sie finden sich, wie beim Meerschweinchen, nur an den durch die Impfung verletzten Stellen der Schleimhäute. So erklärt es sich, dass die Membranbildung auf die Trachea beschränkt blieb, ein Weiterkriechen des Prozesses auf die Rachenschleimhäute in keinem Falle beobachtet wurde.

Trotz ihrer lokalen auf die Impfstellen beschränkten Entwickelung sehen wir nun aber, dass die Infektion bisweilen zum Tode führte. Bei den nach den Tracheaimpfungen eintretenden Todesfällen lassen sich wohl die durch die Membranbildung bedingten mechanischen Verhältnisse als Todesursache anführen; bei den auf die Konjunktiva- und Muskelimpfungen folgenden kann man jedoch nicht umhin, ebenso wie bei den Todesfällen der Meerschweinchen nach subkutaner Impfung, ein von den Bazillen in loco produziertes und von da aus in den Körper aufgenommenes chemisches Gift als kausales Moment anzusehen. Im Blute scheint sich dasselbe nicht bilden zu können, da die Kaninchen, welchen grosse Dosen der Bazillen in die Blutbahnen injiziert worden waren, gesund blieben. Bemerkenswert ist noch der Umstand, dass die Bazillen, während sie in den menschlichen Pseudomembranen und in den frischen Kulturen sich leicht und ausserordentlich intensiv färben, in dem aus dem Kaninchenkörper stammenden Material die Farbe weniger gut annehmen. Da ausserdem mehrfach monströse Formen beobachtet wurden, ähnlich denjenigen, welche in der den Stäbchen nur wenig zusagenden Nährgelatine vorkommen, so scheint es, dass der Kaninchenkörper im allgemeinen einen für dieselben besonders günstigen Nährboden nicht darstellt[1]).

Da in der Literatur mehrfach Fälle von Uebertragung der menschlichen Diphtherie auf Federvieh und umgekehrt berichtet werden, so war es von besonderem Interesse, die Einwirkung unserer Bazillen auch auf grössere Vögel — Tauben und Hühner — zu prüfen.

f) Tauben-Impfungen.

1. Von der 3. Generation, Bazillus 1, wurden
3 Tauben
unter der Zunge und am Gaumen geimpft; eine derselben, eine blaugraue Taube, auch an der Brust. Schon am folgenden Tage zeigten die Impfstiche einen gelblichen Belag, welcher in den nächsten sich über den Boden der Schnabelhöhle ausbreitete. Bei einer Taube wurde das Gewebe unterhalb der Zunge mit einer gelblichen Masse stark infiltriert, so dass dem Tiere die Nahrungsaufnahme ausserordentlich erschwert war. Unter zunehmender Mattigkeit und Abmagerung starb dieselbe 11 Tage nach der Impfung. Ausser der lokalen Affektion, in welcher dichte Massen sich nur undeutlich färbender Stäbchen, umgeben von nekrotischem Gewebe, nachgewiesen werden konnten, fanden sich keine Veränderungen. Bei der 2. Taube stiess sich der Belag bald ab, das

---

1) In meinen eigenen Experimenten habe ich dieses Urteil L.'s vollständig bestätigen können. Die relativ geringe Empfänglichkeit der Kaninchen für die bazilläre Infektion ist um so bemerkenswerter, als Kaninchen doppelt so stark giftempfindlich sind wie Meerschweine. Zu vergleichenden Untersuchungen über die Empfänglichkeit verschiedener Tierarten für die Infektion mit meiner sehr virulenten Diphtheriebazillenkultur in Bouillon fand ich folgende Zahlenverhältnisse:

Es starben nach Ablauf von 4—5 Tagen

Meerschweine,	wenn sie erhielten pro	100 g Körpergewicht	0,0005 ml
Kaninchen,	„ „ „ „	100 g „	0,0015 „
Mäuse,	„ „ „ „	100 g „	3,0 „

E. v. Behring.

Tier blieb fernerhin gesund. Bei der 3. überzog sich der Gaumen von den Impfstichen aus mit gelblich trockenem, lose aufliegendem Belag, während an der Brust gelbliche Massen durch die Haut durchschimmerten. Auch bei dieser Taube stiess sich der Belag gegen den 8. Tag ab, die Veränderungen an der Brust gingen zurück, das Tier erholte sich vollkommen.

Die Tauben sind für Versuche, bei welchen es darauf ankommt, die Kehlkopf- oder die Tracheaschleimhaut zu infizieren, besonders geeignet. Wenn man den Schnabel öffnet, so gelingt es leicht, durch den Kehlkopfeingang einen Platindraht oder eine Spritze in das Kehlkopfinnere einzuführen, und auf diese Weise Kulturen bis tief in die Trachea einzubringen. Es wurde deshalb, um zu sehen, ob nach Einbringung der Stäbchen in die Luftwege auch ohne Schleimhautverletzungen sich Beläge entwickeln würden,

2. Von der 13. Generation, Bazillus 1, soviel, wie an einem Platindraht haften blieb,

einer Taube

von oben her in die Trachea eingestrichen und durch Hin- und Herschieben des Drahtes auf der Schleimhaut verteilt. Die Taube erkrankte nicht. Derselben Taube wurde ein geringes Quantum der 15. Generation, Bazillus 1, durch eine Tracheotomiewunde in die Trachea eingestrichen. Schon in den nächsten Tagen zeigte sich neben erheblicher Schwellung der Weichtheile am Halse ein gelblicher Belag auf dem Kehlkopfeingang, Atemnot und Ausfluss aus den Nasenlöchern. Am 7. Tage starb das Tier: Die Tracheotomiewunde, Kehlkopfinneres, Kehlkopfeingang und Gaumen zeigten sich mit gelben, fibrinösen, nur lose aufliegenden Membranen bedeckt; die inneren Organe waren frei. In den Belägen fanden sich Bakterien verschiedener Art, unter ihnen auch Stäbchen, ähnlich den eingeimpften, jedoch nicht in der beim Menschen beobachteten typischen Anordnung.

3. Derselbe Versuch wurde mit einer Kultur des Bazillus 3 wiederholt. Von der 7. Generation, Bazillus 3, wurde ein nicht unerhebliches Quantum

einer hellblauen Taube

von oben her in die Trachea eingeführt. Die Taube blieb gesund. Derselben Taube wurde von der 9. Generation, Bazillus 3, eine etwa gleiche Menge durch eine Tracheotomiewunde eingestrichen. In den nächsten Tagen zeigte sich eine ödematöse Anschwellung der Umgebung der Tracheotomiewunde, ein gelber, fibrinöser Belag auf dem Kehlkopfeingange und erhebliche Atemnot. Am Ende der ersten Woche stiess sich der Belag ab, die Atemnot verminderte sich jedoch wenig; 14 Tage nach der Impfung lag die Taube tot im Käfig. Bei der Sektion fand sich unter der Haut, auf der Trachea aufliegend, eine über haselnussgrosse festweiche Masse, in welcher grosse Mengen sich schlecht färbender kurzer Stäbchen vorhanden waren. Ausser einzelnen verdichteten Partien in den Lungen fanden sich keine Veränderungen in den inneren Organen. Namentlich waren die letzteren frei von Bakterien.

4. Von der 6. Generation, Bazillus 3, wurde

eine blaugraue Taube

nach vorausgeschickter Tracheotomie in die Trachea geimpft. Am zweiten

Tage zeigte sich gelblicher Belag auf dem Kehlkopfeingang und die Umgebung der Wunde infiltriert. Bereits am vierten Tage wurde die Taube tot gefunden. Der Kehlkopfeingang sowie die ganze Trachea bis zu den Bronchien herab war von einem gelben, leicht ablösbaren Belag bedeckt; der Leberüberzug war staubig getrübt; sonst war nichts Besonderes zu konstatieren. In der Membran fanden sich auf Schnitten vorwiegend kurze Stäbchen neben Mikrokokken und grösseren Bazillen regellos eingebettet. Auf den Rändern der Wunde und in den Muskelinterstitien lagen dichte Haufen von Stäbchen.

Endlich wurde geimpft:

5. mit der 30. Generation des Bazillus 1;
6. mit der 23. Generation des Bazillus 2;
7. mit der 12. Generation des Bazillus 3;
8. mit der 5. Generation des Bazillus 4;
9. mit der 5. Generation des Bazillus 5

je eine Taube an verschiedenen Stellen der Schnabelhöhle und unter die Haut an der Brust. Bei allen Tauben entwickelten sich auf den Impfstichen am Schnabel gelbliche Beläge, welche jedoch auf die Impfstellen beschränkt blieben. Nur bei der mit Bazillus 3 geimpften Taube machte der Belag in den Schnabelecken Fortschritte: es bildeten sich daselbst tiefe, gelblich belegte Ulcera, welche nur langsam, im Verlaufe von 14 Tagen, heilten. Nach den Impfungen an der Brust entwickelten sich bei allen Tauben gelbe, durch die Haut durchscheinende Exsudationen, umgeben von hämorrhagischem Oedem. Letzteres ging in ca. 12 Tagen zurück. Bei zwei Tauben, Taube 1 und 3, kam es zur Abstossung eines nekrotisch gewordenen Stückes der Haut und der oberflächlichsten Schicht des Brustmuskels von ca. 3 cm Länge und 2 cm Breite, bei den anderen schimmerten noch mehrere Wochen lang gelbliche Exsudatmassen durch die Haut hindurch.

g) Bei den Hühnern

waren die Impfwirkungen sehr ähnlich denen bei den Tauben.

1. Mit der 4. Generation, Bazillus 1, wurden

3 junge schwarze Hühnchen (sogenannte Tscherkessen)

unter der Zunge und am Gaumen geimpft. Bei einem Tiere entwickelte sich ein erbsengrosser gelbweisslicher Belag auf der Impfstelle unter der Zunge, bei dem zweiten ein ganz geringes Exsudat an derselben Stelle. Bei dem dritten zeigten sich keine Veränderungen an den Impfstellen. Die Beläge verschwanden im Verlaufe von 5 Tagen.

2. Von der 7. Generation, Bazillus 1, wurde zweien von diesen selben Hühnchen ein geringes Quantum nach vorausgeschickter Tracheotomie in die Trachea eingestrichen. Schon am folgenden Tage zeigte sich deutliche Schwellung der Wunden und starke Dyspnoe. Der Tod des einen erfolgte am 2., der des anderen am 3. Tage. Bei dem ersten fand sich ausser einer ödematösen Durchtränkung der Weichteile und einem graugelblichen Belage der Wunde eine dicke, zähe, gelbe, vom Kehlkopfeingange bis tief in die Trachea herabreichende, fibrinöse Pseudomembran; im untersten Teile der Trachea eine dicke, fest anhaftende Membraninsel. Die inneren Organe waren frei. Bei dem zweiten war der Befund ähnlich: eine über 1 mm dicke, gelbe Pseudomembran reichte

vom Kehlkopfeingange 10 cm weit in die Trachea herab. Auch bei diesem war die Umgebung der Tracheotomiewunde serös infiltriert. Auf Schnitten der Schleimhaut fanden sich enorm erweiterte und gefüllte Blutgefässe, zahlreiche Hämorrhagien und Anhäufung von Kernen an der Schleimhautgrenze. Die Membran bestand vorwiegend aus Fibrin und eingestreuten Zellen, enthielt jedoch keine Bakterien; in den infiltrierten Muskeln lagen lange Züge von Bakterien, von unregelmässiger, länglich ovaler Form, welche an die eigentümlich veränderten Bazillen in den Brustmuskeln der kleinen Vögel erinnerten.

3. Von der 15. Generation, Bazillus 1, wurde

einer Henne

eine linsengrosse Menge von oben in die Trachea eingestrichen;

einer anderen Henne

dasselbe Quantum in die eröffnete Trachea. Die erste Henne blieb gesund; bei der zweiten entwickelte sich ein lokales Oedem. Nach einigen Tagen stellte sich starke Schleimabsonderung ein in der Trachea und im Rachen, und Ausfluss aus den Nasenlöchern; dabei war die Henne augenscheinlich sehr krank. Nach ca. 8 Tagen liess die Absonderung nach, das Tier erholte sich, doch gingen demselben die Federn aus; andere Erscheinungen traten weiterhin nicht auf.

4. Von der 25. Generation, Bazillus 1, wurden

1 Hahn und 1 Huhn

in die eröffnete Trachea geimpft. Der Hahn zeigte nur mässig starke lokale Infiltration und geringe Schleimabsonderung von seiten der Trachea; das Huhn erkrankte schwer und ging am 7. Tage zugrunde. Bei der Sektion fand sich unter der Haut der Trachea aufliegend eine etwa haselnussgrosse, gelbliche, fibrinöse Masse, gelber Belag auf der Trachealwunde und starkes Lungenödem. In dieser eigentümlichen, gelblichen, abgegrenzten Exsudatmasse fanden sich verschiedene Arten von Bakterien, vorwiegend schlecht sich färbende Stäbchen.

Von den Kulturen aus anderen Fällen habe ich nun noch verschiedene Generationen des Bazillus 2 auf Hühner verimpft.

5. Von der 9. Generation, Bazillus 2, wurden

2 Hühner

in die eröffnete Trachea geimpft. Das eine Tier zeigte nur geringe lokale Anschwellung, keine Störungen von seiten des Respirationsapparates. Bei dem anderen trat ein enormes Oedem um die Tracheotomiewunde herum auf, am 4. Tage zeigte sich der Kehlkopfeingang ganz verschwollen und weisslich belegt, am 5. Tage stiess sich der Belag ab, die Schwellung blieb jedoch bestehen, am 6. Tage ging das Tier suffokatorisch zugrunde. Die Sektion ergab ein starkes Glottisödem und seröse Durchtränkung der Weichteile. An der Impfstelle lagen Haufen von Bazillen. Pseudomembranen fehlten.

6. Von der 18. Generation, Bazillus 2, endlich wurden

2 Hühner

in die eröffnete Trachea geimpft. Bei dem einen entwickelte sich ein ausgedehntes Emphysem des Halses, welches nach mehrfachem Punktieren zurückging; bei dem zweiten stellte sich starke Schleimabsonderung in den Luftwegen und eine Schwellung des Kehlkopfeinganges ein. Zwei Tage nach der Impfung erfolgte der Tod. Unter der Haut lag auf der

Trachea eine 3 cm lange, 1 cm breite, gelbe, weiche Masse, fast nur aus Bakterien bestehend; in der Trachea eine 6 cm weit nach abwärts reichende, gelbe, fibrinöse Auflagerung. Beide Infraorbitalzellen waren mit gelben, festen Massen erfüllt, die Nieren dunkelbraunrot, die Kloakenschleimhaut intensiv gerötet.

Die Impfungen mit den Kulturen des Bazillus 2 hatten kein so prägnantes Resultat, wie die mit den Kulturen des Bazillus 1. Vielleicht ist Alter und Rasse der Hühner Ursache der Differenz. Während in den ersten Versuchen fast ausschliesslich ganz junge Tiere von edler Rasse verwandt werden konnten, kamen bei den letzteren ziemlich ausgewachsene Exemplare unseres gewöhnlichen Huhnes zur Verwendung, da junge Hühnchen edler Rasse nicht zu beschaffen waren. Vielleicht trägt aber auch an den negativen Ergebnissen einzelner Trachealimpfungen die Impfmethode die Schuld. Die Tracheotomie wurde so vorgenommen, dass der Kopf des Huhnes zurückgebogen und ein Hautschnitt auf die durchschimmernde Trachea geführt wurde. Die Trachea wurde alsdann fixiert und durch einen Schnitt quer durchtrennt. Die so hergestellte Wunde klaffte sehr weit, das Impfmaterial konnte daher, ohne mit den Wundrändern in Berührung zu kommen, eingestrichen werden. In den ersten Versuchen wurde die Trachea durch einen Längsschnitt eröffnet, welcher bedeutend weniger klaffte, so dass bei Einführung der mit der Kultur beladenen Platinnadel nicht unerhebliche Mengen an den Rändern haften blieben.

Im allgemeinen ergibt sich aus den vorstehenden Versuchen, dass Hühner und Tauben auch nicht annähernd die Empfänglichkeit für die Bazillen besitzen, wie kleinere Vögel: Zeisige, Sperlinge, Kanarienvögel.

Ich halte es für geboten, an dieser Stelle der Beobachtungen Erwähnung zu tun, welche ich an zwei Tauben und einem Huhn gemacht habe.

Bei der einen, mit der 3. Generation des Bazillus 1 geimpften Taube machte sich etwa 4 Wochen nach der Impfung eine gewisse Schwäche in den Beinen bemerkbar. Die Taube sass viel am Boden des sehr geräumigen Käfigs. Scheuchte man sie auf, so zeigte sich, dass sie auch nicht recht fliegen konnte. Innerhalb weniger Tage verschlimmerten sich diese Erscheinungen derart, dass sie weder stehen, noch sitzen, noch fliegen konnte, sondern vollkommen hilflos am Boden lag. Nur durch schwache Flügelschläge vermochte sie sich auf der Erde etwas vorwärts zu schieben. Dabei war ihre Fresslust eine gute. Anschwellungen der Gelenke waren nicht erkennbar, ebenso wenig rachitische Erscheinungen. Nachdem dieser lähmungsartige Zustand ca. 14 Tage angedauert hatte, begann sich eine deutliche Besserung zu zeigen. Die Taube konnte wieder sitzen, nach einigen Tagen konnte sie wieder laufen, dann ca. $1^1/_2$ Fuss hoch fliegen, die in $2^1/_2$ Fuss Höhe angebrachte Stange jedoch nicht erreichen. Nach ferneren 8 Tagen war sie wieder vollkommen gesund und im Besitz ihrer vollen Flugkraft.

Das Tier war mit einer Reinkultur von Stäbchen, welche von einem an Diphtherie verstorbenen Kinde herstammten, geimpft. Es war nach dieser Impfung mit deutlichen Belägen in der Schnabelhöhle erkrankt. Vier Wochen nach der Impfung hatten sich Lähmungserscheinungen der Extremitäten eingestellt, welche nach ferneren 3 Wochen vollkommen wieder zurückgingen — mithin nach Auftreten und Verlauf den beim Menschen beobachteten diphtherischen Lähmungen glichen —. Man konnte daher, ohne den Tatsachen Gewalt anzutun, die eigentümlichen Motilitätsstörungen der Taube als diphtherische Lähmung auffassen.

Meine Neigung zu dieser Auffassung wurde noch bestärkt durch eine andere, bald darauf an einem Hahn gemachte Beobachtung. Der mit der 25. Generation des Bazillus 1 in der Trachea geimpfte Hahn, welcher nach der Impfung nur eine lokale Infiltration der Impfwunde, sowie einen Katarrh der Luftwege gezeigt hatte, fiel in der 4. Woche nach der Impfung durch ein eigentümliches Verhalten auf. Er sass meist still mit herabhängenden Schwanzfedern da. Nach und nach entwickelte sich folgender Zustand. Wenn der Hahn stand, so hielt er die Beine breit gespreizt. Aber trotzdem stand er nicht ganz sicher: man sah, wie sich die auf der Erde aufliegenden Zehen hoben und senkten, wie wenn er Mühe hätte, das Gleichgewicht zu erhalten. Beim Laufen stolperte er häufig, dabei setzte er die Beine wie ein Tabischer. Auf eine Stange gesetzt, schwankte er bald nach vorn, bald nach hinten, wie jemand, der auf einem Schwebebaum gehend, das Gleichgewicht verliert. Er legte sich mit der Brust auf die Stange und nahm die Flügel als Stützen zur Hilfe, trotz alledem fiel er nach kurzer Zeit von der Stange herab. Zu fliegen vermochte er nicht. Bei der Untersuchung der Beinknochen und -gelenke fanden sich keine Abnormitäten irgendwelcher Art. Der Zustand dauerte etwa 6 Wochen an, besserte sich nicht, ja schien sich eher zu verschlimmern. Beschreibungen derartiger Zustände bei Hühnern fand ich in den Lehrbüchern nicht. Ich glaubte daher, eine diphtherische Parese, entstanden nach der Impfung mit den Stäbchen, vor mir zu haben. Da ich nun ausserdem noch bei einem mit der 25. Generation des Bazillus 1 geimpften Kaninchen lähmungsartige Schwäche in den hinteren Extremitäten ohne anatomischen Befund konstatiert hatte, so schienen über die Natur der bei allen drei Tieren beobachteten Störungen Zweifel kaum mehr möglich.

Die Taube impfte ich, nachdem ich mich durch längere Beobachtung von ihrem vollkommenen Wohlsein überzeugt hatte, noch einmal mit der 30. Generation des Bazillus 1 am Schnabel und an der Brust. Zwei Impfstiche im Schnabel zeigten gelblichen Belag; an der Brust bildeten sich gelbliche, durch die Haut schimmernde Exsudatknoten. Die Impfstellen verheilten bald. Zirka 2 Wochen nach dieser zweiten Impfung kehrten die nach der ersten Impfung beobachteten Motilitätsstörungen wieder. Die Taube lag wie bei der ersten Erkrankung am Boden des Käfigs und konnte sich nur wenig mit den Flügeln vorwärts schieben. Am 23. Tage wurde sie morgens tot gefunden.

Die Sektion ergab nun ein sehr überraschendes Resultat. Nachdem sämtliche Federn entfernt waren — sie gingen an den Beinen bis zu den Zehen herab — schimmerten die Gelenke weisslich durch die Haut hindurch. Bei der Untersuchung fanden sich in der Umgebung derselben, namentlich in den an den Gelenken vorbeiziehenden Sehnenscheiden, weissliche Massen, welche am Deckgläschen ausgestrichen und mit Methylenblau gefärbt eine weinrote Färbung und kristallinische Struktur zeigten. Dieselben Massen fanden sich auch in den Gelenken, ebenso im Herzbeutel, in der Umgebung der Herzgefässe, besonders reichlich aber in den blassen, stark vergrösserten Nieren. Die Murexidprobe ergab, dass die mit Methylenblau sich rot färbende Masse Harnsäure war. Als Todesursache fand sich eine doppelseitige Pneumonie. Jetzt erklärten sich die Erscheinungen in einfachster Weise. Das Tier hatte wahrscheinlich auch nach der ersten Impfung an einer heftigen Arthritis urica gelitten, welche nach einiger Zeit wieder verschwunden und nach der zweiten Impfung wiedergekehrt war. Vielleicht wäre auch dieses Mal der Anfall vorübergegangen, wenn nicht eine interkurrente Pneumonie den Tod herbeigeführt hätte. Ob die Impfungen irgend welchen Einfluss auf die Entstehung der Harnsäureablagerung gehabt haben, lässt sich nicht sagen, jedenfalls war von diphtherischen Lähmungen keine Rede. Interessant ist die bei dieser Gelegenheit gemachte Beobachtung, dass sich die Harnsäurekristalle mit Methylenblau rot färben. Die Reaktion scheint ziemlich empfindlich zu sein, da die geringsten Anhäufungen von Harnsäure z. B. in Schnitten der Niere sich als rote Fleckchen markierten.

Nach dieser Erfahrung wurde der Hahn getötet. Bei diesem zeigte sich ein anderer merkwürdiger Befund: die gesamte Rumpfmuskulatur war atrophisch, das Brustbein und die Rippen waren verbogen, die Rippenknorpel an den Verbindungsstellen mit den Rippen kugelig angeschwollen, die Wirbelsäule so weich, dass man sie mit dem Messer schneiden konnte: der Hahn litt an einer exquisiten Rachitis der Rumpfknochengebilde, während die Arm- und Beinknochen noch ganz intakt waren — ein Befund, welcher alle an dem Tier beobachteten Störungen auf das Einfachste erklärt.

Kurze Zeit nach dieser Sektion erkrankte noch eine zweite Taube, welche mit der 12. Generation, Bazillus 3, geimpft war, unter nahezu gleichen Erscheinungen, wie die erste. Die Taube fiel in der 5. Woche nach der Impfung auf durch ihr Unvermögen, sich auf der Sitzstange zu halten. Nach weiteren 8 Tagen konnte sie weder fliegen, noch laufen. Bei derartigen Versuchen fiel sie nach vorn auf die Brust oder auf eine Seite. Eine geringe Vorwärtsbewegung war ihr jedoch noch möglich mit Hilfe der ausgebreiteten Flügel. Nachdem der Zustand, ohne sich zu bessern, 14 Tage angedauert hatte, wurde sie mit Chloroform getötet. Die Gelenke erwiesen sich vollkommen intakt, ebenso das Knochengerüst und die Muskulatur des Rumpfes und der Extremitäten. Bei der Eröffnung des Wirbelkanals fand sich dagegen in der Gegend des letzten Rückenwirbels ein etwa erbsengrosses Myxom, welches das Rückenmark zusammendrückte. Die Lähmungen der Beine fanden so eine genügende Erklärung; die Behinderung des Flugvermögens dürfte wohl als eine Folge der Lähmungen der Beine anzusehen sein, da die Vögel, um auffliegen zu können, sich zuvor erst aufrichten müssen.

Also auch in diesem Falle war der anatomische Befund ein derartiger, dass die Annahme einer diphtherischen Lähmung unzulässig erschien[1]).

Ich glaubte diese Beobachtungen mitteilen zu müssen, um anderen Experimentatoren Enttäuschungen zu ersparen.

Es bleiben mir nun noch zwei Versuche zu beschreiben, welche ich an

h) Affen

angestellt habe.

1. Einem langgeschwänzten Java-Affen wurde mit einer scharfen Bürste, welche mit einer Kultur der 9. Generation, Bazillus 3, dick bestrichen war, die hintere Partie des Rachens bis zum Wundwerden gebürstet. Bei der Untersuchung am nächsten Tage zeigte sich auf der rechten hinteren Gaumenseite eine über groschengrosse Erosion mit graugelblichem Grunde. Dieselbe heilte innerhalb weniger Tage, ohne dass sich eine Diphtherie entwickelte.

2. Von der 13. Generation, Bazillus 3, wurde derselbe Affe auf der rechten Konjunktiva und unter die Haut der linken Achselhöhle geimpft. Die Konjunktiva bot nur eine geringe, schnell vorübergehende Schwellung, dagegen entwickelte sich unter dem Arm eine ausgedehnte ödematöse Infiltration, begleitet von einer Anschwellung der Achseldrüsen. Das Tier war sehr krank, hatte jedoch kein Fieber. Die Anschwellung begrenzte sich nach etwa einer Woche, und es stiess sich ein Stück Haut nekrotisch ab, in ähnlicher Weise wie bei den Tauben.

Aus dem negativen Ergebnis des ersten Versuches lassen sich Schlüsse wohl kaum ziehen, da es fraglich ist, ob die Affen überhaupt für die Diphtherie empfänglich sind; wenigstens ist über Erkrankungen von Affen an dieser Infektionskrankheit in zoologischen Gärten bisher nicht berichtet worden. In der Literatur habe ich nur einen einzigen Fall beschrieben gefunden, und dieser betraf einen anthropoiden Affen, einen Schimpansen.

Nach der Beschreibung, welche Hilgendorf und Paulicki im Zentralblatt für die medizinischen Wissenschaften, 1869, Nr. 47, veröffentlicht haben, kann man auch in diesem Falle noch Zweifel darüber haben, ob der im Hamburger Zoologischen Garten erkrankte Schimpanse auch wirklich der echten Diphtherie erlegen und gestorben ist. Nehmen

1) Ich möchte mich dieser Auffassung Löffler's nicht ohne weiteres anschliessen. Löffler hat bei Tauben und Hühnern als diphtherische Nachkrankheit Lähmungserscheinungen beobachtet, die ohne die voraufgegangene Infektion jedenfalls nicht eingetreten wären. Wenn er als Ursache der Lähmungen in einigen Fällen eine solche anatomische Grundlage demonstrieren konnte, welche beim Menschen bei diphtherischen Lähmungen noch nicht bekannt geworden ist, so ist das kein Grund für die Ausscheidung der Tauben- und Hühnerlähmungen von den diphtherischen Lähmungen. In dem Kaninchenversuch e. 6 hat Löffler nach meinem Dafürhalten eine richtige diphtherische Lähmung beobachtet, die durchaus den später von Roux und Yersin beschriebenen Kaninchenlähmungen an die Seite zu stellen ist. v. Behring.

wir an, der Schimpanse in Hamburg sei an echter Diphtherie erkrankt und gestorben, so ist damit noch nicht bewiesen, dass alle Affenarten für Diphtherie empfänglich sind. Die anthropoiden Affen sind ja wesentlich anders konstituiert, wie die anderen Affenarten. Versuche an anthropoiden Affen anzustellen, verbietet sich aus naheliegenden Gründen.

In den bisher betrachteten Versuchen hat es sich bis auf einzelne Ausnahmen um Uebertragungsmodi der Stäbchen gehandelt, welche der natürlichen Infektion nicht entsprechen: um Einführung der Bazillen in den Tierkörper mittels Haut- und Schleimhaut-Verletzungen. Es wäre nun noch festzustellen, wie sich die Tiere gegenüber der Uebertragung der Stäbchen auf unverletzte Schleimhäute verhalten. Wir haben bereits gesehen, dass Tauben und Hühner nach Einführung von Kulturen sogar in das Kehlkopfinnere ohne gleichzeitige Schleimhautverletzung nicht erkrankten.

Um zu sehen, ob vielleicht durch Inhalierenlassen von Reinkulturen Infektionen irgend einer Tierart herbeizuführen wären, wurde folgender Versuch angestellt:

Von der 6. Generation, Bazillus 3, welche sich bei den Meerschweinchenimpfungen als besonders virulent erwiesen hatte, wurde ein reichliches Quantum in Wasser suspendiert, so dass die Flüssigkeit stark trübe war und unzählige Bazillen enthielt. Von dieser Flüssigkeit wurden ca. 300 ml mit einem Handspray fein zerstäubt in einer Kiste von ca. 1 m Länge und 0,5 m Höhe und Breite. In derselben befanden sich:

3 ca. $^1/_2$ Jahr alte Hühner, 3 Tauben, 3 Kaninchen, 3 Meerschweinchen

nebst dem für mehrere Tage ausreichenden Futter und einer Streu aus Heu und Stroh. 150 ml derselben Flüssigkeit wurden in einen zylindrischen Behälter von 0,75 m Höhe und 0,5 m Durchmesser hinein zerstäubt, in welchem sich ein Affe befand. Die Tiere hatten also einmal Gelegenheit sich durch Inhalation zu infizieren, dann aber auch durch Aufnahme des mit den Bazillen bedeckten Futters — kein einziges der Tiere erkrankte.[1])

IV. Wiederholentlich wurden Kaninchen und Meerschweinchen Kulturen aus den verschiedenen Fällen, nnd zwar recht erhebliche Dosen derselben, auf die unverletzten Konjunktival-, Maul- und Rachenschleimhäute aufgestrichen, — eine Infektion wurde niemals erzielt.[2])

Ebenso blieben Impfungen auf die Vaginalschleimhaut von Kaninchen ohne Wirkung. Positive Resultate erhielt ich jedoch bei Impfungen auf die Vaginalschleimhaut bei Meerschweinchen. Bei den Meerschweinchen, auch bei tragenden Tieren, ist der Introitus vaginae verschlossen in der Weise, dass vom Damm aus sich eine Hautfalte, der Rand der hinteren Scheidenwand, über das Orifizium hinüberschiebt und dicht unterhalb der Harnröhrenöffnung anlegt. Diese Hautfalte ist verklebt mit der Stelle,

1) Cfr. Bretonneau's Erfahrungen am Menschen betreffend die aërogene Infektionsgefahr. S. 17.

2) Cfr. Oertel und Trendelenburg. S. 21.

an welcher sie anliegt, lässt sich jedoch leicht abheben. Eine Verletzung der Schleimhaut selbst wird durch diese Manipulation nicht gesetzt, sondern nur eine ganz oberflächliche, makroskopisch kaum erkennbare Epithelläsion.

1. Von der 9. Generation, Bazillus 6, wurden etwas über stecknadelkopfgrosse Mengen

2 jungen, ca. 4 Wochen alten, und 3 älteren Meerschweinchen in die

Vagina mit einer Platindrahtöse eingestrichen, zur Kontrolle dann

1 altes Meerschweinchen unter die Bauchhaut geimpft.

Nach 2 Tagen starb das Kontrolltier unter den oben geschilderten Erscheinungen und eines der jungen Meerschweinchen. Bei der Sektion des letzteren fand sich ein hämorrhagisches Oedem in der Umgebung der Vulva, welches sich in die Schenkelbeugen und von dort nach aufwärts bis in die Achselhöhlen erstreckte. Die Vulva bot einen weisslich graugelblichen Belag dar, die ganze Vaginalschleimhaut war schwarzrot, von Hämorrhagien durchsetzt; Hämorrhagien fanden sich auch in den geschwollenen Leistendrüsen und unter der Haut der Bauchdecken. Die inneren Organe waren intakt. Nieren und Nebennieren waren mit Blut überfüllt.

Bei dem zweiten jungen Meerschweinchen und bei den 3 älteren waren die Vulvae mehr oder weniger entzündet, von einem grauen pseudomembranösen Exsudate bedeckt. Am dritten Tage wurden die beiden am schwersten erkrankten älteren Meerschweinchen getötet. Bei dem einen war der Introitus vaginae intensiv hämorrhagisch entzündet, grauweisslich belegt, die Vagina selbst frei. Die Labien waren von einem hämorrhagischen Oedem durchtränkt, welches sich bis in die Schenkelbeugen erstreckte, daselbst die Drüsen geschwollen, von Hämorrhagien durchsetzt — innere Organe frei. In Schnitten durch die erkrankte Vulva zeigte sich das Epithel durch eine enorme Kernwucherung zerstört. Der graue Belag bestand fast nur aus Zellen, deren Anhäufung sich tief in das Schleimhautgewebe hinein erstreckte. Letzteres war von zahllosen extravasierten Blutkörperchen durchsetzt, die Blutgefässe waren strotzend gefüllt.

Weder in dem Belag, noch in der Kerninfiltration, noch in den hämorrhagisch entzündeten Leistendrüsen waren Bazillen aufzufinden. Bei dem anderen Meerschweinchen war nur der Introitus vaginae diphtheritisch affiziert. Auf Schnitten ergab sich ein ganz identischer Befund: massenhafte Kernwucherung in den obersten Schleimhautschichten, Extravasation von roten Blutkörperchen im Gewebe — keine Spur von den Bazillen zu entdecken.

Bei dem jungen und dem älteren überlebenden Meerschweinchen war der Belag am 4. Tage verschwunden — die Tiere beleckten fortwährend die erkrankten Teile —, am 5. Tage bestand nur noch eine seröse Sekretion aus der geröteten Schleimhaut, am 7. Tage war der Befund ein vollkommen normaler.

Das Ergebnis dieses Versuches war ein so eigenartiges, dass es mir notwendig erschien, einige Kontrollversuche anzustellen.

Um zunächst die Unschädlichkeit der Eröffnung der Scheide und der Einführung eines stumpfen Instruments in dieselbe darzutun, wurde bei

6 Meerschweinchen, 3 älteren und 3 jüngeren,
die unterhalb der Harnröhrenmündung anliegende Hautfalte zurückgezogen und in die eröffnete Vagina ein Glasstab eingeführt. Am nächsten Tage markierte sich die Verschlusslinie deutlich. Der oberhalb derselben gelegene Teil der Vulva war mehr weisslich wegen seiner dickeren Epitheldecke, der unterhalb gelegene mehr rötlich, schleimhautähnlich. Irgend welche Exsudationen oder gar Beläge traten bei keinem Tier auf.

Darauf wurden

2. 4 nahezu ausgewachsenen Meerschweinchen
mit einem abgeschmolzenen Glasstabe Teile der 10. Generation, Bazillus 6, in die eröffneten Scheiden eingestrichen. Bei drei von ihnen waren nun am 2. Tage wiederum erhebliche Veränderungen zu konstatieren: grauweisse Pseudomembranen auf der intensiv geröteten und geschwollenen Schleimhaut des Scheideneinganges: bei dem 4. bestand nur eine mässige Rötung und leichte seröse Transsudation. Das am schwersten erkrankte Meerschweinchen 1 wurde am dritten Tage getötet. Bei der Sektion ergab sich, dass der Prozess nur auf die Vulva beschränkt war. Nach der Härtung in Alkohol wurden Schnitte dieser Teile untersucht. Der Befund war genau identisch mit den bereits geschilderten: massenhafte Kernwucherung an Stelle des Epithels, tief hineingehend in die Mukosa, Gefässfüllung und Extravasation roter Blutkörperchen im Gewebe, nirgends Bazillen nachweisbar.

Bei den Meerschweinchen 2 und 3 nahm die Schwellung am 3. und 4. Tage noch zu; stellenweise stiess sich der Belag ab, einen Substanzverlust zurücklassend, dessen braunroter Grund von einer grauen Masse schleierartig überzogen erschien. Beide Tiere waren augenscheinlich krank, wie man an ihrer geringeren Beweglichkeit und dem gesträubten Haar erkennen konnte. Am 6. Tage waren Beläge nicht mehr vorhanden. Bei Meerschweinchen 2 machte die Heilung rasche Fortschritte, während bei Meerschweinchen 3 ein auf der rechten Seite der Vulva zurückgebliebener Substanzverlust acht Tage lang zu seiner Heilung bedurfte. Meerschweinchen 4 zeigte nur am dritten Tage einen geringen grauen Belag, welcher bereits am vierten Tage wieder verschwunden war. Bei keinem der Meerschweinchen wurde die Vagina selbst in Mitleidenschaft gezogen, obwohl Bazillen tief in dieselbe eingeführt waren. Das nach der Impfung in die Vagina gestorbene junge Meerschweinchen aus dem ersten Versuche bot zwar eine hämorrhagische Scheidenentzündung, doch bestand nur eine schwere Veränderung der Schleimhautgefässe, nicht aber der Schleimhautoberfläche; wahrscheinlich war also das schädliche Agens nicht von der Vagina, sondern von der Vulva her eingedrungen und durch die Lymphbahnen weiter geführt. Die kleinen bei der Eröffnung der Vagina entstehenden Läsionen der Vulva schienen demnach das wesentliche Moment für die Erkrankung zu sein.

3. Um darüber Gewissheit zu erhalten, wurden den 6 Meerschweinchen, welchen die Scheide eröffnet war, eine Woche später, nachdem die vorhanden gewesenen, oberflächlichen Kontinuitätstrennungen sicher verheilt waren, Teile der 11. Generation, Bazillus 6, in den Scheideneingang und in die Scheide selbst eingestrichen. Bei den drei älteren Meerschweinchen traten Veränderungen irgend welcher Art nicht ein, wohl aber bei den drei jungen Tierchen. Bei zwei derselben fand sich

am zweiten Tag ein etwas über stecknadelkopfgrosser, prominierender Belag am Introitus vaginae; bei dem dritten eine sehr viel grössere, die linke Seite der Vulva und einen Teil der rechten Seite einnehmende, gelblich weissliche Pseudomembran. Das darunter gelegene Gewebe war stark gerötet und geschwollen, das Tier augenscheinlich krank. Es wurde durch Chloroform getötet. Bei der Sektion zeigten sich die Labien von Blutungen durchsetzt, ödematös; geringes Oedem in den Schenkelbeugen; leichter Erguss in beiden Pleurahöhlen. Von den erkrankten Stellen wurden mit dem Gefriermikrotom Schnitte angefertigt und diese mit der kalihaltigen Methylenblaulösung gefärbt. Es bot sich dasselbe Bild, wie in den früheren Fällen: Dichte Kerninfiltration der obersten Schleimhautschichten, Blutaustretungen im Gewebe. An diesen Stellen waren keine Bazillen nachweisbar. An einzelnen Stellen jedoch war der Befund ein anderer. Auf und in dem noch erhaltenen gequollenen Epithel lagen dichte Massen der Stäbchen, zum Teil schon im Zerfall begriffen, die Färbung schlecht annehmend; unter dem Epithel aber folgte eine breite Zone der Kerninfiltration; weiterhin den Schnittrand verfolgend, sah man das Stratum corneum frei von Stäbchen, unterhalb dieser Stellen war auch eine Kernwucherung nicht vorhanden. Bei dem zweiten Meerschweinchen stiess sich der geringe Belag nach zwei Tagen ab, bei dem dritten dehnte er sich am 3. Tage fast über die ganze Vulva aus, trotzdem blieb das Tier am Leben.

Das Ergebnis dieses Versuches ist von hohem Interesse. Die drei alten Meerschweinchen erkrankten nicht, wohl aber die drei jungen. Bei den ersteren war der Scheideneingang weit und geschützt durch ein derbes Epithel gegen jede Verletzung und auch vor dem Eindringen der Bazillen. Bei den jungen Tierchen dagegen lag die hintere Scheidenwand dicht der vorderen an, der Scheideneingang war sehr eng, das Epithel sehr zart, auch konnten bei dem Einführen der mit den Kulturen beladenen Platinöse in den engen Introitus kleine, makroskopisch nicht erkennbare Läsionen leicht entstehen. Die Bedingungen waren daher für die Invasion der Bazillen sehr günstig.

Dass die diphtherischen Veränderungen durch die Bazillen bedingt waren, darüber können nach diesen Versuchen, besonders wenn man die schweren, aus den früheren Beobachtungen genugsam bekannten Läsionen der Gefässe in Rechnung zieht, Zweifel wohl kaum bestehen. Dass die Bazillen in den ersten Fällen in, bzw. auf, den erkrankten Teilen nicht gefunden worden waren, dafür bleibt nach dem letzten Versuche keine andere Erklärung als die, dass sie, nachdem sie das die Gefässwände verändernde Gift produziert, durch die Exsudation hinweggeschwemmt bzw. von den Tieren durch Lecken bereits entfernt waren[1]). Durch diese Annahme erklärt sich auch die trotz des schweren Krankseins eintretende Genesung der Mehrzahl der Tiere. Wenn die Bazillen, wie bei der subkutanen Impfung, in dem Meerschweinchenkörper verbleiben, dann erfolgt regelmässig der Tod, da die Produktion des die Gefässe alterierenden Giftes längere Zeit hindurch stattfindet; eine Genesung der erkrankten Tiere ist nur dann

1) Es ist wohl auch daran zu denken, dass bakteriolytische Prozesse die Bakterienleiber zum Verschwinden gebracht haben. v. Behring.

wahrscheinlich, wenn eine Einwirkung der Bazillen nur vorübergehend stattgefunden hat[1]).

Auffallen kann es nach diesen Versuchen nicht, dass nach der Impfung in die Konjunktivalsäcke bei Meerschweinchen eine Infektion nicht erfolgte. Es fehlten eben die kleinen bei der Oeffnung der Vagina entstehenden Läsionen.

Welche Bedeutung haben wir nun nach den vorstehenden Untersuchungen den uns beschäftigenden Bazillen für die Aetiologie der Diphtherie beizumessen? Haben wir sie als die spezifischen Erreger der Krankheit oder, gleich den anderen in den diphtherischen Produkten vorkommenden Mikroorganismen, als accidentelle Begleiter der Diphtherie aufzufassen?

Bevor wir das Für und Wider gegeneinander abwägen, ist es noch notwendig, eine Vorfrage zu beantworten, welche sich hier aufwirft, nämlich die: Kommen denn die Bazillen in dem Mund- bzw. Rachensekret nicht an Diphtherie erkrankter Individuen vor? Auch zur Entscheidung dieser Frage blieb nur der eine Weg: Kulturen mit den Sekreten aus den Mundhöhlen möglichst zahlreicher Individuen, namentlich von Kindern derjenigen Altersklassen, welche besonders für die Diphtherie disponiert sind, anzustellen und die zur Entwickelung gelangten Kolonien zu untersuchen. Das Wachstum der Bazillen auf der Fleischwasser-Pepton-Zucker-Blutserum-Mischung ist ein so charakteristisches, dass es nicht schwer halten konnte, etwa zur Entwickelung gelangende Kolonien der Bazillen unter den zahlreichen anderen Kolonien herauszufinden. Wie wir oben gesehen haben, zeichnen sich die Kolonien durch ihr grauweissliches Aussehen und durch ihre auffallend schnelles, üppiges Wachstum aus.

Es wurde ausgesät der Mundschleim bzw. Zahnbelag von 20 Kindern im Alter von 1 bis 7 Jahren und von 10 Erwachsenen. Am dritten Tage nach der Aussaat wurden die zur Entwicklung gekommenen Kolonien untersucht. Eine grosse Zahl derselben kam schon wegen ihrer makroskopisch verschiedenen Wachstumsweise für die Untersuchung gar nicht in Frage. Von allen grauweisslichen oder weissen Kolonien wurden Teilchen am Deckglas gefärbt. Sie bestanden entweder aus Mikrokokken oder aus kurzen, ovoiden Bakterien, welche nicht im entferntesten an unsere Stäbchen erinnerten. In drei Fällen fand ich weissliche, ziemlich grosse Kolonien, welche aus kurzen Stäbchen bestanden. Obwohl dieselben die charakteristischen Eigentümlichkeiten unserer Stäbchen nicht boten, stellte ich dennoch, um mich über ihre Natur zu vergewissern, Reinkulturen derselben an und verimpfte diese auf 2 Meerschweinchen. Die Meerschweinchen blieben gesund. Die Stäbchen zeigten sich daher auch durch ihr physiologisches Verhalten verschieden von den uns beschäftigenden Stäbchen. In einem einzigen Falle sah ich Kolonien, welche mit denen unserer Stäbchen nach Farbe und Gestalt völlig übereinstimmten. Dieselben erwiesen sich bei der mikroskopischen Untersuchung auch morphologisch mit den

[1]) Die in dieser Erklärung nicht berücksichtigte Dosierungsfrage wird von mir an anderer Stelle besprochen werden. v. Behring.

aus dem Diphtheriematerial gezüchteten Stäbchen identisch. Sie waren schlank, etwa von der Grösse der Tuberkelbazillen, und in der Mehrzahl an den Polen dunkler gefärbt und bisweilen leicht verdickt.

Diese Stäbchen wurden weiter gezüchtet und

1. von der 4. Generationderselben

2 Meerschweinchen

unter die Haut geimpft. Schon am folgenden Tage waren beide Tiere sehr krank: sie sassen fast regungslos mit gesträubten Haaren da und frassen nicht. Am 3. Morgen wurden beide tot gefunden. Bei dem einen fand sich an der Impfstelle ein grauweissliches Exsudat, leichtes Oedem in der Umgebung; Achseldrüsen geschwollen, hämorrhagisch; innere Organe, namentlich Nieren und Nebennieren, blutreich, sonst intakt. Nur an der Impfstelle liessen sich Bazillen nachweisen. Kulturen aus allen inneren Organen blieben steril. Bei dem anderen Meerschweinchen war der Befund durch einen akzidentellen tuberkulösen Prozess getrübt.

2. Mit der 5. Generation derselben Bazillen wurden

1 junges und

2 alte Meerschweinchen

unter die Bauchhaut geimpft. Auch diese Tiere starben nach zwei Tagen unter den vielfach geschilderten, nach der Impfung der Diphtheriestäbchen beobachteten Erscheinungen. Bei dem einen waren ausser dem lokalen hämorrhagischen Oedem, Hämorrhagien in den mässig vergrösserten Achseldrüsen und seröse Ergüsse in beiden Pleurahöhlen zu verzeichnen, während die übrigen Organe bis auf fleckige Rötungen der Nieren und Nebennieren sich wie immer intakt erwiesen.

An der Identität der aus dem Mundschleim des gesunden Kindes und der aus dem Diphtheriematerial gezüchteten Stäbchen kann nach diesen Versuchen wohl kaum gezweifelt werden.[1])

Ziehen wir jetzt das Fazit aus unseren Untersuchungen, so sprechen zunächst für die spezifische Bedeutung der Stäbchen folgende Momente:

Die Stäbchen wurden in einer grossen Zahl (13) typischer, mit fibrinöser Exsudation im Rachen verlaufender Diphtheriefälle gefunden, und zwar in einer konstant wiederkehrenden Anordnung. Sie liegen in dem ältesten Teile der Membranen und dringen tiefer ein, wie alle anderen Bakterien. Kulturen der Stäbchen in die Unterhaut von Meerschweinchen und kleinen Vögeln eingeführt, töten die Tiere unter Erzeugung weisslicher bzw. hämorrhagischer Exsudate an der Impfstelle und weit sich verbreitender Oedeme des Unterhautgewebes. Die inneren Organe dieser Tiere werden frei gefunden, ebenso wie die Organe der an Diphtherie erkrankten Menschen[2]). In die eröffnete Trachea von Kaninchen, Hühnern und Tauben eingeführt, erzeugen sie Pseudomembranen, ebenso auf der skarifizierten Bindehaut der Kaninchen und auf dem Ein-

1) Hiermit hatte Löffler zum ersten Male einen der für die Diphtherieepidemiologen so bedeutsamen gesunden „Bazillenträger" entdeckt. v. Behring.

2) Spätere Beobachtungen haben den Beweis geliefert, dass in den inneren Organen diphtherischer Individuen, namentlich in der Leber, die Bazillen nicht gar zu selten, wenn auch in spärlicher Zahl vorkommen. v. Behring.

gang der eröffneten Vagina von Meerschweinchen. Ausser der Bildung von Pseudomembranen haben wir als charakteristische Folgen ihrer Einwirkung schwere Gefässläsionen zu verzeichnen, welche sich durch die blutigen Oedeme, Hämorrhagien in das Gewebe der Lymphdrüsen und Ergüsse in die Pleurahöhlen offenbaren. Die Stäbchen haben mithin dieselbe Wirkung wie das diphtherische Virus. Auch das haben die Stäbchen mit dem Virus der Diphtherie gemein, dass junge Tiere nach ihrer Impfung im allgemeinen leichter und schneller erliegen, wie ältere.

Gegen die Stäbchen lassen sich dagegen vorläufig folgende Bedenken erheben:

1. Die Stäbchen wurden vermisst in einer Anzahl typischer Fälle von Diphtherie.

2. Sie fanden sich nicht in der beim Menschen beobachteten typischen Anordnung in den nach ihrer Einimpfung entstandenen Pseudomembranen der Kaninchen und Hühner.

3. Nach Uebertragung auf die unverletzten Schleimhäute des Rachens, der Luftwege, der Augen und der Scheide entfalteten sie keine Wirkung bei Tieren, welche sonst für die Impfung empfänglich waren.

4. Die Tiere, welche die Impfung überlebten, zeigten keine Lähmungserscheinungen[1]).

5. Endlich aber wurden im Mundschleime eines gesunden Kindes Bazillen gefunden, welche nach ihrer Form und ihrem physiologischen Verhalten sich mit den Diphtheriestäbchen identisch erwiesen.

Der strikte Beweis, dass die Stäbchen die Ursache der Diphtherie sind, ist somit nicht erbracht. Die Möglichkeit, dass dem dennoch so ist, ist jedoch nicht ausgeschlossen. In den typischen Fällen, in welchen die Stäbchen nicht gefunden wurden, konnten sie bereits wieder eliminiert sein. Ihr Fehlen in den Pseudomembranen würde sich nach den an diphtherisch veränderten Vulvis der Meerschweinchen gemachten Beobachtungen vielleicht auf dieselbe Weise erklären lassen.

Der dritte Punkt würde nicht allzu schwer in die Wagschale fallen, da es noch fraglich ist, ob das Diphtherievirus auf Schleimhäuten der Menschen, ohne dass eine Läsion vorhergegangen, haftet. Zahlreiche Einzelbeobachtungen lehren, dass in einer grossen Anzahl von Fällen Katarrhe des Rachens und der Luftwege vor der Infektion bestanden. Bekannt ist der Einfluss scharfer Nord- oder Nordostwinde, welche zu derartigen Katarrhen Anlass geben, auf die Häufigkeit der Erkrankungen. Zu berücksichtigen ist auch, dass bei den zu den Impfungen verwandten Tieren ein drüsiges Organ mit so zahlreichen Nischen und Buchten, wie die menschliche Tonsille, nicht vorhanden ist, dem Virus also die Gelegenheit nicht geboten wird, in derartigen Rezessus sich anzusiedeln und sich zu entwickeln.

Dass als Folgen der Impfungen bei den Tieren Lähmungserscheinungen nicht beobachtet wurden[1]), dürfte gleichfalls nicht auffallen, wenn man erwägt, dass einerseits die Zahl der Tiere, welche die Impfungen überlebt haben, nur klein ist, andererseits aber die Häufig-

1) Cfr. meine Anmerkung S. 51.

keit der Lähmungen überhaupt nur eine relativ geringe ist. So beobachtete Sanné bei 1382 Diphtheriekranken 155 mal Lähmungen, also in 11 % der Fälle; Seitz unter 600 Fällen von Diphtherie 3 mal (?), i. e. in nur 5 %; bei einer Epidemie im Kinderspital zu Bern fehlten sie sogar gänzlich.

Was endlich den 5. Punkt anlangt, so wäre ja der Fall denkbar, dass zu einer Zeit, in welcher zahlreiche Erkrankungen an Diphtherie vorkommen, der präsumptive Erreger dieser Krankheit auch einmal in der Rachenhöhle eines Kindes vorkommen und gefunden werden könnte, ohne Krankheitserscheinungen irgendwelcher Art hervorzurufen.

Die Möglichkeit, dass die Bazillen das Virus der Diphtherie darstellen, ist durch die geäusserten Bedenken somit nicht ausgeschlossen. Schon diese Möglichkeit gebietet, die Untersuchungen nach den angegebenen Richtungen hin fortzusetzen. Besonders wesentlich wäre es dabei festzustellen, welcher chemische Körper von den Bazillen produziert wird. Das dazu nötige Material liesse sich in beliebiger Menge leicht herstellen, da wir die Wachstumsbedingungen der Bazillen jetzt genau genug kennen. Wenn sich dasselbe chemische Individuum in den Kultursubstraten, im Körper der geimpften Meerschweinchen und in den Organen der an Diphtherie erkrankten Menschen nachweisen liesse, so würde damit ein wichtiges Argument für die bazilläre Natur der Diphtherie gewonnen sein“.

Löffler's Zurückführung der Krankheitserscheinungen in der von Bretonneau „Diphtherie“ genannten Krankheitseinheit auf die infektiöse Aktion eines gut definierten Mikroorganismus ist eine wissenschaftliche Leistung, mit welcher auf dem Gebiet der ätiologischen Forschung nur sehr wenige andere Leistungen verglichen werden können. Sie reiht sich würdig der gleichfalls im Jahre 1884 und gleichfalls im 2. Bande der Mitteilungen aus dem Reichsgesundheitsamt veröffentlichten Arbeit R. Koch's über die Aetiologie der Tuberkulose an.

Weder in der Koch'schen Tuberkulosearbeit, noch in der Löfflerschen Diphtheriearbeit ist die Darstellung berechnet auf den Tageserfolg. Wenn ich jetzt, 30 Jahre nach dem Erscheinen, diese beiden Arbeiten mit ihrer unerschöpflichen Fülle von genau und doch ohne Wortverschwendung geschilderten Tatsachen immer von neuem studiere, so habe ich dieselbe Empfindung, wie beim Anblick mir längst bekannter, aber stets mit überraschender Frische auf mich einwirkender, schneebedeckter Bergriesen. Je nach der Beleuchtung, je nach dem eigenen Standort wechselt der Eindruck, und die ganze Fülle mächtiger Anregungen bekommt man erst in angemessener Entfernung. Auch gehört zum vollen Genuss und zur vollen Würdigung die vergleichende Beobachtung. So geht es auch mit den Monumenta perennia Koch's und Löffler's. Sie erscheinen immer gewaltiger, je mehr man sich zeitlich von ihnen entfernt, und je mehr man an eigener Erfahrung auf den gleichen Forschungsgebieten für die Betrachtung mitbringt.

V. Anderweitige Untersuchungen über das Diphtherievirus mit besonderer Berücksichtigung der gesunden Diphtheriebazillenträger.

Zur Ergänzung der Angaben Löffler's über die Merkmale und das Vorkommen seines Diphtheriebazillus möchte ich bloss noch einige Worte meinerseits hinzufügen.

Zur Entscheidung darüber, ob in einem gegebenen Material Diphtheriebazillen vorhanden sind oder nicht, fand Löffler den Kulturversuch, wenn für denselben sein erstarrtes Fleischinfus-Pepton-Zucker-Serum genommen wurde, allen anderen Untersuchungsmethoden bei weitem überlegen. Nächstdem leistete ihm die Durchmusterung von gefärbten Schnittpräparaten am meisten. So fand er beispielsweise in 4 Diphtheriefällen, von denen er am ersten Tage nach der Erkrankung Membranen entnahm und in Schnittpräparaten untersuchte, ausnahmslos die charakteristischen Stäbchen in der typischen Anordnung. Bei den von Löffler untersuchten Proben diphtherieverdächtigen Materials dürfte die Annahme gerechtfertigt sein, dass der negative Db.-Befund gleichbedeutend ist mit der tatsächlichen Abwesenheit der Diphtheriebazillen. Unter dieser Voraussetzung gestalten sich für den Menschen die Untersuchungsergebnisse wie folgt:

In den auf der Schleimhaut der Halsorgane aufgelagerten Entzündungsprodukten fehlten die Diphtheriebazillen häufig, wenn es sich handelte um Schleimhauterkrankungen mit Substanzverlusten, in welchen die Oberfläche ein graugelbes, eiterähnliches Aussehen darbot, oder wenn es sich handelte um nekrotisierte Gewebsteile. Indessen auch die den Leichen entnommenen typischen Diphtheriemembranen enthielten nicht immer die Klebs-Löffler'schen Stäbchen, was Löffler zu der Vermutung führt, dass sie zwar ursprünglich vorhanden waren, im weiteren Krankheitsverlauf aber wieder verschwunden sind. Diese Vermutung wird gestützt durch das Verhalten diphtherischer Entzündungsprodukte von willkürlich mit Reinkulturen der Diphtheriebazillen infizierten Tieren.

Im Meerschweinkörper gehen nach jeder Art der Infektion die Diphtheriebazillen in wenigen Tagen zugrunde. Bei vaginaler Impfung der Meerschweine gelingt der Db.-Nachweis selbst relativ kurze Zeit nach der Infektion nur ausnahmsweise.

Beim Kaninchen finden sich die Bazillen in frühen Erkrankungsstadien nur in atypischem, degeneriertem Zustande; in der Kaninchenleiche gehört das Fehlen der Bazillen zu den regelmässigen Untersuchungsbefunden. Aehnlich lauten die Befunde für alle untersuchten Geflügelarten.

Von der Infektionsstelle entfernt, im Blute, in Exsudaten, in den Lymphdrüsen, in den Brust- und Bauchorganen, ist der Befund beim Menschen wie bei Tieren fast ausnahmslos negativ. Nur in den Lungen und in der Leber des Menschen konnte in vereinzelten Fällen das Vorhandensein von Bazillen konstatiert werden.

Diesen zum Teil sehr auffallenden Untersuchungsergebnissen Löffler's in solchen Fällen, in welchen man das Vorhandensein von Diphtheriebazillen erwarten durfte, ist auch jetzt noch kaum etwas von prinzipieller Bedeutung hinzuzufügen. Allenfalls verdient der in späteren Untersuchungen relativ häufige Db.-Nachweis in der Leber von an Diphtherie gestorbenen Kindern und der sehr lange Zeit anhaltende, positive Db.-Befund im Organismus solcher Tiere Erwähnung, welche für die Db.-Infektion nur wenig empfänglich sind; dahin gehören vor allem die weissen Mäuse, von deren Verhalten in dieser Beziehung später noch die Rede sein wird.

Von Db.-Befunden bei gesunden und kranken Tieren, ohne voraufgegangene willkürliche Db.-Infektion, erwähnt Löffler nichts. Dagegen hat er bei nicht diphtheriekranken Menschen bis zum Jahre 1884 im Rachensekret unter 30 Fällen (20 Kindern und 10 Erwachsenen) ganz zweifellos echte Diphtheriebazillen einmal, und diphtherieverdächtige Bazillen 3 mal gefunden. Die letzteren unterschieden sich aber sowohl durch besondere Formeigentümlichkeiten, als auch dadurch von den typischen Diphtheriebazillen, dass sie, in Form von Reinkulturen auf Meerschweine verimpft, die Versuchstiere gesund liessen. Ich bin nun der Meinung, dass Bazillen, die für Löffler erst noch der Virulenzprüfung bedürfen, um ihre Zugehörigkeit zu den Diphtheriebazillen auszuschliessen, die allergrösste Wahrscheinlichkeit darbieten, dass sie, botanisch beurteilt, echte Diphtheriebazillen sind. Wenden wir diese meine Auffassungsweise der Sachlage auf den vorliegenden Fall an, so kommen auf 30 untersuchte gesunde Menschen 4 positive Db.-Befunde, d. h. über 13 %! Das ist eine hohe Verhältnisziffer, sie bleibt aber noch zurück hinter den Verhältniszahlen, welche Roux und Yersin in ihrem 3. mémoire (Pasteur's Annalen, 1890, Juli-Heft) an einigen Orten bei nicht diphtheriekranken Menschen gefunden haben. Diese Autoren bekamen bis über 40 % positive Ergebnisse, wie das nachstehende Zitat zeigt[1]:

„Chez beaucoup de personnes qui n'avaient pas la diphtérie, nous avons recherché le bacille pseudo-diphtérique, en semant sur sérum un peu de mucus pris sur les amygdales et le pharynx. Nous avons d'abord examiné ainsi un certain nombre de petits malades de l'hôpital des Enfants, entrés dans les salles pour des affections très diverses, mais autres que la diphtérie; ils étaient tout à fait comparables aux enfants du pavillon de la diphtérie au point de vue de l'âge et des conditions de l'existence. Sur quarante-cinq d'entre eux quinze avaient dans la bouche le bacille pseudo-diphtérique ($33\frac{1}{2}$ %). Cette proportion élevée tient peut-être à ce que nos expériences ont été faites sur des enfants parisiens, ayant séjourné plus ou moins longtemps à l'hôpital. Or, la diphtérie est commune à Paris, l'hôpital des Enfants en renferme toujours de nombreux cas, et si le bacille pseudo-diphtérique est le bacille diphtérique atténué, il n'est pas étonnant de le rencontrer fréquemment dans les conditions que nous venons de dire. Les résultats seraient-ils les mêmes sur des enfants de même âge, mais vivant loin d'une grande ville? Grâce à l'obligeance de M. le Recteur de l'Académie de Caen, nous avons pu ensemencer le mucus pris dans la bouche de 59 enfants de l'école d'un village très salubre, situé sur les bords de la mer, et où, depuis longtemps, aucun cas de diphtérie n'avait été relevé. Vingt-six fois le bacille pseudo-diphtérique

1) Roux betrachtet die sogenannten Pseudo-Db. als identisch, vom botanischen Standpunkt aus betrachtet, mit den Klebs-Löffler'schen Stäbchen.

était présent dans la bouche des ces petits écoliers. La proportion est plus forte encore qu'à Paris (42,3 %). Le même bacille a été trouvé une fois chez l'une des dix personnes qui composent le personnel habituel du pavillon de la diphtérie (10 %). Ces chiffres n'ont évidemment aucune valeur absolue, ils seraient peut-être très différents si les ensemencements avaient été multipliés ou faits à d'autres moments. Ils montrent néanmoins que le bacille dit pseudo-diphthérique est très répandu, et qu'on peut le regarder comme un hôte fréquent de la bouche.

Puisqu'il en est ainsi, il ne faut pas s'étonner de le rencontrer chez les malades atteints d'angines. Six enfants malades d'angines simples, nous l'ont donné deux fois ($33^1/_2$ %). Sept rubéoleux l'ont fourni cinq fois ($71^3/_7$ %); il est vrai qu'au moment où nous faisions ces recherches, la diphtérie était fréquente dans le service de la rougeole.

Mais il est remarquable que dans tous les cas qui nous ont donné le bacille pseudo-diphtérique, qu'il s'agisse de personnes saines ou de sujets atteints d'angines simples, ce bacille était très rare. Sur le sérum il n'y avait ordinairement que de une à quatre colonies; et souvent, de plusieurs tubes ensemencés avec le même mucus, un seul contenait une colonie caractéristique. Il était tout à fait exceptionnel d'en obtenir un plus grand nombre. C'est seulement dans les cas de rougeole que les colonies étaient plus nombreuses, au point d'éveiller l'idée d'une complication diphtérique, mais l'inoculation montrait qu'elles étaient inoffensives."

Geht man für die Berechnung der positiven Db.-Befunde aus von den nachgewiesenermassen virulenten Klebs-Löffler'schen Stäbchen, die ja wahrscheinlich vom epidemiologischen Standpunkt aus betrachtet, an Gefährlichkeit den für Meerschweine nichtvirulenten weit überlegen sind, dann kommen wir bei Löffler zu 3,3 % positiven Db.-Befunden bei gesunden Menschen. Im Jahre 1894 teilte Löffler's Mitarbeiter Abel die Ergebnisse der Untersuchung von 160 gesunden Schulkindern mit 2,5 % virulenten Db. mit. In Amerika fanden Biggs, Park und Beebe unter 330 gesunden Individuen 2,3 %, in Christiania Aaser (1894 in einer Kavalleriekaserne) unter 82 Idividuen 19 %, in Berlin Wassermann 15 % unter 20 (1894), gleichfalls in Berlin (in Heubner's Kinderklinik 1896) Müller 21,7 % unter 92, in Stockholm (nach Fibiger 1897. Berl. klin. Wochenschr.) Hellström unter 786 Soldaten 19,2 %, Fibiger unter 134 Gymnasialschülern 7,0 % mit virulenten Bazillen behaftet (ausserdem noch 16,4 % mit avirulenten Bazillen). Genauere Angaben über die hier zitierten und über andere Massenuntersuchungen möge man nachlesen bei Gabritschewski „Zur Prophylaxe der Diphtherie" (Zeitschr. f. Hyg., 1901, Bd. 36).

Man sieht, dass seit 30 Jahren immer von neuem bestätigt wird, was Löffler in seiner ersten Arbeit über das Vorkommen von Diphtheriebazillen bei gesunden Menschen angegeben hat.

Wie das häufige Vorkommen virulenter und avirulenter Db. bei gesunden Menschen, so kam auch der fast regelmässige Db.-Befund bei Diphtherierekonvaleszenten den meisten Forschern sehr überraschend, obwohl Analoga bei anderen Krankheiten, insbesondere bei der Cholera, schon vorlagen, und obwohl durch die antitoxintherapeutischen Studien bewiesen war, dass die Heilung der Diphtherie nicht gebunden ist an das Zugrundegehen der Diphtheriebazillen.

In neuerer Zeit wird aus Berlin und aus anderen Städten des Deutschen Reiches von schweren Diphtherieepidemien berichtet, durch welche besonders die Schulkinder bedroht sind; überall ist dabei die Zahl der nicht-diphtheriekranken Bazillenträger sehr gross gefunden worden. Da nun das Umsichgreifen der Diphtherie in der Hauptsache auf die Weiterverbreitung des Croup durch diese Bazillenträger zurückzuführen ist, so werden die prophylaktischen Massnahmen dieser Tatsache Rechnung zu tragen haben müssen. Was speziell die Schülerdiphtherie angeht, so habe ich schon in meinem Diphtheriebuch vom Jahre 1901 (von Coler-Bibliothek Bd. 2) auseinandergesetzt, warum ich von der Desinfektion der Schulräume und vom Klassenschluss einen wesentlichen Einfluss auf die Diphtherieverhütung mir nicht versprechen kann, indem ich darauf hinwies, dass durch die Raumdesinfektion die Hauptansteckungsquellen, welche man in der Mundhöhle und Rachenschleimhaut gesunder Bazillenträger zu suchen habe, nicht getroffen werden; der Klassenschluss aber habe, abgesehen von der unerwünschten Schulversäumnis und der mangelnden Ueberwachung ausserhalb der Schule, noch viele andere Unzuträglichkeiten zur Folge; vor allem aber sei mit ihm für die Diphtherieprophylaxis viel weniger gewonnen, als wenn man durch kleine Heilserumdosen die Diphtherieerkrankung zu verhindern und im Uebrigen durch sorgfältigste Reinhaltung des Mundes, der Nase und der Krypten in hypertrophischen Tonsillen (Gurgelungen mit antiseptischem Mundwasser, häufiges Putzen der Zähne, Entfernung schlechter Zähne u. a.) die Ansiedelung von Diphtheriebazillen zu verhüten und zu beseitigen suche.

Aus einem Bericht des bekannten Sozialhygienikers R. Lennhoff über eine Aerzteversammlung, welche am 5. Dezember 1911 in Berlin in einer gemeinsamen Sitzung der Gesellschaft für öffentliche Gesundheitspflege und des Vereins für Schulgesundheitspflege tagte, ist zu entnehmen, dass meine früher bemängelte Stellungnahme zur prophylaktischen Bekämpfung der Schülerdiphtherie jetzt auch anderwärts Anklang findet. In Lennhoff's Bericht finde ich u. a. folgende Sätze:

„Wie gestaltet sich eine Diphtherieepidemie in der Schule? In irgend einer Klasse erkrankt ein Kind, gelegentlich ein zweites, dann längere Pause, oder auf den Nachbarplätzen einige Erkrankungen. Ganz allmählich mehren sich die Fälle, hier und da über die Klasse zerstreut. Jetzt kommt die Aufsichtsbehörde, holt den Schularzt, schliesst die Klasse auf einige Wochen, in denen gründlich desinfiziert wird. Manchmal hat das Erfolg, manchmal auch nicht; kaum hat der Unterricht wieder begonnen, da beginnen auch wieder die Erkrankungen, nicht nur in der einen Klasse, sondern in der ganzen Schule. Die ganze Schule wird geschlossen und desinfiziert — manchmal mit, ebenso oft ohne Erfolg."

Von Dr. E. Seligmann, der in der Versammlung den Hauptvortrag hielt, wurde mit Recht die Nutzlosigkeit der Schuldesinfektion auf die besonderen Verhältnisse der Diphtherieentstehung und die Rolle, welche die Bazillenträger dabei spielen, zurückgeführt.

„Der Löffler'sche Diphtheriebazillus — heisst es in Lennhoff's

Bericht — wird von einer Person auf die andere übertragen durch Küsse, Anhusten, Anhauch. Gelegentlich auch, indem er Gebrauchsgegenständen anhaftete, oder in den eingeatmeten Staub gelangt war. Der Bazillus allein genügt aber nicht zur Erkrankung, er muss einen geeigneten Boden finden, eine geeignete Disposition. Gesunde können ihn in Rachen und Nase beherbergen und dauernd gesund bleiben, oder aber sie erkranken an Diphtherie nach einer leichten Erkältung, im Anschluss an einen leichten Rachenkatarrh. Diese gesunden Beherberger von Bazillen nennt man Bazillenträger, ihre Bazillen sind ebenso gefährlich wie die von Schwerkranken. Es kommt auch vor, dass ein Diphtheriekranker völlig geheilt ist, dass aber die Bazillen in seinem Rachen weiterleben, weiter für andere eine Gefahr bilden. Auch diese Leute sind Bazillenträger.

Nun ist es klar, warum trotz Schulschluss, trotz Desinfektion die Epidemie stets von neuem aufflackert. Da sitzt ein ganz gesundes Kind in der Klasse, von ihm geht die Ansteckung aus. Man entfernt die Kranken, desinfiziert, in der Klasse sind keine Keime mehr vorhanden. Die gesunden Kinder nehmen den Unterricht wieder auf, von dem einen Bazillenträger gehen stets neue Erkrankungen aus. Oder es war nur ein Kind erkrankt und wurde so frühzeitig vom Unterricht ferngehalten, dass Ansteckungen nicht erfolgten. Schliesslich kehrt es froh und munter in die Klasse zurück — aber als Bazillenträger und nun beginnt die Epidemie. Um so gefährlicher, je weniger man in jenen gesunden Kindern die Verbreiter der Krankheit vermutet.

In einer Klasse erkrankt ein Knabe an Diphtherie. Bald darauf ein zweiter, mit Erbrechen im Klassenzimmer. Der Schularzt fürchtet, dass hierdurch viele Bazillen in den Raum gelangt sein könnten, veranlasst Schliessung der Klasse und Desinfektion. Zugleich aber wendet er sich an das städtische Untersuchungsamt mit der Bitte, alle Kinder bakteriologisch zu untersuchen. Von 46 Kindern waren 33 Bazillenträger!“

Beispiele solcher Art brachte der Vortragende in grosser Zahl. Zugleich aber zeigte er, dass nicht etwa stets und überall Bazillenträger umherlaufen, sondern dass in jedem einzigen Fall ein Erkrankungsherd als Quelle nachgewiesen werden konnte. Er zeigte ferner, dass die Erkrankungen oft ganz harmlos verlaufen, als einfache Unpässlichkeit, leichter Schnupfen u. dergl. Je höher die Zahl solcher voraufgegangenen Erkrankungen, um so grösser nachher die Zahl der gefundenen Bazillenträger. In vielen Fällen konnte durch das Zusammenwirken von Schule, Schularzt und Untersuchungsamt ganz genau die Quelle der Infektion, auch wenn sie ausserhalb der Schule gelegen, nachgewiesen werden.

In der Sitzung des Vereins für innere Medizin und Kinderheilkunde vom 11. Dezember 1911 wurde mitgeteilt, dass im städtischen Kaiser und Kaiserin Friedrich-Kinderkrankenhause Untersuchungen angestellt worden sind, um festzustellen, unter welchen Umständen und wie lange die Diphtheriebazillen verbreitet werden. Dr. Sommerfeld fand bei einer Reihe von sonst gesunden Kindern wirkliche Diphtheriebazillen, ferner bei etwa 50 % der aus dem Krankenhaus entlassenen, diphtheriekrank gewesenen Kinder und bei 36 % ihrer Angehörigen. Alle diese Bazillenträger können, wie Dr. Sommerfeld betonte, zur Verbreitung der Diphtherie beitragen. Leider kann man, wie der Leiter der Kinderklinik in der Charité, Geheimrat Heubner, bestätigte, die krank gewesenen Kinder nicht so lange im Krankenhause behalten, bis sie keine Bazillen mehr beherbergen, weil dazu weder Platz noch Geld ausreichen. Vielleicht würde sich nach Heubner's Vorschlag die Angliederung von Genesungsstationen an die Krankenhäuser empfehlen: man könnte auf diese Weise zahlreiche Bazillenträger isolieren. Geheimrat Heubner, Professor Finkelstein und andere Kinderärzte wiesen auf die Schwierigkeit dieser Isolierung hin. So wichtig übrigens die Bazillenträger sind, die Ausbreitung und Schwere einer Diphtherieepidemie ist nicht auf ihr Konto allein zu setzen; bei der gegenwärtigen Epidemie spielt nach Heubner noch irgend ein unbekanntes Moment mit. Möglicherweise ist es in der auch unter den kleinen Kindern stark verbreiteten Grippe zu suchen. Dass auch die Masern eine Diphtherieinfektion sehr gefährlich machen, ist schon eine altbekannte ärztliche Erfahrung."

Nach den hier und anderwärts berichteten Befunden über die Zahl gesunder Diphtheriebazillenträger habe ich im Jahre 1901 in meinem Diphtheriebuch diese sehr unterschätzt. Ich stützte mich damals namentlich auf die Untersuchungen von Löffler, der (8. Internationaler Kongress für Hygiene und Demographie) hierzu sagte:

„Von recht erheblicher Wichtigkeit für das Verständnis der diphtherischen Infektion ist nun noch eine Tatsache, welche ich bereits in meiner ersten Arbeit festgestellt hatte, und welche lange Zeit der Anerkennung des Diphtheriebazillus als ätiologischen Moments entgegengestanden hat, d. i. das Vorkommen von Diphtheriebazillen bei gesunden Individuen, ohne dass dieselben irgend welche krankhaften Erscheinungen machen. Zahlreiche Forscher haben diese Tatsache bestätigt, so C. Fraenken bei uns, Roux und Yersin in Paris. Heute erscheint dieses Faktum uns nicht mehr wunderbar, nachdem bei gesunden Individuen, welche der cholerischen Infektion ausgesetzt gewesen sind, Cholerabazillen in den Fäzes nachgewiesen sind. Bei der enormen Verbreitung, welche das Diphtherievirus überall bei uns gefunden hat, ist es selbstverständlich, dass die Diphtheriebazillen in die ersten Wege zahlreicher Individuen gelangen. Wie bei der Cholera erkrankt nur ein Teil der befallenen Individuen, ein anderer Teil aber nicht. Während unserer letzten Greifswalder Epidemie habe ich Gelegenheit gehabt, nach dieser Richtung einige interessante Beobachtungen zu machen.

Nachdem in mehreren Schulen Diphtheriefälle vorgekommen waren, wurde seitens der Sanitätskommission eine ärztliche, von Zeit zu Zeit zu wiederholende Untersuchung sämtlicher Schulkinder angeordnet und von den verschiedenen medizinischen Universitätsinstituten auch durchgeführt. Das hygienische Institut beteiligte sich ebenfalls an diesen Untersuchungen. Ich habe nun diese günstige Gelegenheit benutzt, und 160 Kinder mit meinem Assistenten Dr. Abel bakteriologisch untersucht. Bei vier von diesen fanden sich am nächsten Tage auf den Blutserumröhrchen echte Diphtheriebazillen. Bei sofortiger persönlicher Erkundigung in der Schule ergab sich, dass einer von diesen Bazillenträgern, welche bei der Okularinspektion, wie ich ausdrücklich betonen möchte, nicht krank befunden waren, in der Schule fehlte. Er war an Diphtherie erkrankt. Bei dem zweiten wurde eine floride Diphtherie entdeckt. Der Junge war etwas torpide, hatte zu Hause nicht geklagt und sass nun mit seiner Diphtherie zwischen seinen Mitschülern. Der dritte hatte eine leichte Mandelentzündung ohne irgend welche subjektiven Beschwerden, und der vierte war ganz gesund. Die beiden letzteren erkrankten auch nicht, wiewohl bei dem einen erst nach drei Tagen, bei dem andern sogar erst nach zehn Tagen die Bazillen aus dem Rachen verschwanden. Bei elf von den Kindern wurden ausserdem noch sogenannte Pseudodiphtheriebazillen gefunden, welche von manchen, so von Roux und seinen Mitarbeitern, für eine abgeschwächte, oder sagen wir lieber nicht virulente Art der Diphtheriebazillen, von mir aber für eine ganz andere Bakterienart gehalten werden."

Angesichts der grossen Zahl der gesunden Bazillenträger, die, wie wir gesehen haben, unter Umständen bis über 50% der untersuchten, nicht-diphtheriekranken Personen im Jahre 1912 in Berlin betragen hat, halte ich die Isolierung der Bazillenträger nicht bloss für schwierig, sondern für praktisch unausführbar. Es ist gewiss anzuerkennen, wenn aus humanitären Gründen den Lehren der Bakteriologie über Ansteckungsmöglichkeiten Rechnung getragen wird. Wollten wir aber auch nur diejenigen Menschen, von welchen Diphtherie und Tuberkulose auf andere übertragen werden kann, vom öffentlichen Verkehr ausschalten, dann würden wir den Zustand verwirklichen, den Goethe gegenüber Herder's „Traumwünschen" und zuweit getriebenen Humanitätsrücksichten befürchtete, wenn er entgegnet:

„Auch muss ich selbst sagen, ich halte es für wahr, dass die Humanität endlich siegen wird; nur fürchte ich, dass zu gleicher Zeit die Welt ein grosses Hospital und einer des andern humaner Krankenwärter sein wird."

Aus dem oben zitierten Bericht von Lennhoff mögen noch folgende Ausführungen betreffend die prophylaktische Diphtheriebekämpfung in Schulen an dieser Stelle Platz finden:

„Zwischen geschlossenen Erziehungsanstalten und Schulen ist ein Unterschied zu machen, da ja doch in ersteren die Kinder verbleiben. Hier ist das Behring'sche Diphtherieserum zur Schutzimpfung wichtig. Der Schutz ist nicht absolut sicher, hält auch nur einige Wochen vor, aber im allgemeinen gerade lange genug, um in der Zeit höchster Gefahr wirksam zu sein. Der Schulschluss hat untergeordnetere Bedeutung. Er nützt gar nichts, wenn hinterher wieder die Bazillenträger in die Klasse kommen."

Von Interesse ist auch folgende Zusammenfassung der Diskussionsbemerkungen: „Der Leiter des Charlottenburger Untersuchungsamts, Prof. Dietrich, berichtete über die dortigen Erfahrungen, die sich im wesentlichen mit den Berliner decken. Nur in den Bekämpfungsmassregeln ist man weiter gekommen, dank der Tätigkeit des Stadtmedizinalrats. Fussend auf der Bestimmung des Seuchengesetzes, dass bei Schulepidemien die Schulbehörde zur Ergreifung aller geeigneten Massnahmen berechtigt ist, wurde dort die Untersuchung auf Bazillenträger ganz allgemein verfügt, so dass sie fast automatisch eintritt. Auch werden die vom Schulbesuch ferngehaltenen Kinder dauernd von den Stadtärzten überwacht. Hier wurde der Neid der anwesenden Berliner Schulärzte rege. In Berlin muss nämlich der Schularzt die bakteriologische Untersuchung gesunder Kinder erst bei der Schuldeputation beantragen, kann sie nicht ohne weiteres veranlassen. Dass dadurch kostbare Zeit verloren geht, bedarf keiner Erörterung. Dr. Alfred Bruck zeigte die Bedeutung der Nase als Obdach der Bazillen, und Dr. Seligmann bestätigte, dass besonders bei Epidemien in Säuglingsanstalten die Nasendiphtherie überwiegt. Geh. Rat Nesemann vom Polizeipräsidium teilte mit, dass in diesem Jahre in Berlin schon 7000 Diphtherieerkrankungen zu verzeichnen sind, vornehmlich im N. und NO., also in den Gegenden der grössten Wohndichtigkeit. Dr. Sommerfeld vom Kaiser und Kaiserin Friedrich-Kinderkrankenhaus setzte auseinander, dass es dort gar nicht möglich sei, klinisch geheilte Kinder so lange zurückzubehalten, bis sie keine Bazillen mehr haben.

Einmal könnte man dann die Schwerkranken wegen Platzmangels nicht mehr aufnehmen, sodann aber fehlt es den Eltern an Geld, lange Zeit hindurch Pflegekosten zu bezahlen. Geh. Rat Baginsky sprach ebenfalls gegen den Schulschluss als Angstmassregel. Was fängt man mit den Kindern ausserhalb der Schule an? Seit mehreren Jahrzehnten hat Baginsky nicht so überaus schwere Diphtheriefälle gesehen wie jetzt. Stets handelt es sich um Fälle, bei denen Serum nicht früh genug angewendet worden war. Nie hat sich die Wirksamkeit des Serums glänzender gezeigt als jetzt, denn trotz der schweren Epidemie starben in seinem Krankenhause nur 13 von 100 kranken Kindern, vor dem Serum stieg die Zahl manchmal bis auf 80! Generalarzt Kühne erklärte sehr einfach, warum nicht öfter Serum angewendet wird. Es kostet viel Geld, und das haben die Eltern nicht. Also: es müssen öffentliche Gelder zur Serumbeschaffung für Minderbemittelte ausgeworfen werden."

VI. Die klinische und bakteriologische Diphtheriediagnose.

Die Begründung der bakteriologischen Diphtherieätiologie durch Löffler hat die Stellungnahme der Aerzte in bezug auf die Diagnose der Diphtherie, sowohl in der Krankenhauspraxis wie in der Privathauspraxis, wesentlich verändert. Kliniker und Aerzte sind aber noch sehr weit davon entfernt, darüber einig zu sein, welche Krankheitsformen im konkreten Falle für die statistischen Schemata in die Rubrik Diphtherie einzutragen sind. Man ist in der statistischen Praxis noch nicht einmal so weit gekommen, die begriffliche Trennung von Diphtherie und Croup endgültig zu beseitigen! Auch diejenigen Autoren, welche den Krankheitsnamen Diphtherie einerseits auszudehnen und andererseits einzuschränken bestrebt sind auf Krankheitsformen, die dem Bretonneau'schen Diphtheriebegriff entsprechen, und die hervorgerufen werden durch die Klebs-Löffler'schen Stäbchen, kommen in der Praxis keineswegs immer zu demselben Ergebnisse. Alle diese Autoren sind zwar im Prinzip darüber einig, dass eine ganz einwandsfreie Diphtheriediagnose beim Menschen sich stützen muss auf Merkmale von dreierlei Art, nämlich auf:

1. anatomische, d. h. örtlich begrenzte, sichtbare Symptome der Erkrankung,
2. allgemeine Krankheitssymptome (Krankheitsgefühl, Dyspnoe, Fieber, Albuminurie usw.),
3. ätiologische Merkmale (Kontagiosität, Nachweis von Diphtheriebazillen, Antikörper im Blut);

wie aber in dem Fall, dass Merkmale der einen oder der anderen Art nicht in einwandsfreier Weise oder gar nicht nachgewiesen werden können, die Entscheidung zu treffen ist, darüber gehen in der Theorie die Meinungen weit auseinander, und in der Praxis begegnen wir der Tatsache, dass ein Teil der fachmännischen Autoritäten eine fast vollkommene Uebereinstimmung zwischen den Ergebnissen der symptomatisch-klinischen Diagnose und der auf den Nachweis der Klebs-Löffler'schen Bazillen sich stützenden Diagnose findet, während ein anderer Teil kaum für die Hälfte der symptomatologisch diagnostizierten Diphtheriefälle auf Grund des Bazillennachweises ihr „Placet" abgeben kann. Wie im

Laufe der Jahre die Verhältnisse sich gestaltet haben in bezug auf die bakteriologische Bestätigung symptomatologischer Diphtheriediagnosen, dafür will ich im folgenden einige Zahlenangaben machen. Zur Namengebung bemerke ich vorweg, dass Löffler den Namen Diphtherie, ausser auf die Bretonneau'sche Diphtherie des Menschen, auch noch auf ätiologisch ganz verschiedene tierische Infektionskrankheiten angewendet und für dieselben als Erreger bakterielle Mikroorganismen entdeckt hat, welche mit dem gleichen Recht, beispielsweise bei der Geflügeldiphtherie und der Kälberdiphtherie, als Löffler'sche Diphtheriebazillen bezeichnet werden, wie die Erreger der Bretonneau-Löffler'schen Diphtherie. Es empfiehlt sich daher, um Verwechselungen zu vermeiden, die Erreger der letzteren Klebs-Löffler'sche Bazillen zu nennen, was um so mehr berechtigt ist, als Löffler selbst in seiner grundlegenden Arbeit die Bezeichnung „Klebs'sche Stäbchen" eingeführt hat. Wo Verwechselungen ausgeschlossen sind, werde ich einfach Diphtheriebazillen sagen und abgekürzt Db. schreiben.

Vom Zeitpunkt des Erscheinens der Löffler'schen Diphtheriearbeit gerechnet vergingen 5 Jahre, bevor die ätiologische Bedeutung der Db. allgemeinere Anerkennung fand; und ehe der Db.-Nachweis für die Diphtheriediagnose in der ärztlichen Praxis systematisch verwertet wurde, verging noch längere Zeit. Bis zum Jahre 1891 zählte Tangl nicht viel mehr als 500 Fälle in der deutschen und ausserdeutschen Literatur, auf welche die bakteriologische Diphtheriediagnose angewendet worden war (Escherich, Aetiologie und Pathologie der epidemischen Diphtherie. 1894. S. 22). Ueberdies war nur ein sehr kleiner Teil dieser Fälle klinischerseits untersucht worden. Der grösste Teil betraf ausgesuchte typische Diphtheriefälle, an welchen Bakteriologen und pathologische Anatomen sich von der Konstanz des Bazillenbefundes überzeugen wollten. Der Befund war in den bis zum Jahre 1891 von Tangl und Escherich zusammengestellten Fällen zu ca. 95 % positiv.

Als vom Jahre 1891 ab in den Kliniken kontinuierliche Zahlenreihen, betreffend den Bazillennachweis bei den mit der Diagnose Diphtherie eingelieferten Patienten, gesammelt und veröffentlicht wurden, da stellte sich das Prozentverhältnis für die positiven Untersuchungsergebnisse zunächst weniger günstig. Für die Jahre 1891 bis 1893 gibt in dieser Beziehung ein anschauliches Bild die nachfolgende Tabelle Escherich's:

	Zahl der klinischen Fälle	davon mit Bazillen
Roux und Yersin (Paris)	80	61
Morel (Paris)	86	66
Martin (Paris)	200	128
Park (New-York)	159	54
Baginsky (Berlin) . . .	154	118
	679	427 = 62 %.

Aus dem Jahre 1894 berichtet dagegen Heubner („Behandlung der Diphtherie" 1895) über 213 in die Charité mit der Diagnose Diphtherie eingelieferte Fälle mit 92,5 % Bazillennachweis. Dazu bemerkt Heubner (l. c. S. 17): „Rechne ich meine sämtlichen Fälle zusammen, so kommen bei sorgfältiger Analyse jedes einzelnen Falles im ganzen auf 558 untersuchte Fälle streng genommen nur 7 Fälle, bei welchen nach dem Stadium der Krankheit, der Lokalisation der Ausschwitzungen, dem

Gesamtcharakter des Verlaufes, die Bazillen hätten vorhanden sein sollen, aber nicht nachgewiesen werden konnten."

Aus der Heubner'schen Charité-Kinderklinik liegt noch vom Jahre 1899 („Die Therapie der Gegenwart". Dezemberheft) eine Mitteilung von Slawyk vor, welcher zufolge die bakteriologische Untersuchung unter 689 Fällen 680mal ein positives Resultat gab (98,7 %). Wenn in 9 Fällen (1,3 %) keine Diphtheriebazillen vorgefunden wurden, so glaubt Slawyk dafür die Schwierigkeit der Entnahme des Untersuchungsmaterials von besonders ungebärdigen Kindern verantwortlich machen zu können.

Kossel (20. Jahrgang der Charité-Annalen) berichtet nach ausserordentlich sorgfältiger Analyse von 265 mit der Diagnose Diphtherie in das Institut für Infektionskrankheiten eingelieferten Fällen, dass er 92 % derselben durch die bakteriologische Diagnose als echte Diphtheriefälle bestätigen konnte: in 22 Fällen (8 %) gelang ihm der Db.-Nachweis nicht. Von diesen 22 Fällen waren 6 ohne die bakteriologische Untersuchung von der Diagnose Diphtherie auszuscheiden, da es sich bei ihnen um lakunäre Angina (s. u.) handelte, in den übrigen 16 Fällen sprach der weitere Verlauf gegen das Vorhandensein von Diphtherie. In keinem der 22 Fälle mit negativem Db.-Befund trat der Tod ein, und in keinem Falle wurden die der Diphtherie eigentümlichen Nachkrankheiten beobachtet.

Die von Heubner und Slawyk berichteten Zahlenverhältnisse aus dem Kinderkrankenhaus der Charité und die Fälle von Kossel aus der Krankenabteilung des mit der Charité verbundenen Instituts für Infektionskrankheiten sind gewonnen durch die bakteriologische Untersuchung an Ort und Stelle: symptomatologischer Aufnahmebefund, Entnahme des Materials für die bakteriologische Untersuchung, die Ausführung der letzteren, die wissenschaftliche Verarbeitung des gesamten Beobachtungsmaterials — Alles war hier in einer Hand vereinigt. Das ist nicht der Fall gewesen in den Diphtherie-Untersuchungsstationen, über welche Max Neisser und B. Heymann im Jahre 1899 (Klinisches Jahrbuch) ein zusammenfassendes Referat geliefert haben, welches folgendermassen lautet:

„Berichte über Diphtherie-Untersuchungsstationen liegen bisher nur in mässiger Anzahl vor. Die erste diesbezügliche Arbeit von Schrenk[1]) schildert die Einrichtungen der Untersuchungsstelle zu New York, welche noch mehrfach ausführlich von Kolle[2]), zugleich mit der Beschreibung der Tuberkulose-Untersuchungsstation, sowie von Biggs[3]), Park[3][4]) und Beebe[5]) und schliesslich von Welch[6]) auf dem Kongress für Hygiene

1) Schrenk, Wiener med. Wochenschr. 1894.

2) Kolle, W., Zur Prophylaxis von Tuberkulose und Diphtherie. Zeitschr. für Hygiene. Bd. 19.

3) Biggs, Park und Beebe, Report on bacteriological investigations and diagnosis of diphtheria. Health Department City of New York. New York 1895. (Ref. Zentralbl. f. Bakt. 1895. I.)

4) Biggs, Diphtheria. Important communication from New York. The British med. Journ. 1894. III. (Ref. Baumgarten's Jahresbericht. 1894.)

5) l. c.

6) Welch, William H., Bacteriological investigations of diphtheria in the United States. (A Report in Behalf of the American Committee on Diphtheria to the Eight

und Demographie 1894 zu Budapest mitgeteilt wurden. Wie schon erwähnt, werden in New York an zahlreichen Stellen der Stadt Apparate zur Entnahme des diphtherieverdächtigen Materials deponiert. Dieselben bestehen in einem kleinen Kasten mit 2 Röhrchen, von denen das eine steriles, schräg erstarrtes Blutserum, das andere einen gestielten, gleichfalls sterilen Wattebausch enthält. Eine beigelegte Gebrauchsanweisung besagt, dass der Arzt nach der Entnahme von Material mittels des Wattebausches entweder die Impfung des anderen Röhrchens sogleich vornehmen oder auch ohne dieselbe beide Röhrchen an die Station zurücksenden kann, von wo sie abends in die Zentralstelle gebracht werden. Von den 5611 Fällen, die auf diese Weise von Mai 1893 bis zum Mai 1894 untersucht wurden, wiesen 58,5 % Diphtheriebazillen auf, während sich in 27 % dieselben nicht vorfanden und die übrigen 15 % unentschieden gelassen werden mussten.

Weiterhin berichtet Shuttleworth[1]) über die Diphtheriestation zu Toronto. Dieselbe schliesst sich in ihren Einrichtungen im allgemeinen denen von New York an. Nur wurden an die Aerzte lediglich die Wischer, nicht auch die Nährbodenröhrchen ausgegeben. Aus dem Bericht ist ferner hervorzuheben, dass der Verfasser eine Trennung zwischen den Hospitalfällen und den aus der Privatpraxis von Aerzten eingelaufenen Fällen macht. Es zeigte sich hierbei, dass von den 188 Hospitalfällen 75 %, von den 60 Privatfällen hingegen nur 61,7 % ein positives Ergebnis hatten.

In Europa ahmten einzelne Institute die vielerprobten amerikanischen Entnahmeapparate mit kleinen Modifikationen nach, während andere es mit einfacheren und billigeren Modellen versuchten. Zu ersteren gehören die Untersuchungsstationen in Zürich und St. Petersburg. In Zürich gelangen nach dem Berichte Glücksmann's[2]) ganz gleiche Apparate wie die Rachenwischer in New York zur Ausgabe. Nur hält man es — wohl mit Rücksicht auf die weiten Entfernungen, die zum Teil bis zu den Depots zurückzulegen sind — für richtig, dem Arzt in einem Paket sogleich 2 Entnahmeapparate in die Hand zu geben, damit er bei weiteren Entnahmen in der Rekonvaleszenz oder von Angehörigen keinerlei Umstände mehr hat. Nährbodenröhrchen werden nicht beigelegt. Glücksmann's Bericht umfasst im ganzen 1660 Fälle, von denen in 53 % Diphtheriebazillen nachgewiesen wurden. Etwas komplizierter sind die Apparate, welche, wie Kresling[3]) mitteilt, das chemisch-bakteriologische Laboratorium der Petersburger pharmazeutischen Gesellschaft ausgibt. Dieselben bestehen aus einem Wattebausch, der an einem Aluminiumdraht angebracht, mit feinem Tüll umhüllt und mit 10 proz. (0,2—0,3 % NaCl enthaltender) Glyzerinlösung befeuchtet ist. Der Verschluss ge-

International Congress of Hygiene and Demography held in Budapest 1.—9. Sept. 1894.) The American Journ. of the Med. Soc. Oct. 1894. (Ausführlich ref. Hygien. Rundschau. 1895. 1.)

1) Shuttleworth. Laboratory notes on the bacteriology of diphtheria. Lancet. Vol. 2. p. 665. 1895. Ref. Baumgarten's Jahresbericht. 1895.

2) Glücksmann. Ueber die bakteriologische Diagnose der Diphtherie. Zeitschr. f. Hyg. Bd. 22. H. 3.

3) Kresling. Die bakteriologische Untersuchung der diphtherieverdächtigen Halsbeläge. Pharmazeut. Zeitschr. f. Russland. Petersburg 1896. (Ref. Zentralbl. f. Bakt. 1898.)

schicht mittels paraffinierter Wattestopfen. Die Frequenz dieser Untersuchungsstation betrug vom 1. März bis 31. Dezember 139 Fälle, von denen 43 bakteriologisch als echte Diphtherie erkannt wurden.

Etwas anders waren die Entnahmeapparate in Königsberg beschaffen. Nach der Angabe v. Esmarch's[1]) enthielten dieselben in einem kleinen Kuvert etwa erbsengrosse, sterile Schwammstückchen, welche bei der Entnahme mit der Pincette gefasst und nach der Entnahme in demselben Enveloppe an die Untersuchungsstelle zurückgesandt wurden. Diese Methode bewährte sich nach den Mitteilungen Dräer's[2]) recht gut und hat vor den Wischern den Vorzug grösserer Billigkeit. Von Oktober 1894 bis Oktober 1895 kamen auf diese Weise 400 diphtherieverdächtige Fälle zur Untersuchung, von denen nur 115 echte Diphtheriebazillen ergaben.

Noch einfacher verfuhr man, wie Haegler[3]) berichtet, in Basel, wo an Stelle des Schwammstückchens ein kleiner steriler Wattebausch gesetzt wurde. Aus diesem Bericht ist besonders hervorzuheben, dass in dieser relativ kleinen Stadt 5 Untersuchungsstellen an verschiedenen Universitätsinstituten eingerichtet waren.

Noch weiter ging Kurth[4]), der, als Direktor des Hygienischen Laboratoriums zu Bremen, als einer der ersten in Europa eine Diphtherieuntersuchungsstelle an seinem Institute errichtete. Er liess nämlich einen sterilen Wattebausch des Reagenzröhrchens, das eventuell zur Aufnahme von Membranstückchen dienen sollte, als Wischer benutzen, zieht allerdings jetzt wohl auch die gestielten Rachenwischer seiner ursprünglichen Methode vor. Uebrigens hatte er auch mit dieser recht zufriedenstellende Resultate. Denn in der kurzen Zeit vom 8. Oktober 1894 bis 31. Januar 1895 belief sich die Zahl der Untersuchungen auf 118, von denen bei 74 Loeffler'sche Bazillen nachgewiesen wurden.

Am meisten Schwierigkeiten scheint die Art und Weise der Entnahme des diphtherieverdächtigen Materials und sein Transport an die Untersuchungsstelle in Paris gemacht zu haben. Denn das Observatorium von Montsouris empfahl hierzu, wie A. J. Martin[5]) berichtet, ein kompliziertes Besteck. Trotzdem erfolgte auch hier eine rege Inanspruchnahme der Station. Denn schon nach Ablauf eines halben Jahres hatte die Zahl der Untersuchungen die Höhe von 1162 erreicht.

Ausser den erwähnten Autoren haben noch Igl[6]) über die Diphtherieuntersuchungsstelle in Brünn, und Joos[7]) über die im Institut de

1) v. Esmarch, Die Durchführung der bakteriologischen Diagnose der Diphtherie. Vortrag, gehalten den 10. Dezember 1894. Deutsche med. Wochenschr. 1895. Nr. 1.

2) Dräer, Die bakteriologische und klinische Diagnose „Diphtherie". Deutsche med. Wochenschr. 1896. Nr. 18.

3) Haegler, Bemerkungen zur Diagnose der „Diphtherie". Korrespondenzbl. f. Schweiz. Aerzte. 1896. Nr. 2.

4) Kurth, Die Ergebnisse bei der allgemeinen Anwendung des Diphtherieheilserums in Bremen in der Zeit vom 8. Oktober 1894 bis 31. Januar (30. April) 1895. Deutsche med. Wochenschr. 1895. Nr. 27.

5) Martin, A. J., Prophylaxe sanitaire à Paris. Revue d'Hygiène. 1896. p. 102.

6) Igl, Die Diphtherie in Brünn während der Jahre 1882 bis 1895 in epidemiologischer Hinsicht. Oesterreich. Sanitätswesen. 1896. Nr. 26.

7) Joos, Une nouvelle méthode pour le diagnostic bactériologique de la diphthérie. Journ. méd. de Bruxelles. 1896. No. 19. (Ref. Zentralbl. f. Bakt. 1897.)

bactériologie du Parc Léopold zu Brüssel errichtete berichtet. Die Frequenz an der letzteren betrug 519 Untersuchungen, darunter 305 mit positivem Resultat.

Die Breslauer Station wurde am 26. Juli eröffnet und die Kosten während des 1. Semesters versuchsweise vom Kultusministerium gedeckt.

Der für die Breslauer Station vom Geheimrat Flügge aufgestellte Plan war folgender: In allen Apotheken sollen Entnahmeapparate vorrätig sein, welche vom Institut in fertigem Zustande kostenfrei abgegeben und auch von den Apotheken kostenfrei an Aerzte verausgabt werden sollen. Der Arzt bezieht den Apparat aus der Apotheke, macht damit die Entnahme beim Patienten und liefert den Apparat wieder an die Apotheke ab. Die Apotheke meldet dem Hygienischen Institut telephonisch, dass ein Apparat abzuholen sei, und das Institut schickt seinen Boten zur Abholung. Nach Fertigstellung der Diagnose im Institut wird dem Arzt die Antwort, wenn möglich durch Telephon, sonst direkt durch Boten, mitgeteilt.

Auf Wunsch bekamen auch vielbeschäftigte Aerzte mehrere sterile Apparate in die Wohnung geliefert, und die Abholung erfolgte dann auf telephonische Nachricht von der Wohnung aus.

Auswärtige Aerzte liessen sich von uns oder von den Apotheken Apparate schicken. Die Antwort erfolgte telegraphisch.

Um die Apotheker zur Mitwirkung heranziehen zu können, war es nötig, mit dem Regierungsmedizinalrat von Breslau in Verbindung zu treten, welcher dem Unternehmen eine gleiche Bereitwilligkeit entgegenbrachte, wie der Polizeipräsident. Es war dann noch die Ausarbeitung einer Instruktion für die Apotheker notwendig, in welcher hauptsächlich zwei getrennte Aufbewahrungsorte für die benutzten und die unbenutzten Apparate verlangt wurden. Ferner wurde darauf hingewiesen, von welcher Wichtigkeit die Schnelligkeit der Meldung sei. Wir möchten an dieser Stelle betonen, dass wir im ganzen mit der Mitwirkung der Apotheken sehr gute Erfahrungen gemacht haben. Wenn einmal Unregelmässigkeiten oder Versäumnisse vorkamen, so waren dies sehr seltene Ausnahmen, welche auch sofort rektifiziert wurden. Es sei bemerkt, dass wir jetzt 34 Apotheken in Breslau haben, von denen 32 Telephonanschluss besitzen. Das Institut hat eine ziemlich zentrale Lage, hat direkte Pferdebahnverbindung und ist von der am meisten entlegenen Apotheke in etwa 25 Minuten zu erreichen. Ausser dieser Instruktion für die Apotheker wurde noch eine Mitteilung an die Breslauer Aerzte veröffentlicht, in welcher den Aerzten die Einrichtung der Station kurz bekannt gegeben wurde.

Die zur Entnahme der Probe bestimmten kleinen Instrumente bestanden im wesentlichen aus einer kurzen starken Stahlsonde, deren eines zugespitztes Ende in einem Korkstopfen steckte. Das andere Ende trug einen ovalen Messingknopf und war am Ende des Knopfes leicht gezähnt. Dieses Ende wurde mit einem kleinen Stückchen reiner Watte umwickelt. Ein Fixieren der Watte mittels Faden, wie es anfangs geschah, erwies sich späterhin als überflüssig.

Die Sonde hing frei in einem starkwandigen Reagenzglase, welches durch den erwähnten Korkstopfen verschlossen und dessen Rand nicht umgekrempelt war. Es befand sich in einer viereckigen Holzkapsel, wie sie zur Versendung von Reagentien so vielfach benutzt werden.

Der Holzbüchse schliesslich waren zwei Scheine beigegeben, deren einer eine kurze Gebrauchsanweisung für den Arzt, deren anderer, „der Begleitschein“, einige Fragen enthielt. Diese Fragen waren nicht sowohl im statistischen Interesse gestellt, als vielmehr deshalb, um einige Anhaltspunkte für die praktische Bedeutung des Falles zu gewinnen und eine Kontrolle über den ganzen Betrieb zu haben. Wir hatten damit ein Mittel in der Hand, um die Tätigkeit der Apotheken zu kontrollieren. Wir erfuhren, wann der Arzt die Entnahme gemacht hatte, und sahen, wann die Apotheken diesen Fall gemeldet hatten. Es ist ferner gar nicht so selten vorgekommen, dass uns derselbe Fall zweimal am selben Tage von zwei Aerzten zugeschickt wurde. Es war uns dann möglich, die beiden Proben zu identifizieren.

Auch die Angabe einiger wichtiger klinischer Symptome kann für die Diagnose von Wichtigkeit sein. So wurden z. B. häufig genug am späten Vormittag gleichzeitig mehrere Fälle eingeliefert. Aus den Begleitscheinen ging hervor, dass es sich bei allen, bis auf einen, um Nachuntersuchungen oder um Untersuchungen von Angehörigen der Patienten handelte. Nur in einem Falle vielleicht lag eine akute, bedrohliche, zweifelhafte Erkrankung vor. Es war dann möglich, diesen Fall zuerst zu untersuchen, die anderen Fälle aber erst in zweiter Linie zu berücksichtigen. Es war uns ferner von grosser Wichtigkeit, zu erfahren, ob schon eine lokale Behandlung Platz gegriffen hatte, zu erfahren, ob Desinfizientien angewendet waren. Denn in einem solchen Falle baten wir bei negativem Ausfall der Diagnose sofort um eine zweite zweckentsprechendere Entnahme.

An diesen vereinzelten Beispielen wollten wir zeigen, dass es für eine Station wichtig ist, schon bei Eintreffen des Falles in wesentlichen Punkten über den klinischen Krankheitsfall orientiert zu sein. Und auch die Namen- und Wohnungsangaben sind nicht ohne Bedeutung: beides stiess bei vereinzelten Aerzten auf Widerstand. Einerseits fürchteten sie durch die Namenangabe eine unberufene behördliche Einmischung in ihre Praxis, andererseits meinte ein Arzt, wir müssten auch ohne klinische Angaben die Diagnose stellen können. Den ersten Punkt kann man nur durch andauernde Diskretion den Aerzten gegenüber widerlegen, der zweite Punkt bedarf aber gar keiner Widerlegung, denn dass wir eben rein bakteriologisch urteilen müssen, liegt auf der Hand. Wenn wir gleichwohl mit Nachdruck um die Ausfüllung der Begleitscheine baten, so geschah das nicht, um uns die Diagnose zu erleichtern, sondern mit Rücksicht auf die angeführten Möglichkeiten, dass also die Diagnose besonders eilte, dass eine negative Diagnose sofort einer Nachuntersuchung bedurfte usw.

Auf den Begleitscheinen stand schliesslich die Frage, wohin dem Arzt die Antwort zu geben wäre. Sehr häufig wurde die Antwort telephonisch erledigt, auch dann, wenn nicht der Arzt selbst, sondern Angehörige des Arztes am Telephon erschienen. Einiger schlechter Erfahrungen halber haben wir es uns allerdings später zum Prinzip gemacht, jeder Antwort, welche telephonisch erledigt worden war, noch eine schriftliche Antwort nachzusenden.

Anweisung, Begleitschein und Holzbüchse wurden von einem Kuvert umschlossen, welches aus einem starken gewebten Papier bestand. Der Verschluss des Kuverts bestand in einer Messingklammer, welche von dem Arzt wieder anzubringen war. Ausserdem mussten wir aber, wie auch der Arzt und der Apotheker, die Gewähr haben, dass der betreffende Entnahmeapparat nur einmal, eben von dem entnehmenden Arzte, geöffnet worden war. Es lag sonst die Möglichkeit vor, dass ein in der Apotheke abgelieferter, mit infektiösem Material beladener Apparat in der Apotheke mit einem sterilen verwechselt wurde, dass uns also ein steriler, einem Arzte aber ein gebrauchter Apparat ausgehändigt wurde. Nach vielfachen Versuchen hat sich als das einfachste, billigste und sicherste Mittel ein roter Streifen bewährt, welcher einen entsprechenden Aufdruck trägt und welcher den Kuvertzipfel verschliesst, also bei der ersten Oeffnung des Kuverts notwendigerweise durchrissen werden muss. Der Apotheker aber darf an die Aerzte nur intakte Apparate ausliefern.

Wir erwähnen alle diese Kleinigkeiten, weil sie, wie die Erfahrung bewiesen hat, für die Erfolge einer Station von Bedeutung sind.

Die Sterilisation der Apparate im Institut geschah derart, dass die mit Watte umwickelte Sonde in das Reagenzglas kam, aber ohne den Korkstopfen, der vielmehr während der Sterilisation durch einen leichten Wattepfropf ersetzt wurde. Dann wurde das Reagenzglas mit Inhalt im Trockenschrank sterilisiert. Die Korkstopfen waren gewöhnlich neu und bedurften im allgemeinen einer Sterilisation nicht. Gelegentlich wurden sie aber für längere Zeit in Sublimat gelegt. Das Befestigen der sterilisierten Sonde in den Korkstopfen bedarf einiger Uebung und besonderer Sorgfalt, denn sie darf dabei nicht aus dem Reagenzglas herausgenommen werden, sie muss aber andererseits fest in den Kork hineingesteckt werden. Wir geben gern zu, dass der Korkverschluss einer Verbesserung fähig ist, aber Watte ist als Verschlussmaterial nicht brauchbar. Wir sind zurzeit damit beschäftigt, den Korkpfropfen durch einen Asbestpfropfen zu ersetzen.

Es wurde dafür Sorge getragen, dass in jeder Apotheke dauernd mehrere Apparate vorrätig waren.

Der Bote, welcher die beschickten Apparate ins Institut brachte, durfte den Apparat nirgends anders deponieren, auch für Augenblicke nicht, als in der Station und auch da nur auf einem bestimmten Teller. Es war uns auch deshalb nicht erwünscht, dass die Aerzte uns die beschickten Apparate durch Angehörige des Patienten oder durch ihren Diener zuschickten. Denn wir konnten dann nicht die Garantie dafür übernehmen, dass der Apparat sofort und unangetastet an die richtige Stelle kam. Wir haben das gelegentlich den Aerzten in Erinnerung bringen müssen.

Der benutzte Apparat lag bis zur Erledigung der Diagnose auf dem Teller und wurde später von dem instruierten und dauernd überwachten Diener vernichtet.

Die benutzten Holzbüchsen, Kuverts und Anweisungen wurden verbrannt, das Reagenzglas in 10 proz. Schwefelsäure gelegt, die Sonde wurde mit einer Pinzette gefasst und im Bunsenbrenner völlig abgeglüht.

Die Pfropfen wurden entweder verbrannt oder sie kamen für mehrere Tage in 1 prom. Sublimat."

„Die Untersuchung erfolgt in der Regel ausschliesslich durch Ausstrich auf Löffler'schem Rinderblutserum, das in Petrischalen bei etwa 100 Grad während 6 Stunden in dem eigens konstruierten Ofen zur Erstarrung gebracht ist. Das Serum wird nicht steril aufgefangen und im Laboratorium durch Zusatz von 2 proz. Chloroform und Kühlhalten im Eisschrank bis zur Verwendung konserviert. Wir benutzen nur ausnahmsweise Serum, welches länger als 8 Tage im Laboratorium aufbewahrt ist. Es sind folgende Präparate anzufertigen:

1. Originalpräparat von der Sonde direkt (wird nach dem Ausstreichen der Platte angefertigt).

Färbung: Fuchsin (Ziehl 1 : 10).

Doppelfärbung mit essigsaurem Methylenblau und Bismarckbraun.

Eventuell Gram-Färbung.

Urteil: Ein negatives Urteil ist auf Grund des Originalpräparates nicht abzugeben, ein positives nur dann, wenn kleine Häufchen typisch gelagerter Bazillen vorhanden sind. Einzelne Bazillen geben keine Berechtigung zur Diagnose. Das Originalpräparat bedarf stets der Nachprüfung mittels Kultur.

2. Klatschpräparat von der Serumplatte, nachdem sie etwa 6 Stunden bei 34—35 Grad gestanden hat. Dieses wichtigste Präparat ist aus äusseren Gründen nicht immer anzufertigen.

Färbung: Fuchsin.

Urteil: Haufen typisch gelagerter und typisch gestalteter Bazillen sind beweisend und berechtigen zur Diagnose. Einzelne Bazillen beweisen nichts. Ein negatives Urteil ist nur dann, und auch da mit grosser Vorsicht zu stellen, wenn überhaupt ausschliesslich Kokken gefunden wurden. Im positiven wie im negativen Falle ist eine spätere Untersuchung, also nach etwa 16 bis 20 Stunden, notwendig.

3. Abstrichpräparat von der Serumplatte nach 12 bis 20 Stunden.

Färbung: Fuchsin.

Doppelfärbung mit essigsaurem Methylenblau und Bismarckbraun.

Zur Unterstützung ist manchmal ein hängender Tropfen oder Gram-Färbung heranzuziehen.

Urteil: Typisch gefärbte und typisch gelagerte und gestaltete Bazillen sind beweisend, ebenso wie ihr Fehlen. Bei Differenzen zwischen dem Ausfall der verschiedenen Färbemethoden ist ein sicheres Urteil nicht immer möglich, eine nochmalige Untersuchung also notwendig: diese Fälle sind bei uns ausserordentlich selten und im letzten Jahre überhaupt nicht mehr vorgekommen. Alle negativen Urteile sind natürlich nur so abzugeben, dass einfach das Nichtgefundensein von Diphtheriebazillen mitgeteilt wird. Bei irgendwelchem Zweifel seitens des Arztes ist sofort um eine zweite Entnahme zu bitten. In seltenen Fällen ist eine Herauszüchtung der Reinkultur und Prüfung derselben angebracht. Die Reinzüchtung erfolgt mittelst Agarplatten, die Prüfung nach den in der zitierten Arbeit niedergelegten Punkten.

Die skizzierten Momente stellen die Grundzüge dar, wie sie bei uns für die Diphtherie-Diagnose in Geltung sind. Dasjenige, was nur durch vielfache Uebung und Erfahrung zu erlernen ist, ist das Bild der „typischen" Gestalt, Lagerung und Färbung. Wir bemerken noch, dass zur Diphtherie-Diagnose ein besonders gutes Mikroskop notwendig ist."

„Es seien hier noch einzelne bemerkenswerte Befunde mitgeteilt. Hinsichtlich der Dauer des Verbleibens von Diphtheriebazillen im Munde können wir grösseres statistisches Material nicht anführen. Wir fanden bei erwachsenen Erkrankten häufig ein überraschend schnelles Verschwinden der Diphtheriebazillen, oft schon nach wenigen Tagen. Bei Kindern dauerte es sehr verschieden lange, bis zu 5 Wochen; in einem Nasenfalle waren sogar 83 Tage lang Diphtheriebazillen nachweisbar, nach 88 Tagen waren sie verschwunden.

Ueberhaupt schienen uns die Nasendiphtherien besonders langdauernd zu sein, welche sich freilich in einem späteren Stadium nur noch als eitriger Ausfluss klinisch bemerkbar machten. Und auch in Fällen, in welchen die Diphtheriebazillen im Rachen trotz abgeheilten lokalen Prozesses besonders lange persistierten, war der eigentliche Sitz des chronischen Prozesses die Nase, freilich dann nur noch als eitriger Schnupfen erkennbar, das Sekret aber enthielt reichlich Diphtheriebazillen. In letzter Zeit haben wir viele Fälle von Rhinitis purulenta zur Untersuchung erhalten und recht oft dabei, aber durchaus nicht regelmässig, Diphtheriebazillen gefunden. Häufig kamen uns auch Fälle vor, in denen nach Entfernung der Rachentonsille ein verdächtiger Belag aufgetreten war. Es wurden dabei Diphtheriebazillen in der Regel nicht aufgefunden, nur einmal konnte das reichliche Vorhandensein von Diphtheriebazillen konstatiert werden.

Ausser Rachen- und Nasendiphtherie kam nicht allzu selten Augendiphtherie, einmal eine diphtherische Vulvitis zur Untersuchung."

„Es wurden innerhalb der zwei Jahre im ganzen ausgeführt 2196 Untersuchungen, von denen 1967 = 90 % verschiedene Fälle betrafen, während der Rest 229 = 10 % Nachuntersuchungen von Fällen waren, welche schon einmal untersucht waren.

Diese 1967 Fälle waren zum Teil von Aerzten, zum Teil von Hospitälern eingesandt worden, und zwar waren 1580 = 70 % Aerztefälle, der Rest gleich 30 % Hospitalfälle.

Man könnte a priori annehmen, dass die Hospitalfälle sich in bezug auf das Vorkommen des Diphtheriebazillus von den Aerztefällen unterschieden hätten, weil ja im allgemeinen in die Hospitäler nur schwerere Fälle kommen. Das ist nicht der Fall gewesen. Denn unter den 1580 Aerztefällen waren 668 = 42 % Fälle mit Diphtheriebazillen, während die Hospitalfälle in 43 % Diphtheriebazillen aufwiesen.

Für das Bestehen einer Station ist die Schnelligkeit der Untersuchung von grosser Bedeutung, und es ist vielleicht deshalb von Bedeutung zu erfahren, wie diese Verhältnisse in einem grösseren Betriebe liegen. Da auf den Begleitscheinen unserer Apparate nach der Zeit der Entnahme gefragt ist schon um eine Kontrolle den Meldungen der

Apotheken gegenüber zu haben — und da von manchen Aerzten diese Zeitangabe genau ausgefüllt worden ist, da von uns ferner in einer Reihe von Fällen die Zeit notiert wurde, wann die Apotheken die eingelaufenen Fälle meldeten, wann ferner der Fall bei uns eintraf, wann wir die Antwort gaben, so lassen sich diese Fragen aus unserem Material beantworten. Es liegen alle diese Angaben vor, sowohl für den Anfang wie für das Ende der Berichtsperiode, und es mag gleich hier bemerkt werden, dass der Betrieb im Laufe der Zeit etwas langsamer geworden ist, ausschliesslich deshalb, weil zwar die Frequenz bedeutend, nicht aber das Personal entsprechend zugenommen hat.

Zum Zwecke der statistischen Verwertung müssen wir zunächst zwischen positiven und negativen Fällen unterscheiden, weil die positiven Diagnosen erheblich weniger Zeit beanspruchen als die negativen. Wir müssen ferner Fälle unterscheiden, in denen der Arzt die Entnahme am Vormittag gemacht hat, Fälle, in denen der Arzt die Entnahme über Mittag gemacht hat, ferner Entnahmen am Nachmittag und Entnahmen während der Nacht. Es ist zwar für die Schnelligkeit der Erledigung gleichwertig, ob der Arzt die Entnahme früh um 9 oder 11 Uhr macht, aber es ist nicht gleichgültig, ob er sie um 1 oder 2 Uhr macht, oder ob er sie um 8 oder 9 Uhr abends macht. Denn in den beiden letzten Fällen ist es von vielerlei Umständen abhängig, ob der Fall noch am Vormittag bzw. am Nachmittag oder erst am Abend oder am folgenden Tage eintrifft.

In der Anfangsperiode (erstes Semester) wurden von den positiven Vormittagsfällen etwa 81 % am selben Tage, 19 % am nächsten Tage erledigt (Gesamtmaterial 170 Fälle).

Am Ende der Berichtsperiode liegen die Verhältnisse folgendermassen: Die Entnahme der Aerzte erfolgte in 188 Fällen am häufigsten früh 9—10 Uhr (13 %) und 11—12 Uhr (14 %). Die Entnahmen fanden statt: am Vormittag ($7^1/_4$—12 Uhr) in 71 %, über Mittag ($12^1/_2$ bis $3^1/_4$ Uhr) in 21 %, am Nachmittag ($3^1/_2$—$7^1/_4$ Uhr) in 26 %, später $7^1/_2$—10 Uhr) in 2 %.

Von den Vormittagsfällen (95 an Zahl) waren 37 positiv, von denen 57 % am selben Tage, und zwar im Durchschnitt in $8^1/_2$ Stunden erledigt wurden. Von den Mittagsfällen (40) waren 16 positiv, von denen 25 % am selben Tage in durchschnittlich 7 Stunden beantwortet wurden. Die Nachmittags- und Nachtfälle wurden alle erst am folgenden Tage, und zwar in durchschnittlich 15 Stunden erledigt.

Unter den eben mitgeteilten positiven Vormittagsfällen befinden sich auch die positiven Nachuntersuchungen, bei welchen natürlich eine besondere Beschleunigung der Diagnose nicht notwendig war. Rechnet man diese Nachuntersuchungen ab, so ist der Prozentsatz der am selben Tage beantworteten positiven Vormittagsfälle etwa gleich 90 %, welche innerhalb $8^1/_2$ Stunden von der Entnahme an beantwortet wurden.

Von den negativen Vormittagsfällen wurden 12 % am selben Tage in durchschnittlich 11 Stunden, von den negativen Mittagsfällen 4 % am selben Tage in durchschnittlich $8^1/_4$ Stunden, alle anderen Fälle erst am anderen Tage, und zwar die Nachmittagsfälle in durchschnittlich 16 Stunden beantwortet.

Es mag hier bemerkt werden, dass unter diesen 188 Fällen kein einziger war, der sofort auf Grund des Originalpräparates beantwortet worden wäre, sondern es sind nur Fälle mitgeteilt, welche auf Grund des Kulturverfahrens Erledigung fanden. Gleichwohl sind die Fälle, in denen das Originalpräparat bereits genügenden Aufschluss gibt, nicht selten. Bei einiger Sorgfalt und Uebung kann man in etwa 20 % aller positiven Fälle sofort nach Eintreffen der Probe eine ziemlich sichere Entscheidung treffen. Diese Zahl gilt nur für unser, wesentlich aus Initialfällen bestehendes Material. Bei manifesten Diphtherien (Krankenhausmaterial) dürfte der Prozentsatz ein noch grösserer sein.

Aus dem Ende der Berichtsperiode stehen noch 86 Fälle zur Verfügung, in denen die Zeit zwischen der Entnahme seitens des Arztes und der telephonischen Meldung von der Apotheke aus, sowie die Zeit zwischen dieser Meldung und dem Eintreffen der Probe im Institut bekannt ist. Es sind das alles Vormittagsfälle, denn nur bei denen spielen diese Zeiten eine Rolle.

Zwischen Entnahme und Meldung verliefen im Durchschnitt 1 Stunde 42 Minuten.

Im Anfange der Berichtsperiode lagen diese Verhältnisse viel günstiger. Durchschnittlich verstrichen zwischen Meldung der Apotheke und Eintreffen im Institut 45 Minuten.

Es resultiert aus dem Vorstehenden für die eigentliche Diagnose ein Zeitbedarf von etwa $5^1/_2$ Stunden für positive Fälle, welche auf Grund des Originalpräparates bereits beantwortet wurden.

Es wird natürlich darauf hingestrebt werden, die Zeit zwischen Meldung von der Apotheke aus und dem Eintreffen im Institut abzukürzen durch Vermehrung der Boten, durch Beschleunigung mittels Fahrrad usw. Von grosser Bedeutung ist es aber, dass auch die Aerzte wissen, wie sehr Eile not tut, und wie wichtig es in ihrem eigenen Interesse ist, dass sie die Entnahme möglichst bis 12 Uhr vormittags vornehmen und für eine schnelle Beförderung des Objektes nach der Apotheke sorgen."

„Aus unseren Fragebogen war noch manches andere Interessante zu entnehmen. Zunächst war leicht festzustellen, dass unser Material aus wirklich zweifelhaften Fällen bestand, und zwar ging das aus der Schwere der Erkrankungen hervor. Es waren die Fragen „Leicht", „Mittelschwer" und „Schwer" gestellt worden, und wir haben über 167 Fälle mit Diphtheriebazillen und 171 Fälle ohne Diphtheriebazillen genauen Bescheid.

	Mit Diphtheriebazillen-Befund	Ohne Diphtheriebazillen-Befund
Leicht	40 %	50 %
Mittelschwer	83 „	42 „
Schwer	22 „	8 „

Man ersieht, dass im allgemeinen die leichten Fälle in der Kategorie „Nicht-Diphtherie" überwiegen, und ebenso die schweren Fälle in der Kategorie „Diphtherie", aber in den mittelschweren Fällen ist kein wesentlicher Unterschied erkennbar, und es gibt eine grosse Zahl leichterer echter Diphtherien und nicht selten schwere „Nicht-Diphtherien.“

Wir haben uns ferner die Diagnose des Arztes angeben lassen, wie sie zur Zeit der Entnahme war. In 160 Fällen mit Diphtheriebazillen und 181 Fällen ohne Diphtheriebazillen haben wir genaue Auskunft darüber.

Fälle mit Diphtheriebazillenbefund:

Diagnose des Arztes	Unter 160 Fällen
Diphtherie	75 %
Nicht-Diphtherie	20 „
Zweifelhaft	15 „

Fälle ohne Diphtheriebazillenbefund:

Diagnose des Arztes	Unter 181 Fällen
Nicht-Diphtherie	39 %
Diphtherie	18 „
Zweifelhaft	43 „

Das Ergebnis ist höchst überraschend und nur zu verstehen, wenn man im Auge behält, dass es sich bei unserem Material eben um zweifelhafte Fälle handelt. Es zeigt sich dabei, dass die klinische Frühdiagnose in den Fällen echter Diphtherie nur in 65 % möglich war, aber in 20 % zu einem Irrtume führte. Noch nötiger aber erscheint die bakteriologische Untersuchung bei den negativen Fällen zu sein. Nur in 39 % war die richtige frühzeitige Erkennung „Nicht - Diphtherie“ möglich, in 43 % war die Diagnose zweifelhaft und in 18 % irrtümlich[1]. Es erscheint überflüssig, auf die Wichtigkeit dieser Frühdiagnose besonders hinzuweisen.“

„Unsere Fragebogen bieten auch Gelegenheit, auf die Erkrankungen der Geschwister einzugehen.

Wir verfügen über 25 Familien, in denen das an Diphtherie erkrankte Kind keine Geschwister hatte, und über 78 Familien, in denen ausser den an Diphtherie erkrankten Kindern noch 172 Geschwister (also pro Familie 3,2 Kinder) vorhanden waren. In diesen letzteren 78 Familien blieb die Diphtherieerkrankung bei $^2/_3$ (52 Familien) auf das eine Kind beschränkt, und nur in $^1/_3$ erfolgte die Erkrankung noch eines anderen Kindes. In den 52 Familien ohne weitere Erkrankung waren 109 Geschwister (= 2,1 pro diphtheriekrankes Kind) von der Erkrankung verschont geblieben, und wir müssen daraus den Schluss ziehen, dass diese Familien aus äusseren oder individuellen Gründen nicht für die Verbreitung der Krankheit disponiert waren.

In dem „disponierten“ Drittel der Familien (26) waren 63 Geschwister (also 2,4 pro diphtheriekrankes Kind), von denen 34 = 54 % an Diphtherie erkrankten. Zählen wir die Geschwister aus den nicht „disponierten“ Familien hinzu, so ergibt sich, dass von 172 Geschwistern diphtheriekranker Kinder nur 34 = etwa 20 % an Diphtherie erkrankten.

Aus dieser Uebersicht ergibt sich, trotz der ihr innewohnenden Mängel, eine Bestätigung des auch sonst schon bekannten Satzes, dass

[1] Neisser-Heymann identifizieren hier ohne überzeugenden Beweis positiven Db.-Befund mit „Diphtherie“ und negativen Db.-Befund mit „Nicht-Diphtherie“.

die Disposition für Diphtherie durchaus keine allgemeine ist und dass selbst in den „disponierten“ Familien nur etwa 50 % der Geschwister einer Ansteckung anheimfallen.

Bezüglich der Schwere der Geschwisterinfektionen zeigte sich, dass es für das infizierte Kind ziemlich belanglos war, ob das primär erkrankte an einer leichten oder an einer schweren Diphtherie litt, denn aus schweren Fällen gingen leichte, aus einem leichten eine schwere Infektion hervor. So entstanden:

5 mal aus einem leichten Falle eine leichte Infektion.
1 „ „ „ „ „ „ mittellschwere Infektion.
1 „ „ „ „ „ „ schwere Infektion.
6 „ „ „ mittelschweren Fall eine leichte Infektion.
1 „ „ „ „ „ „ mittelschwere Infektion.
4 „ „ „ schweren Fall eine mittelschwere Infektion.
3 „ „ „ „ „ „ leichte Infektion.

Die Virulenz des Diphtheriebazillus ist also für die Schwere der Erkrankung nicht der allein bestimmende Faktor.

Es lag nahe, daran zu denken, dass in den 52 Familien, in denen eine weitere Erkrankung der Geschwister nicht auftrat, die Erkrankung des Kindes eine leichtere gewesen sei, als in den 26 Familien, in denen eine Ausbreitung der Erkrankung stattfand. Indessen ist bei der Kleinheit der Zahlen darüber ein genauer Aufschluss nicht zu erlangen. Die diesbezüglichen Daten sind folgende:

Unter 28 Fällen, welche zu weiterer Ausbreitung der Erkrankung Veranlassung gaben, waren 36 % leichte, 39 % mittelschwere und 25 % schwere Fälle, andererseits waren unter 75 Fällen ohne Ausbreitung unter Geschwistern 36 % leichte, 44 % mittelschwere, 20 % schwere Fälle. Es folgt aus diesen Zahlen aber soviel, dass die Ausbreitung der Erkrankung unter den Geschwistern nicht direkt proportional geht mit der Schwere der primären Erkrankung.“

Anlage 1.

Anweisung

zur Entnahme diphtherieverdächtigen Materials behufs bakteriologischer Untersuchung.

Der Arzt nehme den Kork, in welchem die mit einem Wattebausch versehene Stahlsonde steckt, in die rechte Hand, drücke mit der linken Hand mittels eines Spatels die Zunge leicht nach abwärts und wische mit dem Wattebausch vorsichtig über die Stelle des Rachens, an der sich eine verdächtige Auflagerung zeigt, oder, wenn diese nicht zu erreichen ist, über den weichen Gaumen und die hintere Rachenwand; ziehe die Sonde rasch zurück und stecke sie wieder in das Glasrohr.

Dann desinfiziere der Arzt Spatel und Hände, fülle den Begleitschein aus, stecke das Glasrohr in die Holzbüchse und diese nebst Begleitschein in das Kuvert und gebe das Kuvert in der nächsten Apotheke ab, von wo das Hygienische Institut auf telephonische Benachrichtigung die Probe sofort abholen lässt.

Anlage 2.

Begleitschein

(vom Arzt auszufüllen).

Name des Erkrankten: ....

Wohnung desselben: ....

Mutmasslicher Beginn der Erkrankung: ....

Kurze Angabe über den örtlichen Befund der Inspektion des Rachens usw.:

....

Sonstige wichtigere Symptome: ....

Zeit der Probeentnahme: ....

Wohin ist die Antwort zu senden? ....

Unterschrift des Arztes:

....

Anlage 3.

Breslau, den .... 19 .

Sehr geehrter Herr Kollege!

In dem uns am ...... d. M. übersandten Material, stammend von ....

wurden Diphtheriebazillen nachgewiesen.

wurden Diphtheriebazillen nicht gefunden.

Der Direktor des Hygienischen Instituts.

i. A.:

Anlage 4.

Fragebogen.

Im Interesse einer genaueren Einsicht in die Wirksamkeit der Diphtherie-Station werden die Herren Aerzte gebeten, nachstehenden Fragebogen möglichst vollständig ausfüllen zu wollen. Es wird ausdrücklich bemerkt, dass das Material lediglich als statistisches Gesamtmaterial Verwendung finden soll. Der Fragebogen wird nach etwa 4 Wochen durch einen Boten des Instituts abgeholt werden.

Name des Erkrankten: ....

Wohnung: ....

Alter: **Beruf des Vaters:** ....

Sind noch Geschwister vorhanden: Ja .... Nein. Nicht bekannt.

Sind die Geschwister **älter** / **jünger** / **älter und jünger** } als der Erkrankte.

(Altersangaben sind erwünscht.)

Ist über die Entstehung der Erkrankung etwas bekannt und was?

(z. B. Erkältung, ähnliche Erkrankungen in der Nachbarschaft, Verwandtschaft, Schule, Spielschule usw.)

....

....

Klinische Diagnose bei der Probeentnahme:

....

Zweifelhaft.

Urteil über die Schwere des Falles.

Leicht. Mittelschwer. Schwer.

(Seruminjektion? Ja. Nein.

An welchem Tage (Datum oder Krankheitstag) . . . . . .

Welche Dosis: . . . .

Erfolg: deutlich, ohne Einfluss, undeutlich.)

Sitz und Aussehen des **Belages** (Farbe, Ausdehnung usw.):

Verlauf:

Blieb der Prozess auf die **Nase** oder die **Tonsillen** (ev. Augen) beschränkt oder war ein Fortkriechen auf Nase, Rachen, Ohren, Larynx usw. zu bemerken?

Traten **im Verlaufe** oder **nachher** auf:

Nephritis: **Ja. Nein. Unbekannt.**

Lähmungen: **Ja. Nein. Unbekannt.**

. . . .

oder andere Komplikationen: **Ja. Nein. Unbekannt.**

Trat der **Exitus letalis** ein? **Ja. Nein. Unbekannt.**

Sind **gleichzeitig** oder **späterhin** ähnliche Erkrankungen (Angina, Diphtherie, Scharlach) bei Angehörigen oder Bekannten aufgetreten? **Ja. Nein. Unbekannt.**

. . . .

. . . . "

— — —

Die Zahlen für das Prozentverhältnis der Db-Befunde bei Massenuntersuchungen will ich im folgenden nochmals übersichtlich zusammenstellen.

Untersuchungen bis zum Jahre 1891 nach (Tangl und Escherich):
In ca. 500 Fällen 95 % positiv.

Untersuchungen auf Db an nicht ausgewählten Fällen, welche als diphtherieverdächtig in Krankenhäuser (Berlin, Paris, New-York) geschickt worden sind in den Jahren 1891—1893 (nach Escherich) ergaben:
In 679 Fällen 62 % positive Befunde.

Charité-Kinderkrankenhaus bis zum Jahre 1898 (Heubner-Slawyk):
In 689 Fällen 98,7 % positiv.

Kinderkrankenabteilung des Koch'schen Instituts für Infektionskrankheiten (Kossel):
In 265 Fällen 92 % positiv.

Untersuchungsstation in New-York, Berichtsjahr 1893/94:
In 5611 Fällen 58,5 % positiv, 15 % unentschieden, 17 % negativ.

Station Toronto (Suttleworth) 1895:
In 188 Hospitalfällen 75 % positiv.
In 60 Privatfällen 61,6 % positiv.

Station Zürich (Glücksmann) 1895:
In 1660 Fällen 53 % positiv.

Station Königsberg, Berichtsjahr 1894/95 (v. Esmarch-Dräer):
In 400 Fällen 28,4 % positiv.

Station Bremen, 4 Monate 1894/95 (Kurth):
In 118 Fällen 62,8 % positiv.
Station Brüssel 1896 (Joos):
In 519 Fällen 58,7 % positiv.
Station Breslau, 2 Berichtsjahre, 1896/98 (Neisser):
In 1967 Fällen 42,4 % positiv, davon:
In 1580 Privatfällen 42 % positiv.
In 387 Hospitalfällen 43 % positiv.

Wie man sieht, ist durchweg die Prozentzahl der positiven Db.-Befunde in den Untersuchungsstationen, für welche die Entnahme des Untersuchungsmaterials durch Personen erfolgt, denen wohl nicht immer das gleiche Mass von Erfahrung und Uebung zu Gebote steht, wie wir es bei Heubner und Kossel und ihren Mitarbeitern voraussetzen dürfen, auffallend niedrig. Aber auch abgesehen von der vielfach mangelnden Schulung des die Entnahme der diphtherieverdächtigen Krankheitsprodukte besorgenden Personals schliesst der Modus procedendi der Untersuchungsstationen Fehlerquellen in sich ein.

Ich stimme mit Kossel (l. c. Sonderabdruck S. 8) vollkommen überein, wenn er sagt: „Soll eine bakteriologische Untersuchung zur Lösung der Frage herangezogen werden, ob die Bretonneau'sche Diphtherie auch ohne Löffler'sche Bazillen vorkommt, so ist natürlich zu verlangen, dass die ganze Prüfung von Anfang bis zu Ende, von der Entnahme bis zur Anfertigung des Präparates aus der Kultur in den Händen desselben mit der Methode vollständig vertrauten Arztes liegt." Und (l. c. S. 3): „Haften doch der bakteriologischen Prüfung eine Reihe von Fehlerquellen an, die oft auch durch mehrmalige Wiederholung nicht beseitigt werden können. Zuerst ist die Entnahme des Materials aus dem Rachen widerspenstiger Kinder nicht immer durchführbar: gar zu leicht kann statt des Tonsillenbelags nur etwas Schleim aus der Mundhöhle an dem Instrument haften bleiben, mit dem die Entnahme geschieht. Dann kommt es darauf an, an welchem Tage der Krankheit die Untersuchung vorgenommen wird. Es gibt Fälle von Diphtherie, besonders der gangränösen Form, in denen die anfänglich vorhandenen Db. nach mehreren Tagen von anderen Bakterien überwuchert werden und an den der Untersuchung zugänglichen Teilen später nicht mehr durch die Kultur nachzuweisen sind. In zwei derartigen Fällen gelang es mir, die Db. aus dem Eiter zu züchten, der von einer nachträglich hinzutretenden Otitis media herrührte. Ferner kann die Erkrankung im Rachen abgelaufen sein und eine unzweifelhafte diphtherische Kehlkopfaffektion eintreten, ohne dass in dem Rachenschleim noch Db. vorhanden sind." Löffler hat darauf aufmerksam gemacht, dass man diphtherische Membranen mit einer Pinzette abheben und die der Schleimhaut zugewandte Membranfläche für die Untersuchung auf Db. benutzen muss, wenn man sicher sein will, dass vorhandene Db. auch tatsächlich nachgewiesen werden.

So dürfen wir uns denn nicht wundern, dass Heubner, Kossel, und mit diesen Autoren die Mehrzahl der über ein grosses und sorgfältig beobachtetes Material verfügenden Kinderärzte, eine fast vollkommene Koinzidenz zwischen der symptomatischen und der bakteriologischen Diphtheriediagnose konstatieren können, während die Untersuchungsstationen in einem großen Prozentsatz der Fälle von ärztlich diagnostisierter Diphtherie negative Db-Befunde bekamen.

Besonders misstrauisch gegen die Zuverlässigkeit der einseitig-bakteriologischen Diagnose macht mich die Tatsache, dass einerseits bei 33 unter 181 Fällen (18 %) ein negativer Db-Befund in der Breslauer Station notiert wurde, trotzdem die ärztliche Diagnose auf Grund des klinischen Befundes mit Bestimmtheit das Vorhandensein der diphtherischen Erkrankung angegeben hatte, und dass andererseits unter 160 Fällen 32 (20 %) auf Grund des Db-Befundes von der Untersuchungsstation als Diphtherieerkrankungen diagnostiziert worden sind, während sie ärztlicherseits als Nicht-Diphtherien bezeichnet waren. Dass im letzteren Fall der bakteriologische Befund für die Diphtheriediagnose nicht massgebend sein darf, wird heutzutage, wo wir wissen, wie gross die Zahl der gesunden Bazillenträger an manchen Orten sein kann, ohne weiteres zugegeben werden müssen: und dass viele ärztlich diagnostizierte Diphtheriefälle mit negativem Db-Befund irrtümlich von der Untersuchungsstation als Nicht-Diphtherien erklärt worden sind, muss ich (nach den kritischen Bemerkungen Kossel's bezüglich der Fehlerquellen, welche dem Db-Nachweis anhaften), mindestens für sehr wahrscheinlich halten und würde es geradezu für einen Kunstfehler ansehen, wenn in diesen Fällen die serumtherapeutische Behandlung unterblieben wäre.

Wenn ich gerade vom Neisser-Heymann'schen Bericht ausgehe, um an der zentralisierten bakteriologischen Diphtheriediagnose eine im wesentlichen absprechende Kritik auszuüben, so geschieht das nicht etwa aus Mangel an Verständnis für die hingebende, gewissenhafte und mühevolle Arbeit der Breslauer Untersuchungsstation; ich übersehe auch nicht, dass die von Neisser und seinen Mitarbeitern gewonnenen Ergebnisse zum Teil sehr lehrreich sind; aber das ärztliche Handeln darf man nicht abhängig machen wollen vom Superarbitrium der Untersuchungssuchungsstationen. Wie diese im Dienste der prophylaktischen Diphtheriebekämpfung, zumal beim Ausfindigmachen der Diphtheriebazillenträger von grossem Werte sein können, wird an anderer Stelle von mir besprochen werden.

VII. Ueber die sogenannten Pseudodiphtheriebazillen.

Wenn in der Breslauer Untersuchungstation der ärztlichen Diagnose auf Diphtherie so häufig widersprochen wurde wegen negativen Db-Befundes, so mag zum Teil die Ursache dafür darin gelegen haben, dass, an Stelle der sogenannten „echten" Db, „unechte" oder „Pseudobazillen" diagnostiziert wurden.

Was verstehen nun die führenden Persönlichkeiten auf dem Gebiete der bakteriologischen Diphtheriediagnose unter „echten" Dihtheriebazillen im Gegensatz zu den „unechten"?

Wir werden nicht umhin können, diese Frage einer recht sorgfältigen Erwägung zu unterziehen, wenn wir festen Boden gewinnen wollen für unsere Maassnahmen zur präventiven und kurativen Diphtheriebekämpfung.

Unter dem Einfluss der ursprünglichen Koch'schen Lehre von der Konstanz sowohl der botanischen Artmerkmale wie der tierpathogenen Wirkungen bakterieller Infektionserreger stehend, hatte Löffler die morphologische und krankmachende Variabilität der Db. anfänglich kaum in den Kreis seiner Untersuchungen und Erwägungen gezogen. Auch noch im Jahre 1890, als die Befunde von Bazillen sich mehrten, die zwar im mikroskopischen Bilde, nicht aber im Tierexperiment, zuweilen auch nicht in der Kultur, mit der Mehrzahl der bei Diphtheriekranken gefundenen Stäbchen übereinstimmten, war Löffler nicht einen Augenblick im Zweifel, dass solche diphtherieähnliche Mikroorganismen genetisch nichts mit den echten Db. zu tun haben könnten. Er hat sich über diesen Punkt zum ersten Male ausführlich ausgesprochen in der Deutschen medizinischen Wochenschrift, 1890, No. 5 und 6, und zwar mit folgenden Worten:

„Ich komme nunmehr zu einem Punkte, welcher uns namentlich hinsichtlich der Verwertung der Ergebnisse mikroskopischer Untersuchungen für die Beurteilung der ätiologischen Bedeutung der Bazillen eine gewisse Reserve auferlegt. In meiner Arbeit in den Mitteilungen (1884) hatte ich erwähnt, dass ich bei der Untersuchung des Mundschleimes gesunder Kinder dreimal weissliche, ziemlich grosse Kolonien gefunden hatte, welche aus kurzen Stäben bestanden. Sie boten zwar nicht die charakteristischen Formeigentümlichkeiten der echten Bazillen, ich hielt es aber doch für geboten, mich durch Meerschweinchenimpfung über ihre Natur zu vergewissern. Die Meerschweinchen blieben gesund. Damit war ihre Verschiedenheit erwiesen. Im Herbst 1887, bei Gelegenheit der Naturforscherversammlung, legte mir Herr Dr. v. Hofmann in Berlin eine Anzahl von Reinkulturen von Bazillen vor, welche er auf Fleischpeptonagar mit Hilfe des Plattenkulturverfahrens teils aus diphtherischen Membranen, teils von katarrhalisch affizierten oder auch gesunden Schleimhäuten gezüchtet hatte. Die Bazillen zeigten sich morphologisch sehr ähnlich den von mir gezüchteten Stäbchen, namentlich boten manche Exemplare deutliche kolbige Anschwellungen an den Enden dar. Aber sie wuchsen bei gewöhnlicher Zimmertemperatur üppig auf Agar, meine Bazillen wuchsen unter 22° nicht mehr, ob sie auf Agar gediehen, wusste ich nicht, da ich sie bis zu dieser Zeit niemals auf diesem Substrat gezüchtet hatte. Da mir die Meerschweinchenimpfung bei verdächtigen Kolonien eine prompte Antwort gegeben hatte, so war meine erste Frage an v. Hofmann die, ob er die Kulturen auf ihre Virulenz gegenüber Meerschweinchen geprüft hat, was er verneinte. Auf meinen Vorschlag wurden sofort einige Impfungen mit seinen Kulturen vorgenommen.

Zur Kontrolle wurde, da ich eine frische Kultur nicht zur Hand hatte, mit einer älteren Kultur, welche von einer meiner Kulturen aus dem Jahre 1884 herstammte und seit Jahr und Tag im hygienischen Institute in der Sammlung fortgeführt war, ebenfalls ein Meerschweinchen geimpft. Alle Meerschweinchen blieben gesund, auch das mit der im hygienischen Institut vorhanden gewesenen alten Kultur geimpfte. Da ich unter meinen sehr zahlreichen Meerschweinchenimpfungen niemals einen Misserfolg gesehen hatte, so konnte vielleicht bei der im hygienischen Institut fortgezüchteten Kultur eine Abnahme der Virulenz im Laufe der Zeit stattgefunden haben. Bei den relativ jungen Kulturen Hofmann's konnte eine solche Abschwächung aber doch unmöglich eingetreten sein. Ich war deshalb der Ansicht, dass die Hofmann'schen Bazillen mit den von mir gezüchteten Bazillen nicht identisch sein könnten. Immerhin aber fehlte mir jede Erfahrung über das Verhalten der Bazillen auf Agar, ohne welche ich ein endgültiges Urteil nicht aussprechen konnte. Wenige Monate später brachte mir bei einem frischen Fall von Diphtherie ein Kulturversuch die Entscheidung. Nach Aussaat des diphtherischen Materials auf Blutserum wuchsen charakteristische Kolonien des typischen Bazillus, welche sich auch als virulent erwiesen. Als nun, um eine Reinkultur aus dem unreinen Kulturmaterial zu gewinnen, Agarplattenkulturen angelegt wurden, wuchsen Kolonien, welche Stäbchen enthielten, deren Form annehmen liess, dass sie echte Diphtheriestäbchen seien. Sie wuchsen üppig auf Agar, erwiesen sich aber bei der Impfung zu meiner Ueberraschung nicht virulent, während eine mit Hilfe der Verdünnungsmethode auf Blutserum aus demselben Urmaterial gewonnene Reinkultur ihre typische Virulenz zu erkennen gab. Es waren in diesem Urmaterial mithin zwei morphologisch einander sehr ähnliche Bazillen vorhanden, von welchen der eine virulent, der andere nicht virulent war. Der virulente behielt auch auf Agar seine Virulenz, wuchs auf diesem aber sehr kümmerlich".

Löffler hat solche Bazillen, welche nach seiner Meinung weder von Diphtheriebazillen abstammen, noch zu Diphtheriebazillen werden können, die aber bei bloss mikroskopischer Betrachtung auch sehr erfahrenen Untersuchern den Eindruck von Diphtheriebazillen machen, als Pseudodiphtheriebazillen bezeichnet. Zufolge dieser Definition musste für Löffler die Möglichkeit ausgeschlossen sein, dass Pseudo-Db. gelegentlich einmal eine Bretonneau'sche Diphtherie erzeugen könnten. Im Kampfe gegen die Diphtherie braucht man demgemäss auf Pseudo-Db. keine Rücksicht zu nehmen, und es versteht sich von selbst, dass sie zu sanitätspolizeilichem Eingreifen keine Veranlassung geben dürfen, gleichgültig ob sie von diphtheriekranken, anderweitig kranken oder gesunden Individuen herstammen.

Anders spitzt sich die Frage nach unserer epidemiologischen und hygienischen Beurteilung der Pseudo-Db. im Sinne Roux' zu. Für Roux[1]) sind Bazillen, die von erfahrenen Bakteriologen morphologisch nicht unterschieden werden können von den Klebs-Löffler'schen Stäbchen, botanisch betrachtet, echte Diphtheriebazillen, die jedoch als Krankheitserreger anders wie diese beurteilt werden müssen. Pseudo-Db. sind für Roux nichts anderes als avirulente oder schwachvirulente Db. Ich zitiere, was Roux in seinem 3. Mémoire in Pasteur's Annalen darüber sagt (in Escherich's Uebersetzung: „Der Diphtheriebazillus", 1894, S. 214):

„Auf der einen Seite scheint es, als ob die Tatsache, dass der Pseudodiphtheriebazillus so häufig im Rachen gesunder Personen und bei nicht diphtherischen Anginen gefunden wird, jeden Gedanken an eine Verwandtschaft ausschliesst. Auf der anderen Seite muss man bedenken, dass der nicht virulente Bazillus nur sehr selten bei den tödlich

1) Cfr. S. 61 ff.

verlaufenden, sehr häufig bei den gutartigen Diphtherien gefunden wird; dass er auch bei schweren Diphtherien in dem Masse häufiger wird, als sie sich einem günstigen Ausgang nähern; dass er endlich auch bei Personen, die soeben eine Diphtherie überstanden, in viel grösserer Menge gefunden wird als bei Gesunden, die niemals an Diphtherie erkrankt waren. Angesichts dieser innigen Beziehungen fällt es schwer anzunehmen, dass die beiden Arten gar nichts miteinander zu tun haben sollen. Die morphologischen Unterschiede, die man gefunden, sind so geringfügig, dass sie nichts beweisen. Die beiden Bakterienarten können nur mittels des Tierversuchs unterschieden werden; dieser Unterschied in der Virulenz beweist aber nichts dagegen, dass sie nicht einer und derselben Art angehören. In bezug auf die Form und auf die Kultur unterscheiden sich der Pseudodiphtheriebazillus und der Löffler'sche nicht mehr als ein virulenter und ein bis zur Unwirksamkeit abgeschwächter Milzbrandbazillus, die doch beide von einer und derselben Kultur abstammen können. Weiter ist die Unterscheidung zwischen virulenten und nicht virulenten Bazillen eine willkürliche, und auch unter den virulenten Kulturen finden sich alle möglichen Uebergänge von dem Bazillus, der die Meerschweinchen in wenigen Stunden tötet, bis zu demjenigen, der nur ein geringes Oedem verursacht. . . . Mit welchem Recht soll man diejenigen abtrennen, die einen noch geringeren Grad von Virulenz im Tierversuch zeigen? . . . Es finden in der Natur sich alle Zwischenglieder zwischen dem echten und dem Pseudodiphtheriebazillus, sie stehen zueinander in demselben Verhältnis wie der virulente „Milzbrandbazillus zu dem bis zur Unwirksamkeit abgeschwächten Bazillus der gleichen Art.“

Den direkten Beweis für die Richtigkeit dieser seiner Ausführungen hat Roux dadurch geliefert, dass er virulente Db. auf experimentellem Wege künstlich abschwächte und wenig virulente Db. in stärker virulente verwandelt hat. Dass das erstere möglich ist, wird implizite auch von Löffler anerkannt, wenn er im Jahre 1890 von einer ursprünglich virulenten Kultur berichtete, dass sie später avirulent geworden war (s. o.); ich selbst und viele andere haben im Laufe der Zeit ähnliches beobachtet, so dass an dem Avirulentwerden einer ursprünglich vollvirulenten Db.-Kultur nicht gezweifelt werden kann. Weniger glücklich sind viele Nachuntersucher in bezug auf das Virulentmachen avirulenter Kulturen gewesen; dass aber daraus kein Gegenbeweis gegen Roux' positive Behauptung abgeleitet werden darf, wird schon mit Rücksicht auf die hohe Autorität Roux' in solchen Fragen zuzugestehen sein; auch die von Roux willkürlich herbeigeführte Virulenzerhöhung abgeschwächter Milzbrandbazillen ist ja von manchen Nachuntersuchern mit Unrecht bestritten worden.

Wir wissen jetzt, dass es kaum einen bakteriellen Infektionserreger gibt, welcher von geschickter Hand nicht willkürlich in seiner Virulenz bis zur völligen Unschädlichkeit abgeschwächt und von geringeren Virulenzgraden zu höheren verstärkt werden kann; hat doch selbst der Tuberkelbazillus des Menschen das Renommée seiner unwandelbaren krankmachenden Fähigkeit vollkommen eingebüsst. Wenn man zufällig bei einem Menschen den von Arloing avirulent gemachten Tuberkelbazillus finden würde, dann könnte er mit noch grösserem Recht, wie die avirulenten, bzw. schwach virulenten Db zu den Pseudobazillen hinzugerechnet werden; und ebenso müsste man dann einen abgeschwächten Milzbrandbazillus als Pseudobazillus bezeichnen. Sehr lehrreich ist die Stellungnahme verschiedener Autoren bei der Beurteilung der Erreger der Hühnertuberkulose. Die meisten deutschen Autoren betrachten die Hühnertuberkulosebazillen als eine Bakterienart, von der man höchstens zugeben könne, dass in weit zurückliegenden Zeiten ein gemeinsamer Ausgangspunkt für sie und für den Bacillus Kochii in Betracht komme, während Nocard, und mit ihm die führenden Persönlichkeiten im Pasteur'schen Institut, den Bacillus Kochii und den Bazillus der Hühnertuberkulose als Modifikationen oder Varietäten derselben Bakterienart ansehen, die unter geeigneten Umständen auch heutzutage noch ineinander übergeführt werden können. Wenn diese Auffassung der französischen Autoren sich als die richtige endgültig erweisen sollte, dann würden wir den eigentümlichen Fall vor uns haben, dass die krankmachende Fähigkeit eines Mikroorganismus für eine Tierart abnehmen und gleichzeitig für eine andere zunehmen kann, im Gegensatz zu dem klassischen Abschwächungsbeispiel der Milzbrandbazillen, welche, wenn sie für eine Tierart weniger virulent geworden sind, gleichzeitig auch an krankmachender Fähigkeit für alle anderen Tierarten Einbusse erlitten haben, sodass z. B. ein für Mäuse nicht mehr virulenter Milzbrandbazillus überhaupt als avirulent zu betrachten ist; aber jene besondere Art der Virulenzveränderung ohne feststehende Skala der krankmachenden Wirkung für verschiedene Tierarten, welche wir bei genetischer Zusammengehörigkeit den Bazillen der Säugetier- und Geflügeltuberkulose vindizieren müssten, hat schon ihr Analogon: wir wissen, dass der Streptococcus longus für Mäuse hochvirulent gemacht werden und gleichzeitig dabei an krankmachender Fähigkeit für Kaninchen Einbusse erleiden kann. (Knorr, Zeitschr. f. Hygiene, 1883, Bd. 13, S. 427) und (Behring, Gesammelte Abhandlungen, II. Teil, S. 206, 1893). Ich habe in Gemeinschaft mit Knorr der Frage nach der elektiven Virulenzabschwächung und Virulenzsteigerung meine Aufmerksamkeit auch inbezug auf andere Infektionserreger zugewendet, aber ohne einwandsfreien positiven Erfolg; allenfalls würde ich auf Grund meiner eigenen Erfahrungen für die A. Fränkel'schen Pneumoniebakterien ein ähnliches Abschwächungsphänomen für erreichbar halten können[1]). Was die Diphtheriebazillen betrifft, so habe ich bis jetzt trotz vielfacher eigens auf diesen Punkt gerichteter Experimente keine Abweichungen von der bekannten Skala der Diphtherie-Infektionsempfänglichkeit verschiedener Tierarten willkürlich erreichen können, und ich bin sehr geneigt, für den Diphtheriebazillus eine feststehende Virulenzskala anzunehmen. Ich bin der Meinung, dass ein für Meerschweine schwachvirulenter Bazillus auch für den Menschen an krankmachender Fähigkeit zurückstehen muss hinter einem für Meerschweine stark virulenten Diphtheriebazillus. Die Richtigkeit dieser Schlussfolgerung kann nicht widerlegt werden

1) Die Fränkel-Weichselbaum'schen Diplokokken konnte ich — ausgehend von Kulturen auf schräg erstarrtem Rinderblut, auf welchem sie in äusserst charakteristischer Weise in Form von hellbraun gefärbten Exkreszenzen reichlich wachsen — durch Tierpassage ohne Schwierigkeit stärker virulent machen, aber immer nur elektiv; mit der Kaninchenvirulenz stieg beispielsweise die Mäusevirulenz durchaus nicht pari passu.

durch die Beobachtung, dass die an Meerschweinen gemessene Virulenzhöhe einer Kultur nicht immer in proportionalem Verhältnis steht zu der Schwere des Krankheitsfalles, von welchem die Kultur herstammt; wenn wir für die Infektion mit Diphtheriebazillen uns die Menschen nach Alter, Rasse, Gesundheitszustand usw. so gleichmässig aussuchen könnten, wie wir das mit den Meerschweinen tun, falls wir einwandsfrei experimentieren wollen, und wenn wir die infizierten Menschen dann ferner unter so gleichmässigen Bedingungen (bezüglich der Ernährung, der sonstigen Pflege, der Temperatur des Aufenthaltsraumes, des Unbeeinflusstbleibens von medikamentösen und anderweitigen willkürlichen Eingriffen in den Krankheitsverlauf) halten würden, wie die zu exakten Virulenzbestimmungen in einen Versuch hineingenommenen Tiere, dann dürften wir auf ein feststehendes Verhältnis zwischen Meerschweinvirulenz eines Diphtheriebazillus und Krankheitsschwere des Menschen, von welchem er herrührt, auch noch nicht rechnen, denn uns fehlt dann immer noch eine der wichtigsten Bedingungen für unsere Schlussfolgerung aus dem Krankheitsverlauf auf die Virulenz des infizierten Agens: Nämlich die Kenntnis der Dosierung des Virus. Gerade bei der Infektion mit Diphtheriebazillen spielt die Dosierungsfrage eine ausserordentlich wichtige Rolle. Es gibt ja Infektionsstoffe, bei welchen nicht viel darauf ankommt, ob die Zahl der inkorporierten lebenden Krankheitserreger gross oder klein ist; a priori könnte man annehmen, dass die ursprüngliche Zahl der Infektionskeime nur für die Dauer des Inkubationsstadiums von Bedeutung sein dürfte; dass in Wirklichkeit dem nicht so ist, haben gerade die Studien betreffend die Dosierung von Db.-Bouillonkulturen am schlagendsten bewiesen, und es bedarf nach unseren experimentellen Erfahrungen keiner weiteren Erörterung darüber, dass das Eindringen sehr zahlreicher Diphtheriebazillen von mässiger Virulenz in eine lädierte Halsschleimhaut ceteris paribus eine ebenso heftige Diphtherie erzeugen kann, wie das Eindringen weniger Diphtheriebazillen mit stärkerer Virulenz. Auch wird ohne Schwierigkeit eingesehen werden können, dass bei qualitativ und quantitativ gleicher Beschaffenheit des Virus die zufällige Beschaffenheit der Angriffsfläche von Einfluss sein muss auf den Krankheitsverlauf. Wer nach alledem mit mir zu dem Ergebnis kommt, dass aus der Virulenzbestimmung im Meerschweinexperiment sich wichtige Schlussfolgerungen ableiten lassen für die Beurteilung der Gefährlichkeit von verschiedenen Modifikationen der Diphtheriebazillen für den Menschen, der würde sagen können, dass wir uns um die im Meerschweinversuch avirulent gefundenen diphtheriebazillenähnlichen Bakterienformen nicht viel zu kümmern brauchen, gleichgültig, ob man sie genetisch und botanisch mit den virulenten Erregern der Bretonneau'schen Diphtherie identifiziert oder nicht. Wenn jedoch die Möglichkeit offen bleibt, dass avirulente Diphtheriestämme unter Umständen im menschlichen Organismus virulent werden können, dann müssen wir nach dieser Richtung mit unserem Urteil doch vorsichtig sein.

Vom Milzbrandbazillus und vom Tuberkelbazillus wissen wir, dass mit der sich verändernden Virulenz immer auch mehr oder weniger zahlreiche morphologische und kulturelle Umwandlungen verbunden sind. So haben sich auch beim Diphtheriebazillus die Bazillenlänge, die Lagerung der Bazillen zu einander, die Zweigbildung, die grössere oder geringere

Neigung, Ernst'sche Körperchen zu bilden, das mehr oder weniger feuchte und glänzende Aussehen und die Ueppigkeit des Wachstums in Agarkulturen — als Kriterien für eine botanische Differenzierung beim Diphtheriebazillus — nicht bewährt. Auch die Säurebildung in Bouillonkulturen ist nichts weniger als eine Eigentümlichkeit echter Diphtheriebazillen: diejenige Db.-Kultur, welche ich seit längerer Zeit ausschliesslich für die Diphtheriegiftgewinnung benutzte, produziert in meiner Bouillon überhaupt keine Säure. Will man aber die Giftproduktion als ein wesentliches Merkmal anführen, dann fällt die Differenzierung wieder zusammen mit der von Roux, insofern als nämlich solche Bazillen, die kein Gift bilden, auch avirulent sind, aber zu Pseudobazillen im ursprünglichen Sinne Löffler's deswegen nicht gestempelt werden dürfen. Ich selbst würde in dem Fall mit Entschiedenheit den Löffler'schen Pseudo-Db-Begriff akzeptieren, wenn ich eine morphologisch mit den Diphtheriebazillen übereinstimmende Bazillenart fände, die auch ein lösliches Gift produziert, aber ein solches, welches durch das Diphtherieantitoxin nicht neutralisiert wird: derartiges habe ich jedoch bisher nicht beobachtet.

Die in Ehrlich's Frankfurter Institut ausgearbeitete spezifische Agglutinationsreaktion, welche darauf beruht, dass typische Diphtheriebazillen in emulsioniertem Zustand von dem Blutserum solcher Tiere, die mit avirulenten Diphtheriebazillen vorbehandelt sind, in beträchtlich stärkerem Grade agglutiniert werden, wie vom Blutserum normaler Tiere derselben Art, soll ihre praktische Brauchbarkeit für die Identifizierung echter Diphtheriebazillen erst noch beweisen. Lubowski (Zeitschrift für Hygiene, 1900, Bd. 35, S. 87ff.) hat mit Hilfe der Agglutinationsreaktion solche Bazillen als zu den Klebs-Löffler'schen Stäbchen zugehörig nachweisen können, welche den Löffler-Hoffmann'schen Pseudobazillen ausserordentlich ähnlich waren. Es handelte sich bei Lubowski um zwei avirulente Diphtheriestämme, die in Stettin herausgezüchtet wurden aus eigenartigen Halserkrankungen bei Erwachsenen. Die zwei avirulenten Reinkulturen waren dem Frankfurter Institut aus Stettin zur genaueren Prüfung eingeschickt worden: eine derselben zeigt nach Lubowski (l. c. S. 88) folgenden Befund: „Zunächst wurde sie durch Aussaat auf Agarplatten auf Reinheit untersucht. Sie wies dabei dreierlei verschiedene Kolonien auf, eine tief liegende und zwei oberflächlich liegende Formen. Die tiefliegende Form zeigte nichts Auffallendes, die eine Form der oberflächlichen Kolonien zeigte das fast ganz typische Bild der Diphtheriebazillenkolonie. Die andere oberflächliche Kolonieform aber zeigte derbe, weisse, völlig atypische Kolonien. Es ist das ja bei der Diphtherie nichts Ungewöhnliches: hier aber sahen diese Kolonien durchaus wie Staphylococcus-albus-Kolonien aus. Die ersten Abimpfungen von diesen verschiedenen Sorten auf Agar liessen die Differenzen noch deutlich erkennen, und auch in der Morphologie dieser verschiedenen Stämme waren Unterschiede bemerkbar. Aber im Laufe einiger Tage verschwanden diese Unterschiede, und neue Platten, von jedem dieser Stämme gegossen, zeigten wieder alle drei Kolonieformen." Verfasser hebt das üppige Wachstum auf Agar und das gute Wachstum auf Gelatine hervor, kurz alle Merkmale, welche neben der Avirulenz den Löffler-Hoffmann'schen Pseudobazillus charakterisieren, kommt aber nach alledem zu dem unerwarteten Schluss, dass diese Stettiner Kultur alle Merkmale des echten Diphtheriestammes aufweise! Lubowski erwähnt in seiner Arbeit auch „typische Pseudodiphtheriestämme“, zu meinem Bedauern ohne zu sagen, wie Pseudodiphtheriestämme aussehen müssen, um typisch zu sein.

Bemerkenswert ist noch, dass die avirulenten Diphtheriestämme aus Stettin bei der Neisser'schen Färbung ein positives Resultat gaben, sodass diejenigen Autoren sich ganz im Irrtum befinden, welche glauben, man könne aus der Neisser'schen Färbung Rückschlüsse machen auf die Virulenz der Diphtheriebazillen.

Nach M. Neisser sind für die Annahme eines positiven Db.-Befundes zwei Kriterien von wesentlicher Bedeutung; erstens müssen die diphtherieverdächtigen Stäbchen die A. Neisser'sche Färbung annehmen, und zweitens müssen sie bei dem von Lubowski beschriebenen Verfahren agglutiniert werden: ist beides der Fall, dann handelt es sich nach M. Neisser um echte Diphtheriebazillen. Es scheint, dass in den Urteilen der Breslauer Untersuchungsstation die A. Neisser'sche Färbung in der Mehrzahl der Fälle für sich allein schon entscheidend gewesen ist. M. Neisser, welcher diese Färbungsmethode für die Unterscheidung echter Diphtheriebazillen von Pseudobazillen modifiziert hat, beschreibt in anschaulicher Weise das Wesen der Methode und ihre Anwendung für den praktischen Gebrauch folgendermassen (Zeitschrift für Hygiene, 1897, Bd. 24, S. 448 u. 49):

„Ernst[1]) und A. Neisser[2]) haben die Körnchen an den verschiedenen Bakterien genau studiert und Doppelfärbungen dafür angegeben. Das Prinzip dieser Färbung ist das bekannte der „Verdrängung“ oder, wie es Unna[3]) nennt, „der Differenzierung durch partielle Umfärbung“. Die sich intensiv mit Methylenblau färbenden Teile nehmen einen weniger gut färbenden Stoff (Bismarckbraun) nicht mehr auf, wohl aber der übrige Leib, der vorher das Methylenblau nur sehr schwach angenommen hatte. So entstehen die bekannten „Ernst'schen“ Körner im gelbbraunen Bazillus. Der Leib des Diphtheriebazillus nimmt aber ebenfalls das Methylenblau recht gut an, und man muss deshalb ein zweites bekanntes Färbeprinzip anwenden, um zum Ziele zu kommen, nämlich das Prinzip der Anwendung „farbschwacher“[3]) Lösungen, was man bekanntlich durch Verdünnung und durch saure Lösungen erreicht. Solche Lösungen färben nur noch Gebilde, die besonders intensiv Farben annehmen. Aber das alles würde noch nichts Brauchbares geben, wenn nicht dem Diphtheriebazillus eine schon erwähnte Eigenschaft zukäme, die nämlich, derartige Körner, die ich übrigens mit der Mehrzahl der Autoren für Degenerationsprodukte halte, auf Serum bei 34—36° in einer Zeit und in einer Reichlichkeit zu bilden, wie sie kein anderer, ihm ähnlicher Bazillus in dieser Weise zeigt.

Das eben Auseinandergesetzte ist das Prinzip der von mir modifizierten Doppelfärbung, die ich für ein wesentliches differentialdiagnostisches Merkmal der Diphtheriebazillen halte.

1) Zeitschrift für Hygiene. Bd. IV u. V.
2) Ebenda. Bd. V.
3) Zentralblatt für Bakteriologie. 1888. Bd. III.

Die Vorschrift ist folgende:

I. 1 g Methylenblaupulver (Grübler, Leipzig) werden gelöst in 20 ml 96proz. Alkohol: dazu kommen 950 Aq. dest. und 50 ml Acid. acet. glacial.

II. 2 g Vesuvin, gelöst in 1 l kochendem destilliertem Wasser. Filtrieren, besonders der letzteren Lösung, ist nötig.

Das in gewöhnlicher Weise angefertigte Trockenpräparat wird für 1 bis 3 Sekunden mit dem „essigsauren Methylenblau" (so will ich der Kürze halber die Lösung I nennen) beschickt, dann folgt Abspülen in Wasser und für etwa 3—5 Sekunden das Bismarckbraun, Abspülen in Wasser usw.

Zur Differentialdiagnose ist es erforderlich, auch für die Kulturen genau die Angaben zu beachten, die ich auf Grund einer mehrmonatigen Prüfung geben kann. Es müssen unbedingt Serumkulturen sein, und zwar Kulturen, die auf dem Löffler'schen, bei 100° erstarrten Rinderblutserum gewachsen sind. Die Kulturen müssen ferner mindestens 9 Stunden und womöglich nicht älter als 20—24 Stunden sein. Bei Kulturen, die jünger als 9 Stunden sind, tritt die Färbung nur an vereinzelten Individuen auf. Bei Kulturen, die älter als 24 Stunden sind, tritt die Färbung zu intensiv und massig auf, auch liegt dann die Gefahr vor, dass auch ähnliche Bazillen diese Färbung an einzelnen Stellen annehmen.

Es ist ferner sehr auf die Temperatur des Brütschrankes zu achten. Sie darf nie über 36° steigen, das Optimum scheint 34—35°. Etwas niedrigere Temperaturen sind nicht von Nachteil.

Schliesslich ist auch die sachgemässe Betrachtung des Präparates wesentlich. In einem unter obigen Kautelen gefärbten, übrigens nicht ganz leicht zu mikroskopierenden Präparat zeigt sich folgendes Bild: die bei weitem überwiegende Mehrzahl aller Bazillen zeigt die blauen Körner im braunen Bazillus, in der Regel 2 Körner, an jedem Ende eins, oder auch bloss an dem einen Ende ein Körnchen. Auch kommen nicht ganz selten 3 vor, das eine in der Mitte. Noch mehr Körner in einem Bazillus sind Ausnahmen. Sehr häufig und charakteristisch sind 2 stumpfwinkelig aneinanderliegende Bazillen mit zusammen 3 oder 4 Körnchen.

Die Körnchen selbst sind nicht kreisrund, sondern gewöhnlich leicht oval, und, wenn an den Enden sitzend, von scheinbar grösserem Durchmesser als der Querdurchmesser des Bazillus. Isoliert liegende Körnchen kommen nicht vor. Die Bazillen selbst erscheinen als sehr schlanke, ziemlich lange Formen. Zur Diagnose genügt nicht das Vorhandensein von Körnchen, es ist vielmehr unbedingt erforderlich, dass man den Bazillus in seiner ganzen Länge und Form deutlich sieht und darin deutlich die typischen, beschriebenen blauen Körnchen. Um das alles aber genau sehen zu können, ist ein gutes Mikroskop und helle Beleuchtung erforderlich. Das Einstellen der Objektebene ist manchmal nicht ohne Schwierigkeit, wie überhaupt für diese Präparate ein mikroskopisch geschultes Auge und Uebung notwendig sind.

In der richtigen Weise ausgeführt, ist diese Doppelfärbung aber ein völlig konstantes Merkmal der Löffler'schen Diphtheriebazillen."

Ich bin sehr geneigt, in den tinktoriellen Studien M. Neisser's eine wesentliche Bereicherung unserer Kenntnisse über die botanischen Eigentümlichkeiten der Diphtheriebazillen zu erblicken; sollten bei den weiteren Studien die färberischen Merkmale immer zu dem gleichen Urteil über die Zugehörigkeit zweifelhafter Stäbchen zu den Diphtheriebazillen führen, wie die Agglutinationsprobe, so würde das unser wissenschaftliches Interesse für die M. Neisser'schen Untersuchungen noch vermehren. Praktische Bedeutung möchte ich aber der bakteriologischen Diagnose in besonderen Untersuchungstationen weniger für die Untersuchung zweifelhafter Diphtheriefälle, als vielmehr zum Ausfindigmachen von gesunden Bazillenträgern zusprechen.

VIII. Neuere histologische Studien an diphtherievergifteten Tieren mit besonderer Berücksichtigung des Nervensystems und der Nebennieren.

Unter den deletären Folgeerscheinungen der Diphtherieinfektion menschlicher Individuen stehen neben der durch Kehlkopfcroup bedingten Erstickungsgefahr obenan die Herzerkrankung und die Muskellähmung. Geradezu pathognomisch ist ferner die Erkrankung der Nebennieren, deren klinische Bedeutung jedoch zur Zeit noch viel umstritten ist.

S. Abramow (Moskau) hat in seiner Arbeit: „Pathologisch-anatomische Studien über experimentelle Diphtherieintoxikation und Diphtherieimmunität. Beitrag zur Kenntnis der Pathogenese der Diphtherie." (Zeitschr. f. Immuninitätsforschung Bd. XV, 1912) mit ausserordentlicher Sorgfalt das vorliegende literarische Material berücksichtigt, welches insbesondere Rücksicht nimmt auf den diphtherischen Herztod. Ich entnehme dieser Arbeit folgende Angaben:

Eppinger beschreibt eine Myolysis toxica am Herzen — einen eigentümlichen Quellungs- und Auflösungsprozess im Sarkoplasma der Muskelfasern — als Folge der Diphtherievergiftung. Andere Autoren (Schamschin, v. Romberg) haben neben degenerativen Vorgängen eine entzündliche Infiltration des interstitiellen Gewebes beschrieben. Diese soll eine sekundäre Erscheinung im Gefolge einer nekrotisierenden Wirkung auf den Herzmuskel sein; ausserdem vermerkt speziell Schamschin eine fettige Entartung der Gefässwandungen. Als Zeichen grosser Herzschwäche auf anatomischer Grundlage werden von manchen Autoren die serösen Transsudate im Pleura- und Perikardialsack gedeutet. Enriquez und Haillon führen bei Hunden das Sinken des Blutdruckes auf eine Lähmung des vasomotorischen Zentrums zurück. Mollard und Régaud fanden eine Vakuolisierung der Muskelzellen, eigentümliche Schwellung (Hyperplasie) und schliesslich vollkommene Homogenisierung der Muskelfasern. Sie fanden ferner blutüberfüllte Kapillaren, Hämorrhagien, Infiltration der Media der arteriellen Gefässe und eine Vakuolisierung ihrer Muskelfasern.

Im Anschluss an Eichhorst's (1877) Nachweis der trophischen Funktion des Vagus, dessen beiderseitige Durchschneidung fettige Degeneration des Herzmuskels und Tod an Herzschwäche zur Folge hat — der jedoch schon vor der vielleicht erst durch Ueberanstrengung bei chronischem Verlauf eintretenden Degeneration erfolgen kann —, wurde die Aufmerksamkeit auf die Vaguserkrankung nach Diphtherievergiftung gelenkt, insbesondere auch bei postdiphtherischen Lähmungen. Wladimiroff fand da kleinkörnigen Zerfall der Myelinscheide. Bei akuter Vergiftung konnte aber Murajew anatomisch nachweisbare Vagusveränderungen nicht feststellen. Dieser Autor nimmt eine Affektion des Zentralnervensystems als primäre Folge der Diphtherievergiftung an.

Wiederum andere Autoren untersuchten die autonomen Herzganglien. Klimow, Vincent, Schamschin fanden Blutungen, zellige Infiltration, Zerfall und Auflösung der Nissl'schen Körperchen, Vakuolisierung des Protoplasmas dieser Ganglien: aber man darf wohl mit Schröder annehmen, dass diese Veränderungen das Sinken der Herztätigkeit kaum erklären können.

Frühzeitig schon fiel bei Meerschweinchen ein regelmässiger pathognomonischer Befund an den Nebennieren auf, bestehend in beträchtlicher Grössenzunahme mit starker Rötung. Mikroskopische Untersuchungen an solchen Nebennieren führte zuerst Petit aus. Danach sind die Blutgefässe der Rindensubstanz überfüllt, wodurch die Säulen komprimiert werden, was eine Atrophie und eine konsekutive Degeneration der Zellelemente zur Folge hat. Sehr häufig kommen in der Rindensubstanz auch Hämorrhagien zur Beobachtung. Bei chronischem Verlauf treten destruktive Veränderungen im Parenchym in den Vordergrund, während die Gefässstörungen weniger ausgeprägt sind. Bei wiederholter Anwendung kleinerer Dosen beobachtete Molczanow Anzeichen eines gesteigerten Funktionierens der Rindensubstanzzellen. Bogomolez fand die Rindensubstanzfunktion auch gesteigert bei Meerschweinchen, welche nach der Vergiftung durch Diphtherieserum geheilt waren. Sinibaldi fand die Diphtheriegiftempfindlichkeit abnorm hoch bei solchen Tieren, bei welchen die Nebennieren partiell abgetragen waren.

Dubois (1896), Langlois (1897), Luksch (1905) geben an, dass das Nebennierenextrakt diphtherievergifteter Tiere weniger wirksam ist, als das von normalen Kontrolltieren, und Molczanow, welcher zuerst die Veränderung der medullären Nebennierensubstanz hervorhob, legt dem schädigenden Einfluss der Diphtherievergiftung auf die Adrenalinproduktion eine wesentliche Bedeutung bei. Hannes, Luksch, Goldzieher vermissten die Chromreaktion in der Medullarsubstanz nach akut verlaufender Vergiftung. Tscheboksarow fand nach kleinen Giftdosen bei Hunden Adrenalinzunahme während der ersten 12 Stunden nach der Injektion.

Ich lasse hierunter noch das von Abramow in bezug auf die histologische Diphtherieforschung zusammengestellte Literaturverzeichnis folgen:

1. Arloing. Presse médicale. 1898.
2. Behring. Deutsche med. Wochenschr. 1890.
3. Bogomolez. Ziegler's Beiträge. 1905.
4. Comba. Lo sperimentale. 1894.
5. Dubois. Archives de physiologie. 1896.
6. Djewitzky. Ziegler's Beiträge. Bd. 52.
7. Eichhorst. Die trophischen Beziehungen der Nervi vagi zum Herzmuskel. 1877.
8. Derselbe. Zentralbl. f. med. Wissensch. 1879.
9. Enriquez et Haillon. Archives de physiologie. 1895, 1898.
10. Eppinger. Deutsche med. Wochenschr. 1903.
11. Fantino. Zentralbl. f. med. Wissensch. 1888.

12. Goldzieher, Verhandl. d. deutschen pathol. Gesellsch. 1910.
13. Haschet, Münch. med. Wochenschr. 1895.
14. Hannes, Deutsches Arch. f. klin. Med. 1910.
15. Héssé, Jahrb. f. Kinderheilk. Bd. 36.
16. Klimow, Wratsch. 1898.
17. Klitin, Arch. d. biolog. Wissensch. Petersburg 1900.
18. Langlois, Arch. de phys. norm. et pathol. 1897.
19. Leiden, Zeitschr. f. klin. Med. Bd. 4.
20. Luksch, Wien. klin. Wochenschr. 1905.
21. Derselbe, Berl. klin. Wochenschr. 1909.
22. Derselbe, Verhandl. d. deutschen pathol. Gesellsch. 1910.
23. Lurié, Zeitschr. f. Immunitätsforsch. 1911.
24. Derselbe, Festschr. f. Prof. Nikiforow. Moskau 1911.
25. Mollar et Regaud, Annal. de l'inst. Pasteur. T. 11.
26. Moltschanow, Die Nebennieren und ihre Veränderungen bei Diphtherie. Moskau 1909.
27. Muratow, Klinische Vorlesungen über Nervenkrankheiten des Kindesalters. Moskau 1898.
28. Murawiew, Experimentelle Beiträge zur Kenntnis der postdiphtherischen Lähmungen. Moskau 1899.
29. Oppenheimer und Löper, Archives de médecine expérimentale et d'anatomie pathologique. 1901.
30. Petit, Journal d'anatomie et de physiologie. 1896.
31. Derselbe, C. R. de la soc de Biologie. 1896.
32. Preisz, Deutsche Zeitschr. f. Nervenheilk. Bd. 6.
33. v. Romberg, Deutsches Arch. f. klin. Med. Bd. 48.
34. Rosenbach, Virchow's Archiv. Bd. 70.
35. Ritchie und Bruce, Zentralbl. f. Bakt. Ref. Bd. 52. 1912. Nr. 8.
36. Roux et Jersin, Annal. de l'institut Pasteur. 1888, 1889, 1890.
37. Schröder, Zentralbl. f. allgem. Pathol. u. pathol. Anat. 1896.
38. Sinibaldi, Zentralbl. f. allgem. Pathol. u. pathol. Anat. 1907.
39. Schamschin, Ziegler's Beiträge. Bd. 18.
40. Derselbe, Verhandl. d. Gesellsch. russischer Aerzte. Moskau 1898.
41. Stscherbak, Wratsch. 1893.
42. Tahchiko-Tomako, Virchow's Archiv. Bd. 207.
43. Timofeew, Klin. Wochenschr., Petersburg. 1899.
44. Tscheboksarow, Berl. klin. Wochenschr. 1911.
45. Veronese, Arch. f. Kinderheilkunde. Bd. 17.
46. Vincent, Arch. de méd. expérim. et d'anat. pathol. 1894.
47. Virhuff, Virchow's Archiv. Bd. 201.
48. Wasilieff, Zeitschr. f. klin. Med. Bd. 3.
49. Welch et Flexner, Johns Hopkin's Hospital Bulletin. 1891.
50. Wiesel, Virchow's Archiv. Bd. 183.
51. Wladimirow, Zur Frage über die anatomischen Veränderungen des zentralen und peripherischen Nervensystems bei postdiphtherischer Lähmung. Moskau 1902.

Abramow selbst unternahm die Untersuchung derjenigen Organe von Kaninchen und Meerschweinchen, welche nach den vorstehend zitierten Literaturangaben für das Zustandekommen einer Diphtherievergiftung am meisten zu berücksichtigen sind. Er arbeitete mit einem Gift, welches ca. 50 000 + M. in 1 ml enthielt (DTN²) und benutzte es zu sehr verschieden starker Vergiftung vom subkutanen Gewebe aus, indem er von der Hälfte der tödlichen Minimaldosis bis zum 1000fachen Multiplum anstieg. Er sagt (S. 21): „Für das Studium des subakuten Todes und des Todes bei chronischer Kachexie benutzten wir Meerschweinchen, die bei der experimentellen Serumprüfung gegen Ende der ersten und zu Beginn der zweiten Woche zugrunde gegangen waren. Ausserdem benutzten wir behufs Studiums der langsamen Vergiftung mit Diphtherietoxin die Nebennieren einer Reihe von Pferden, die im Institut des Dr. Ph. Blumenthal immunisiert und zwecks Gewinnung von Diphtherieserum entblutet worden waren. Untersucht wurden: die Herzmuskulatur (aus der Wand des linken Ventrikels und die Papillarmuskeln), die Nebennieren (Fixierung in einem Gemisch von Müller'scher Flüssigkeit und 10 proz. Formalin, Einbettung in Zelloidin und Gefrierenlassen, Färbung mit Hämatoxylin-Eosin, Sudan und nach Diewitzky), die Herznervenganglien (Fixierung in 95 proz. Alkohol und Bearbeitung nach Nissl), sowie die Nn. vagi und phrenici (Behandlung mit Osmium)."

Die Ergebnisse seiner sehr sorgfältigen Studien, die durch schöne Photogramme und lithographische Tafeln erläutert werden, fasst Abramow auf S. 33 folgendermassen zusammen:

„1. Das Diphtherietoxin ist ein exquisites Gift für die chromaffine Substanz der Nebennieren.

2. Unter dem Einfluss grosser Toxindosen versiegt die Adrenalinsekretion.

3. Unter dem Einfluss minimaler letaler Dosen nimmt sie ab.

4. Unter dem Einfluss subletaler Dosen und bei der Immunisierung nimmt sie zu.

5. Der Tod bei akuter Vergiftung ist durch Adrenalinmangel bedingt, der eine hochgradige Störung der Blutzirkulation, welche sich bis zur Stase steigert, zur Folge hat.

6. Der Tod bei subakuten Erscheinungen ist durch regressive Veränderungen des Herzmuskels bedingt, die unter dem Einflusse der hochgradigen Gefässstörungen infolge von Adrenalinmangel auftreten.

7. Die entzündlichen Veränderungen, im Endokard und Myokard bei subakuter Vergiftung sind eine primäre Erscheinung, hervorgerufen durch den direkten Einfluss des Diphtherietoxins."

In meinem Marburger Institut ist insbesondere die lähmende Diphtheriegiftwirkung Gegenstand sorgfältiger Untersuchungen gewesen. Herr Prof. Römer wird darüber in der Zeitschrift für Immunitätsforschung berichten. Die Hauptergebnisse unserer experimentellen Studien werde ich im zweiten Teil, im Diphtheriegift-Kapitel, mitteilen.

Zweiter Teil.

Diphtheriebekämpfung.

I. Geschichtliches zur symptomatischen Diphtherietherapie.

Von der unendlichen Zahl symptomatischer Diphtherie-Behandlungsmethoden hat sich nur ein kleiner Rest bis in die Gegenwart gerettet. Die medikamentösen Mittel aus der alten Pharmakopoe haben ihre Rolle fast gänzlich ausgespielt, so dass es überflüssig ist, darüber noch viel zu sagen. Erhalten geblieben ist eigentlich neben der hygienisch-diätetischen Krankenpflege bloss noch die chirurgische Therapie, durch welche vorkommendenfalls eine mechanische Beseitigung der unmittelbar das Leben bedrohenden Atmungshindernisse im Verlauf des diphtherischen Krankheitsprozesses angestrebt wird. Dazu dient uns die Tracheo- bzw. Laryngotomie und die Intubation.

Die Tracheotomie ist von Bretonneau in der Ausführung und in der Nachbehandlung technisch begründet worden, und auch ihre Indikationen sind durch ihn fast genau so aufgestellt worden, wie sie auch jetzt noch gelehrt werden. Bis zum Erscheinen seines oben zitierten Traité de la diphtérite (1826) hatte Bretonneau fünfmal die Tracheotomie ausgeführt, aber nur einmal mit lebensrettender Wirkung. Einige technische Abänderungen des Bretonneau'schen Verfahrens, welche nicht immer Vervollkommnungen waren, knüpfen sich an die Namen Trousseau (Schüler Bretonneau's), Chassaignac (1855), welcher empfahl, einzeitig die Operation auszuführen, Maisonneuve (1861), der ein Tracheotom erfand, u. a. Von erheblicher Bedeutung für den Operationsakt wurde die Einführung der Chloroformnarkose und die Lister'sche Antisepsis, welch letztere freilich gerade bei der Tracheotomie aus naheliegenden Gründen nicht streng durchzuführen ist.

Von den üblen Nachwirkungen der Operation, z. B. von narbigen und Granulationsstenosen, die zur Erfindung von verschiedenartigen Nachbehandlungskanülen (Trendelenburg, Dupuy) führten, hört man jetzt weniger als in früherer Zeit. Immerhin sind auch die durch die Tracheotomie zunächst vom Erstickungstode geretteten diphtheriekranken Individuen noch so vielen Gefahren ausgesetzt, dass das Wort Malgaigne's: „Die Einführung des Luftröhrenschnittes in die Behandlung der Diphtherie war ein grosses Verdienst um die Menschheit, ein noch grösseres aber würde sich erwerben, wer den Luftröhrenschnitt vermeidbar macht" auf allgemeine Zustimmung rechen darf.

Schon 1857 versuchte Loiseau, ein Arzt in Montmartre, dieses Ziel durch seinen „Cathéterisme laryngien“ zu erreichen. Aber weder vermochte Loiseau seinen Cathéterisme, noch Bouchut etwas später seine „Tubage de la glotte“ mit Hilfe von kurzen Kanülen (Tuben) aus elastischem Material, welche unterhalb der Stimmbänder im Kehlkopf und dem oberen Teil der Luftröhre liegen bleiben sollten, in der Praxis zur Anerkennung zu bringen. In Wien haben in den 60er Jahren Weinlechner und Monti den Kehlkopf mit besonderen Instrumenten katheterisiert; anfangs der 80er Jahre wurde der Bouchut'sche Gedanke, Katheter längere Zeit liegen zu lassen, von verschiedenen Seiten aufgenommen (Wilson, Paton, Macewen); aber erst dem amerikanischen Kinderarzt O'Dwyer in New York war es vorbehalten, die von ihm angegebene Intubationsmethode allgemein zur Anerkennung zu bringen. Die Form der zylindrischen und seitlich abgeplatteten Tube, die Länge derselben entsprechend der Kehlkopfgrösse, ihre Festigkeit und Schwere (bedingt durch das Metall, welches zur Herstellung der Tuben benutzt wird), der obere Randwulst mit einem kleinen Loch zur Aufnahme der Fadenschlingen; dann ferner ein besonderer Mundspiegel mit Vorrichtung zum Aufsperren des Mundes; der Intubator mit Mandrin (Obturator) zur Einführung der Tube; der Extubator — alles das wird jetzt fast genau dem O'Dwyer'schen Instrumentarium nachgebildet. Einige Modifikationen an demselben von Bayeux sollen ganz zweckmässig sein, betreffen aber wohl nur unwesentliche Dinge. In manchen Kliniken, z. B. in der Heubner'schen Kinderklinik in Berlin, werden am Phantom die Studierenden im Intubieren nach O'Dwyer geübt. Monti empfiehlt das Schlossarek'sche Kehlkopfphantom hierfür als das geeignetste, legt aber (gleich Heubner) statt des Kehlkopfes aus Kautschuk einen solchen aus Kinderleichen verschiedenen Alters ein.

Die Intubation diphtheriekranker Individuen mit Kehlkopfstenose erfreut sich jetzt allgemeiner Anerkennung; wenn jedoch der Wunsch Malgaigne's, dass die Tracheotomie vermeidbar gemacht werden möchte, in Erfüllung gehen soll, dann kann auch die O'Dwyer'sche Intubation für sich allein das nicht leisten. In Verbindung mit einer serumtherapeutischen Behandlung hat sie jedoch jetzt schon das Gebiet der Tracheotomie stark eingeengt.

Dass die Serumtherapie, zumal in Gestalt meines neuen Diphtherieschutzmittels (kombinierte Anwendung von Antitoxin und Gift), in sich allein die Machtmittel besitzt zur Vermeidung sowohl der Tracheotomie wie der Intubation, wie auch der Diphtherierkrankungen überhaupt, werde ich in dem Abschnitt betreffend die präventive Diphtheriebekämpfung auseinandersetzen.

II. Geschichtliches zur antitoxischen Diphtherietherapie.

Die spezifisch-antitoxische Serumtherapie der Diphtherie ist in die menschenärztliche Praxis 1892—1894 eingeführt worden, zunächst aber bloss in orientierenden Heilversuchen durch einzelne Kliniker. Die ersten (2) Fälle hat v. Bergmann mit meinem Diphtherieserum behandelt, dann folgten Henoch, Oertel, Heubner. Später ist in

Deutschland ausser von mir noch von Ehrlich-Wassermann, von Aronson, in Frankreich von Roux eine grössere Zahl von Krankenhäusern mit Diphtherieserum versorgt worden. Nach immer mehr verbesserter, d. h. antitoxisch wirksamer gemachter Beschaffenheit des Diphtherieserums wurde 1894/95 mit meiner Einwilligung „Behring's Diphtherieserum" von den Höchster Farbwerken in den Handel gebracht mit 60 AE pro 1 ml als Minimum. Im Jahre 1897 gaben die Farbwerke als am wenigsten wirksames Serum ein solches ab, welches 250 AE pro 1 ml enthält (250fach); gegenwärtig ist die geringwertigste Qualität 400fach; aber die Farbwerke verfügen seit dem Jahre 1899 auch schon über 1000faches flüssiges Serum. Berücksichtigt man, dass v. Bergmann höchstens $^1/_{10}$faches, Henoch höchstens einfaches, Oertel zweifaches, Heubner fünffaches Serum bekommen haben, so kann daraus entnommen werden, wie grosse Fortschritte innerhalb verhältnismässig kurzer Zeit in der Gewinnung eines stärker konzentrierten Diphtherieantitoxins gemacht worden sind.

Qualitativ ist das Diphtherieserum bis vor kurzem das gleiche geblieben. Im Laufe der letzten Jahre ist es aber gelungen, das Heilserum von seinen antitoxisch unwirksamen Bestandteilen zu befreien und auf diese Weise ein „gereinigtes" Diphtherieserum herzustellen.

III. Heilserumreinigung.

Die therapeutisch wirksame Substanz im Diphtherieserum habe ich Antitoxin genannt, weil sie durch Unschädlichmachung des Diphtheriegiftes (Entgiftung) heilsam ist. Frühzeitig schon wurde erkannt, dass die antitoxische Wirkung an Proteinsubstanz gebunden ist. Aber weder das Albumin, noch das zuerst von Alexander Schmidt charakterisierte Globulin sind Träger der antitoxischen Energie: diese ist vielmehr gebunden an einen Proteinkörper, welchen ich „Paralbumin" genannt habe.

Zur Geschichte der Proteinkörper des Serums ist folgendes zu sagen:

Was Alexander Schmidt als „Globulin" bezeichnete, ist im grossen und ganzen identisch mit Panum's „Serumkasein". Panum („Ueber einen konstanten, mit dem Kasein übereinstimmenden Bestandteil des Blutes", Virchow's Arch., Bd. 3) fällte durch Verdünnen des Blutes mit reinem Wasser oder durch Ansäuern sein Serumkasein aus. Kühne fällte „Globulin" aus Blutserum aus, indem er nach der Serumverdünnung noch Kohlensäure durchleitete.

Im Gegensatz zu Schmidt benannte Hammarsten alle durch überschüssiges Magnesiumsulfat fällbaren Proteinkörper mit dem Wort „Globulin" (Zeitschr. f. phys. Chemie, Bd. 8; Pflüger's Arch., Bd. 17 und 18). Von der Voraussetzung ausgehend, dass nur zwei Proteinarten, Albumin und Globulin, im Blutserum vorhanden sind, schloss er aus der Tatsache, dass man durch Zusatz von Magnesiumsulfat im Ueberschuss zum Serum und nachträgliches Filtrieren zweifellos Albumin im Filtrat bekommt, alles durch Magnesiumsulfat fällbare Protein müsse Globulin sein.

Wenn man aber die Proteinkörper einzig und allein auf Grund von Fällungsreaktionen differenziert, so setzt man sich dem Vorwurf aus, den Duclaux gegen ein solches Verfahren erhob, indem er sagte, dass man dann ebenso gut die auf demselben Baume gewachsenen Aepfel unterscheidet und mit verschiedenen Namen belegt, je nachdem sie beim ersten, zweiten, dritten Schütteln usw. herunterfallen. Es können ja tatsächlich dabei Unterschiede sich feststellen lassen, insofern als die wurmstichigen, die grossen, die kleinen Früchte nacheinander fallen. Das muss dann aber im Einzelfall doch erst durch besondere Untersuchung der Fallprodukte bewiesen werden. Alexander Schmidt hat die qualitative Sonderstellung seines Globulins unter den Proteinen des Blutserums genetisch dadurch bewiesen, dass er ihren Ursprung auf Körperzellen, z. B. Leukozyten, zurückführte, in welchen neben dem Cytoglobin, der Muttersubstanz des Globulins, kein Albumin vorkommt. Ob innerhalb der Proteinmasse des Blutserums nach der Globulinausscheidung sich noch verschiedene Proteinmodifikationen oder nur die Proteine der Albumingruppe nachweisen lassen, darüber hat Schmidt nichts ausgesagt. Jetzt wissen wir einerseits durch Kristallisierungsversuche, Prüfung der Koagulationstemperaturen, Bestimmung der optischen Eigenschaften usw., dass das durch Magnesiumsulfat nicht fällbare Albumin kein einheitlicher Körper ist, und andererseits dürfen wir nicht alles durch Magnesiumsulfat fällbare Protein, (mit Hammarsten) vom Albuminbegriff ausschliessen. Nach Alexander Schmidt gehörte das, was man jetzt Pseudoglobulin nennt, zum Albumin. Ich will an der heutigen Namengebung nichts ändern, sehe mich aber genötigt, einen zwischen dem Hammarsten'schen Albumin und dem Pseudoglobulin stehenden Proteinkörper zu unterscheiden, welcher nicht, wie das Pseudoglobulin, ausfällt, wenn man das Blutserum auf 57—58° erhitzt[1]) und hinterher neutralisiert, sondern zusammen mit dem Albumin in Lösung bleibt, der aber vom übrigen Albumin sich trennen lässt durch Uebersättigung der Lösung mit Magnesiumsulfat oder durch partielle Ammonsulfatfällung. Diesen von der Hauptmasse des Albumins trennbaren Körper habe ich Paralbumin genannt, und er ist es, an den man die antitoxische Serumfunktion gebunden findet. Der Nachweis eines Proteinkörpers, welcher ausser durch seine besonderen Fällungsbedingungen noch durch eine spezifische Funktion sich von der übrigen Proteinmasse unterscheidet, berechtigt und verpflichtet uns jedenfalls, ihm einen besonderen Namen zu geben. Wie nun Schmidt innerhalb seiner Globulingruppe die von ihm auf Zellderivate zurückgeführten Proteine wegen ihrer verschiedenartigen Anteilnahme am Gerinnungsprozess als Paraglobulin und Metaglobulin unterschieden hat, so wählte ich den Namen „Paralbumin" für den dem Albumin nahestehenden Körper wegen seiner Beziehungen zur Entstehung von Antikörpern. Die Kennzeichnung des antitoxischen Proteins als Albuminmodifikation wird übrigens um so mehr berechtigt erscheinen, nachdem Howell (The proteids of the blood etc. Amer. Journ. of Phys., 1906, Bd. 17) den durch Dialyse und Essigsäurezusatz nicht fällbaren Anteil an dem im Magnesiumniederschlag erschienenen Protein als ein Albumin erkannt hat, welchem

1) Cfr. die Mitteilung von J. E. Banzhaf (the Jones Hopkins Hosp. Bull. Vol. XXII. No. 241. April 1911. S. 109.

Lezithin anhaftet und deswegen andere Fällungsbedingungen zeigt, wie das übrige Serumalbumin.

Kauder (Archiv f. exper. Pathol. u. Pharm., Bd. 20) und Pohl (ebendaselbst) führten zur Differenzierung der Serumproteine die fraktionierte Ammonsulfatfällung ein.

Patein (Journ. de pharm. et de chémie, 1907, Bd. 25 und Soc. de Biologie, 1907, Bd. 53) trennte die Gruppe der Schmidt'schen Globuline innerhalb des Magnesiumniederschlags von einem Proteinkörper ab, welcher der Anforderung Schmidt's, dass jedes durch Essigsäure gefällte Globulin, im Ueberschuss dieses Fällungsmittels wieder löslich sein soll, nicht genügte.

Durch fraktionierte Ammonsulfatfällung bei weniger als 33 % Sättigung unterschieden Fuld und Spiro das Schmidt'sche Globulin unter dem Namen „Euglobulin", von dem erst zwischen 34—46 % Sättigung ausfallenden „Pseudoglobulin" als verschiedenartig funktionierende Proteine, indem sie die Beziehung dieser Proteinfraktionen zur Milchgerinnung differentialdiagnostisch verwerten. Sie fanden das Euglobulin labend, das Pseudoglobulin labhemmend.

Pick (Hofmeister's Beiträge, Bd. 1) fand gewisse Immunkörper nur der einen oder der anderen von den oben genannten Fraktionen anhaftend.

Porges und Spiro (Hofmeister's Beiträge, Bd. 3), sowie Freund und Joachim (Zeitschr. f. phys. Chemie, Bd. 36) haben zwischen 28—46 % Ammonsulfatsättigung nicht bloss zwei, sondern drei Proteinfraktionen auf Grund des Gehalts an Kohlenstoff und Wasserstoff und auf Grund von Differenzen in den optischen Konstanten unterschieden.

Durch Befreiung des Paralbumins von den übrigen Proteinstoffen im Diphtherieheilserum wird der auf 1 mg Trockensubstanz berechnete Antitoxingehalt um das 2 bis $2^1/_2$fache erhöht; jedoch wechselt in Heilseris von verschiedener Herkunft der Konzentrationseffekt in ziemlich weiten Grenzen. Im allgemeinen habe ich die Erfahrung gemacht, dass er beträchtlicher ist in geringwertigen wie in hochwertigen Operationsnummern.

Wenn wir es nun beispielsweise mit einem 400 fachen Heilserum zu tun haben, dessen ursprünglicher Proteingehalt 10 % beträgt, so enthält 1 ml 400 AE in 100 mg Proteinsubstanz, und 1 mg Protein liefert dann 4 AE. Das aus einem solchen Heilserum gewonnene reine Paralbumin enthält in der Regel bis zu 10 AE, so dass eine 10 proz. Paralbuminlösung zu einer 1000 fachen Antitoxinlösung geworden ist und eine Konzentration ums $2^1/_2$ fache erfahren hat.

Als Methode zur quantitativen Proteinbestimmung im Heilserum bevorzuge ich die Essigsäuremethode vor der in Ehrlich's Frankfurter Institut zur Anwendung gelangenden Alkoholmethode namentlich aus dem Grunde, weil manche Proteinmodifikationen alkohollöslich sind und in das Filtrat übergehen. Nennenswerte Abweichungen habe ich aber bei vergleichender Prüfung dieser beiden Methoden nicht gefunden. Der Proteingehalt verschiedener Pferdesera schwankte in meinen unzähligen Einzelversuchen zwischen 5—11 %. Niedrige Zahlen fanden sich besonders bei solchen Pferden, denen innerhalb eines kurzen Zeitraums grosse Blutmengen entzogen waren. Der Albuminanteil beträgt normalerweise etwa 40% vom Gesamtprotein. Im Immunisierungsprozess kann er bis auf 10% sinken, während gleichzeitig der Paralbumingehalt beträchtlich ansteigt.

Zur Frage nach dem materiellen Substrat der antitoxischen Funktion in einem Heilserum liegen viele Experimentalarbeiten (von Emmerich, Tizzoni, Aronson, Smirnow, Brieger, Freund, Seng, Pick, Gibson u. a.) vor. Ausführlich hat über seine Versuche, den Anteil der verschiedenen Proteinfraktionen am Diphtherieantitoxingehalt des Serums quantitativ zu bestimmen, vor 16 Jahren Dieudonné in den „Arbeiten aus dem Kaiserlichen Gesundheitsamt" berichtet unter dem Titel: Ueber diphtheriegiftneutralisierende Wirkungen der Serumglobuline.

Dieudonné fand das nach der Hammarsten'schen Methode gefällte und beim Filtrieren auf dem Filter zurückbleibende Magnesiumsulfatprotein in höherem Grade antitoxisch wirksam wie das Gesamtprotein des Serums. Das in das Filtrat übergehende Albumin fand er unwirksam. Dialysierte er das Magnesiumsulfatprotein, so fiel eine Proteinsubstanz aus, welche — auf Trockensubstanz berechnet — etwas mehr antitoxisch wirksam war, wie das gelöst gebliebene Protein. Das letztere bestand, wie ich auf Grund meiner experimentell gewonnenen Daten annehmen muss, aus Paralbumin + Albumin, während das ausgefallene Globulin seinerseits noch wasserlösliches Paralbumin enthalten haben musste.

Dieudonné kam durch seine Untersuchungen zu der Meinung, dass der antitoxisch wirksame Körper von den Proteinen bei ihrer Ausfällung nur mitgerissen werde.

Schon durch die Möglichkeit einer Antitoxinkonzentration durch Isolierung von antitoxischem Paralbumin sind wir in der Lage, ein Heilserum wertvoller zu machen, da mit der Höherwertigkeit einer Antitoxinlösung die Fähigkeit zur Hervorrufung schädlicher, insbesondere anaphylaktischer Nebenwirkungen für die gleiche Zahl von Antitoxin-Einheiten (AE) immer geringer wird. Nun habe ich aber gefunden, dass der anatoxische Index, d. h. die Minimaldosis von Proteinsubstanz, welche bei sensibilisierten Individuen anaphylaktische Vergiftungssymptome auslöst, im „gereinigten" Serum ein anderer ist als im Vollserum: Die Proteindosis zur Erzeugung anaphylaktischer Symptome ist beim „gereinigten" Serum grösser als diejenige Proteindosis, welche beim Vollserum dazu genügt. Ich nenne diejenige Proteindosis, welche bei der Injektion in die Blutbahn eines noch sensibilisierten Meerschweins von 250 g Gewicht gerade noch ausreicht, um den Tod herbeizuführen, eine Anatoxin-Einheit (1 AnE). Das oben erwähnte 400fache Heilserum enthielt 1 AnE in 0,8 mg, das gereinigte Serum dagegen erst in 2,0 mg. Während demnach ursprünglich dieses Heilserum in 1 mg Proteinsubstanz 4 AE und $^5/_4$ AnE ($= 3^1/_5 : 1$) enthielt, kamen in dem gereinigten Präparat auf 1 mg Protein $^1/_2$ AnE ($= 20 : 1$); mit anderen Worten: Ursprünglich kamen auf 1 AnE $3^1/_5$ AnE, nach der Reinigung auf 3 AnE 20 AE, was einer Serumverbesserung um etwa das 6fache entspricht.

IV. Der antitoxische Entgiftungsmodus.

Unter Zugrundelegung namentlich der in meiner Allgemeinen Therapie der Infektionskrankheiten (Behring's Beiträge zur experimentellen Therapie, H. 1, S. 1029 ff.) berichteten Versuche von Martin und Cherry habe ich früher geglaubt, dass das Unschädlichwerden eines giftigen Proteins durch das zugehörige Antitoxin einer chemischen Neutralisation zuzuschreiben ist, bei welcher Gift und Antitoxin sich zu einem grösseren Molekül vereinigen, so dass aus zwei chemischen Individuen ein einziges wird. Martin und Cherry hatten Schlangengift mit dem zugehörigen Serumantitoxin in vitro zusammengemischt. Sie fanden danach, dass beim Filtrieren der Mischung durch eine Gelatineschicht zwar noch nach 2—15 Minuten, aber nicht mehr nach 30 Minuten giftige Substanz hindurchgeht. Daraus zogen diese Autoren, und ich mit ihnen, den Schluss, dass die giftige und die antitoxische Substanz sich bei längerem Kontakt in der Mischung zu einem grösseren Molekül vereinigt hätten, welches die Gelatineschicht nicht zu durchdringen vermag. A priori kann diese Schlussfolgerung richtig sein; notwendig aber ist sie nicht. Gesetzt den Fall, dass das antitoxische Eiweiss chemisch unverändert geblieben ist, und dass es bloss seine antitoxische Energie verloren hat, und gesetzt den Fall, dass ebenso auch das giftige Protein, ohne eine chemische Verbindung mit dem Antitoxin einzugehen, bloss die Giftigkeit verloren hat, im übrigen aber dasselbe Protein geblieben ist, welches es vorher war, so wird es zwar nach wie vor die Gelatineschicht passieren, aber in ungiftiger Form. In dieser kann es durch den Tierversuch nicht nachgewiesen werden, wohl aber durch die chemische Analyse. Bis jetzt haben nun weder Martin und Cherry, noch sonst jemand den Nachweis geliefert, dass das chemische Substrat für die Giftwirkung durch das Gelatinefilter nach der Entgiftung nicht mehr hindurchgeht.

Nach meiner gegenwärtigen Auffassung, auf welche ich noch im Anaphylaxiekapitel näher eingehen werde, vollzieht sich der antitoxische Entgiftungsprozess in zwei Phasen, nämlich erstens durch Bildung einer Toxin-Antitoxinverbindung durch Adsorption und zweitens durch den fermentativen Abbau dieser Verbindung unter Komplementmitwirkung. Die zweite Phase vollzieht sich erst in vivo, während die erste schon in vitro erfolgen kann; nach den Erfahrungen mit meinem neuen Diphtherieschutzmittel muss ich annehmen, dass die durch Adsorption entstandene Toxin-Antitoxinverbindung wieder getrennt werden kann, also reversibel ist.

V. Die Wertbestimmung des Diphtherieantitoxins im Heilserum.

1. Die Subkutanmethode im Mischungsversuch.

Um die giftneutralisierende Kraft eines antitoxischen Serums genau zu messen, gehen wir aus von einem sogenannten „Testantitoxin“, welches in Trockenform im Frankfurter Institut für experimentelle Therapie aufbewahrt wird. Dieses Testantitoxin ist in vielen luftfrei gemachten Glasröhren eingeschmolzen und hat seinen Antitoxinwert unverändert beibehalten, wie die von Zeit zu Zeit vorgenommene Nachprüfung ergeben hat.

Das Testantitoxin wird für Prüfungszwecke zu einem 10fach normalen Antitoxin aufgelöst und mit der Testantitoxinlösung werden dann Diphtheriegiftlösungen in folgender Weise eingestellt:

Man mischt 1 AE in 4 ml mit der zu untersuchenden Giftlösung und sorgt dafür, dass eine vollkommen gleichmässige Mischlösung entsteht, spritzt diese Meerschweinchen von 250 g Gewicht unter die Haut und sieht dann zu, ob das Gift bei dieser Prüfungsmethode unschädlich geworden ist oder nicht.

Ich bezeichne diejenige in 4,5 bis 5,0 ml Flüssigkeit enthaltene Giftmenge, welche durch 1 AE gerade noch vollkommen neutralisiert wird, als eine Gifteinheit (= 1 GE). Eine Giftlösung, welche dieser Anforderung entspricht, gibt, wie ich mich mit Ehrlich ausdrücke Limes 0:

$$\left.\begin{array}{l}4 \text{ ml DAN}^{1/4}\\ 1 \text{ GE}\end{array}\right\} = \text{Lo}$$

„Lo" (gleich „Limes glatt") bedeutet, dass die Mischung bei subkutaner Injektion Meerschweine gesund lässt, dass aber ein geringer Giftzusatz oder eine geringe Antitoxinverminderung das Gleichgewichtsverhältnis stören und zur Erkrankung der Meerschweine führen würde. Der Grad der Erkrankung wird durch die Zeichen L —, L = und L ≡ ausgedrückt, je nachdem die Erkrankung eine leichte, mittelschwere oder sehr schwere ist. Tritt nach subkutaner Injektion einer Mischung der Tod ein, so wird das Zeichen „L †" („Limes tot") angewendet, wenn das Versuchstier nicht früher als 4 Tage nach der Injektion stirbt; andernfalls wird geschrieben † 72 St., † 48 St. usw., je nachdem der Tod nach 72 Stunden, 48 Stunden usw. eingetreten ist.

Wenn nun beispielsweise bei der Einstellung einer Diphtheriegiftlösung auf das Testantitoxin die subkutane Injektion einer Mischung von 4 ml derselben mit 1 AE Meerschweine schnell, vielleicht schon nach 24 Stunden, tötet, so wird die Giftlösung soweit verdünnt, bis sie bloss noch den L †-Wert gibt, wonach dann die ganz genaue Einstellung nach folgendem Schema vorgenommen wird.

Zum Zweck der Giftprüfung stellen wir uns eine Testantitoxinlösung her, welche in 1 ml $^1/_2$ AE enthält (DAN $^{1/2}$), bringen davon 20 ml in ein Erlenmeyer'sches Kölbchen und fügen zehnmal soviel Giftlösung hinzu, als bei der Vorprüfung zur Erreichung des L †-Wertes mit 1 AE erforderlich war. Betrug beispielsweise diese Dosis von der Originalgiftlösung 0,5 ml, so werden 5 ml hinzugefügt, ausserdem wird aber noch soviel Wasser hinzugegeben, bis das ganze Quantum der Mischung 40 ml beträgt, so dass die Zusammensetzung der Mischung dann ist:

$$1.\quad \left.\begin{array}{rl}20{,}0 & \text{ml DAN}^{1/2}\\ 5{,}0 & \text{„ DGL}\\ 15{,}0 & \text{„ aq.}\end{array}\right\}$$

4 ml dieser Mischung enthalten 1 AE und 0,5 ml DGL und geben voraussichtlich wieder L †. Um den Wert für L 0 ausfindig zu machen, vermindern wir den Giftzusatz und stellen uns ausser der obigen Mischung noch folgende her:

$$2.\quad \left.\begin{array}{rl}20{,}0 & \text{ml DAN}^{1/2}\\ 4{,}0 & \text{„ DGL}\\ 16{,}0 & \text{„ aq.}\end{array}\right\}$$

3. 20,0 „ DAN ½ }
3,5 „ DGL
16,5 „ aq

4. 20,0 „ DAN ½ }
3,0 „ DGL
17,0 „ aq.

5. 20,0 „ DAN ½ }
2,5 „ DGL
17,5 „ aq.

6. 20,0 „ DAN ½ }
2,0 „ DGL
18,0 „ aq.

Gesetzt den Fall, dass 4 ml von der Mischung 2 und 3 die damit behandelten Meerschweine noch krank machen, die Mischungen 4, 5 und 6 aber die Meerschweine gesund lassen, so würden wir anzunehmen haben, dass der L 0-Wert annähernd genau durch die Mischung 4 erreicht wird. Sollten nun neue Versuche mit noch enger zusammenliegenden Giftabstufungen zeigen, dass in der Tat der L0-Wert durch die Mischung 4 ganz genau gegeben ist, dann lässt sich berechnen, dass die untersuchte Giftlösung mit 0,3 ml 1 A. E. neutralisiert, und es handelt sich dann um eine $3^1/_3$ fache Normalgiftlösung (DTN ¹⁰/₃). 0,3 ml ist, wie wir uns ausdrücken, für diese Giftlösung die „Prüfungsdosis“.

Zeigt sich bei wiederholter Prüfung, dass die Prüfungsdosis konstant bleibt, was auch bei den unter Toluol, kühl und vor Luftzutritt geschützt aufbewahrten Lösungen nicht als selbstverständlich vorausgesetzt werden darf, sondern nur durch die Erfahrung erwiesen werden kann, so können wir nunmehr die Giftlösung ihrerseits als „Testgift“ benutzen zum Zweck der Bewertung von antitoxischem Serum mit noch unbekanntem Antitoxinwert.

Wer im Besitz eines solchen Testgiftes ist, kann dann mit grosser Sicherheit und in einfachster Weise die Wertbestimmung von Antitoxinlösungen vornehmen. Man geht dabei in folgender Weise vor: Die Testgift-Prüfungsdosis, in unserem Falle also 0,3 ml, wird mit 4,0 ml Serum, bzw. mit Verdünnungen desselben gemischt und Meerschweinen unter die Haut gespritzt, und zwar müssen so viele Versuche angestellt werden, bis man für die Mischung von 0,3 ml Testgift mit 4,0 ml Antitoxinlösung annähernd den L †-Wert gefunden hat.

Danach stellt man sich durch Verdünnung mit 0,85 proz. NaCl-Wasser eine Testgiftlösung her, welche in 1 ml $^1/_2$ GE (DTN ½) enthält, mischt dann 20 ml dieser Giftlösung mit dem Zehnfachen derjenigen Antitoxindosis, welche mit der Giftprüfungsdosis L† gab, beispielsweise 10 mal 0,001 ml Diphtherieheilserum, und füllt die Mischung auf bis zu 40 ml, so dass sie die Zusammensetzung besitzt:

20 ml DTN ¹⁰/₃ }
5 „ $^1/_{500}$ Serum
15 „ aq.

macht dann wieder noch 5 andere Mischungen mit je 4 ml, 3,5 ml, 3 ml, 2.5 ml und 2 ml $^1/_{500}$ Serum zurecht, injiziert von jeder einem Meerschweine 4 ml subkutan, und wenn sich dann zeigt, dass die Mischung:

$$\left.\begin{array}{rl} 20{,}0 & \text{ml DTN}^{10/3} \\ 2{,}5 & \text{,,}\ ^1/_{500}\,\text{Serum} \\ 17{,}5 & \text{,,}\ \text{aq.} \end{array}\right\}\ \text{L 0}$$

gibt, so lässt sich daraus der Antitoxinwert in folgender Weise berechnen:

In 40 ml Flüssigkeit werden 10 GE (20 ml DTN $^{1/2}$ = 10 GE) neutralisiert durch 0.25 ml $^1/_{500}$ Serum oder durch 1 ml $^1/_{125}$ Serum. Da 1 ml $^1/_{125}$ Serum 10 GE neutralisiert, so ergibt sich für 1 ml Vollserum ($^1/_1$ Serum) der Wert von $125 \times 10 = 1250$ AE. Das Serum ist danach 1250 fach normal[1]).

2. Die Intrakutanmethode.

a) Direkter Giftwert.

Einen wesentlichen Fortschritt der Prüfungstechnik für die Wertbestimmung des Diphtherieheilserums bedeutet die von Prof. Römer in meinem Institut ausgearbeitete Intrakutanmethode.

Römer hat gefunden, dass das Diphtheriegift bei intrakutaner Injektion schon in viel kleinerer Dosis deutlich wahrnehmbare Lokalreaktion macht als vom Unterhautbindegewebe aus, und dass man deswegen die Intrakutanmethode zum Nachweis sehr kleiner Antitoxindosen benutzen kann.

Die Reaktion auf die intrakutane Giftinjektion bei relativ geringer Dosierung besteht in einer sich über 3 bis 4 Tage erstreckenden leichten ödematösen Schwellung und Rötung, welche schliesslich von Haarausfall über der geimpften Stelle gefolgt ist. Bei mittleren Dosen zeigt sich eine kleine Nekrose auf der in den ersten Tagen als Quaddel imponierenden Reaktionsstelle. Bei grösseren Dosen endlich, die etwa $^1/_{50}$ der tödlichen Minimaldosis entsprechen, kommt es rasch zu einer bereits am 3., selbst am 2. Tage deutlichen Hautnekrose.

Die Frage, ob das Ergebnis der intrakutanen Giftwirkung zuverlässige Rückschlüsse erlaubt auf den nach subkutaner Injektion festzustellenden Giftwert hat Römer mit Hilfe dreier in ihrem direkten Giftwert für Meerschweinchen ausserordentlich differierender Gifte entschieden.

Das Diphtheriegift Ballon II stammt aus dem Jahre 1898 und hatte früher einen Giftwert von etwa 25 000 + M in 1 ml, d. h. 1 ml enthielt die tödliche Dosis für 25 000 g Meerschweingewicht. Eine erneute Auswertung im Mai 1909 ergab nun eine enorme Abschwächung des direkten Giftwertes, wie nachfolgende Tabelle I zeigt.

Der direkte Giftwert (d. h. die krankmachende und tödliche Wirkung des reinen Giftes) hat sich demnach im Laufe von 10 Jahren sehr vermindert: 1 ml enthält nur noch 100 + M, also $^1/_{250}$ vom ursprünglichen Giftwert. Eine deutliche, eben noch erkennbare subkutane

1) Aus prüfungstechnischen Gründen wird bei der Antitoxinbestimmung der Heilsera für den geschäftlichen Vertrieb nicht die Lo, sondern L† mit 1 AE gebende Testgiftdosis gewählt. Die letztere erfordert für Diphtheriegiftlösungen von verschiedener Herkunft einen Giftzuwachs, welcher von 0,25 bis zu 0,5 GE variieren kann.

Tabelle I.

Meerschweinchen	Körpergewicht g	Giftdosis ml	Also geprüft auf	Ergebnis
Nr. 7829	345	0,06	5750 + M.	glatt
„ 7828	370	0,08	4500 + M.	glatt
„ 7822	380	0,1	3800 + M.	Spur Oedem?
„ 7809	370	0,2	1850 + M.	geringes Infiltrat
„ 7804	340	0,4	850 + M.	deutliches Infiltrat
„ 7925	225	0,5	450 + M.	deutliches Infiltrat, Nekrose
„ 7806	380	0,6	633 + M.	starkes Infiltrat, Nekrose
„ 7808	340	0,8	450 + M.	„ „ „
„ 7689	530	1,0	330 + M.	„ „ „
„ 7840	350	1,25	280 + M.	„ „ „
„ 7839	325	1,5	216 + M.	starkes Infiltrat, enorme Nekrose
„ 7825	350	1,75	200 + M.	„ „ „ „
„ 7927	230	2,0	115 + M.	„ „ „ „
„ 7823	350	2,25	150 + M.	„ „ „ „
„ 7838	350	2,5	140 + M.	„ „ „ „
„ 7837	320	2,75	115 + M.	„ „ „ „
„ 7842	420	3,0	140 + M.	starkes Infiltrat, enorme Nekrose, † nach 30 Tagen
„ 7841	410	3,25	126 + M.	starkes Infiltrat, † nach $8^1/_2$ Tagen
„ 7844	350	3,5	100 + M.	starkes Infiltrat, † nach 4 Tagen: charakteristischer Diphtheriebefund

Giftwirkung liess sich mit 0,2 ml, bei etwa $^1/_{15}$ der tödlichen Minimaldosis, nachweisen.

Die intrakutane Prüfung wird in der Weise vorgenommen, dass gesunde Meerschweinchen an beiden Brust- und Bauchseiten mit Calciumhydrosulfid in schonender Weise depiliert und dann — möglichst entfernt von einander — links vorn, links hinten, rechts vorn und rechts hinten ihnen je 0,1 ml von den in Tab. II verzeichneten Giftverdünnungen möglichst oberflächlich in die Kutis injiziert wurden.

Römer bekam danach eine ganz unzweifelhafte Giftwirkung bei 0.1 ml $^1/_{20}$ Verdünnung des geprüften Giftes. Da 1 ml des unverdünnten Giftes nach Tabelle I 100 + M[1]) enthielt, würden $^{0.1}/_{20}$ ml = $^1/_2$ + M enthalten. Oder anders ausgedrückt: intrakutan ruft noch $^1/_{500}$ der tödlichen Minimaldosis für ein Meerschweinchen von mittlerem Gewicht eine nicht zu übersehende zweifellose Giftwirkung hervor, während die subkutane Prüfung erst bei $^1/_{15}$ der tödlichen Minimaldosis eine positive Reaktion gibt. In meiner Zeichensprache werden diese Versuchsergebnisse folgendermassen protokolliert:

1 ml DG 1898 = 100 + M = 1500 + M sk = 200 Ln itk.
†

Die Tabellen I und II beweisen, dass zur Erzeugung einer Hautnekrose durch subkutane Injektion 100 mal mehr Gift erforderlich ist als bei der intrakutanen Prüfung; hier genügte $^{0.1}/_{20}$ = $^1/_{200}$ ml, dort erst 0.5 = $^1/_2$ ml.

1) 1 + M ohne nähere Bezeichnung bedeutet die für 1 g Meerschweingewicht (1 M) tödliche Minimaldosis; wo ich aber die krankmachenden Grenzwerte (—. =. . .) zum tödlichen in Beziehung setze, schreibe ich 1 + M.
†

Tabelle II.

Meerschweinchen	Körpergewicht g	Giftdosis	Folgen der Injektion nach 24 h	2 × 24 h	3 × 24 h	5 × 24 h
Nr. 8071	325	$^{0.1}/_{500}$ ml l.v.	0	0	0	0
		$^{0.1}/_{100}$ ml l.h.	0	0	0	0
		$^{0.1}/_{50}$ ml r.v.	Spur Schwellung	geringe Schwellung	geringe Schwellung	Haarausfall
		$^{0.1}/_{20}$ ml r.h.	geringe Schwellung	geringe Schwellung und Rötung	Schwellung und Verfärbung	Spur Nekrose
Nr. 8072	300	$^{0.1}/_{10}$ ml l.v.	geringe Schwellung und Rötung; Spur Verfärbung	starke Verfärbung	derselbe Befund	kleine Nekrose
		$^{0.1}/_{5}$ ml l.h.	desgl.	desgl.	desgl.	desgl.
		$^{0.1}/_{2}$ ml r.v.	Quaddel	Quaddel mit beginnender Nekrose	desgl.	starke Nekrose
		0.1 ml unverdünnt r.h.	Quaddel mit kleinen Blutextravasaten	Quaddel mit Nekrose	desgl.	desgl.

Es bleibt ohne Einfluss auf das Resultat, ob man je eine Intrakutanprüfung an einem Meerschweinchen vornimmt, oder mehrere Prüfungen an ein und demselben Tier, vorausgesetzt, dass die einem Tier injizierten Giftdosen nicht zu sehr voneinander differieren und die Injektionsstellen nicht zu dicht zusammenliegen.

Ausser diesem alten und stark abgeschwächten Gift prüfte Römer ein frisch hergestelltes in Gestalt des Filtrats von einer am 27. III. bis 6. IV. 1909 gut gewachsenen Diphtheriebouillonkultur, das durch Zusatz von 0,4 proz. Karbolsäure konserviert war. Ich nenne es im folgenden Diphtheriegift vom 6. IV. 09 = DG $^{6}/_{\text{VI}}$ 09. Die Giftprüfung durch subkutane Injektion ergab folgendes:

Tabelle III.

Meerschweinchen	Körpergewicht g	Giftdosis ml	Also geprüft auf	Ergebnis
Nr. 7944	190	0,0004	475 000 + M.	glatt
„ 7843	300	0,001	380 000 + M.	glatt
„ 7945	200	0,0006	333 000 + M.	glatt
„ 7946	200	0,0008	250 000 + M.	Spur Infiltrat
„ 7947	200	0,001	200 000 + M.	geringes Infiltrat, kleine Nekrose
„ 7851	375	0,003	125 000 + M.	mässiges Infiltrat, Nekrose
„ 7948	200	0,002	100 000 + M.	starkes Infiltrat, Nekrose
„ 7848	390	0,005	78 000 + M.	„ „ „
„ 7950	190	0,004	47 500 + M.	„ „ „
„ 7951	190	0,006	31 600 + M.	† nach 10 Tagen
„ 7942	200	0,008	25 000 + M.	† nach 8½ Tagen
„ 7846	390	0,02	19 500 + M.	† nach 60 Stunden
„ 7953	190	0,01	19 000 + M.	† nach 43 Stunden

Es enthielt somit 1 ml des Diphtheriegiftes vom 6. IV. 09 ca. 22 000 $\underset{\dagger}{+}$ M, da bei der Prüfung auf 25 000 + M der Tod später, bei der Prüfung auf 19 500 + M früher eintrat als innerhalb des Zeitraumes, den ich für die L† Dosis (ca. 100 Stunden) festgesetzt habe. Deutlich krankmachende Wirkung zeigte dieses Gift bei der Prüfung auf 200 000 + M, also bei ca. $^1/_9$ der tödlichen Minimaldosis (statt $^1/_{15}$ in Tab. I). 1 $\underset{\dagger}{+}$ M ist demnach = $^1/_9$ + $\underline{\text{M}}$.

Das Ergebnis der Intrakutanprüfung ist in Tab. IV wiedergegeben.

Tabelle IV.

Meerschweinchen	Körpergewicht g	Giftdosis intrakutan	Folgen der Injektion nach			
			24 h	2 × 24 h	3 × 24 h	5 × 24 h
Nr. 8089	250	0,1/50 000 ml l. v.	0	0	0	0
		0,1/10 000 ml l. h.	0	Spur Rötung	Spur Verfärbung	Spur Haarausfall
		0,1/5000 ml r. v.	Verfärbung	deutliche Verfärbung	derselbe Befund	geringe Nekrose
		0,1/2000 ml r. h.	desgl.	leichte Quaddel	Quaddel mit Spur Nekrose	deutliche Nekrose
Nr. 8073	250	0,1/1000 ml l. v.	Quaddel	Quaddel mit Nekrose	derselbe Befund	starke Nekrose
		0,1/500 ml l. h.	desgl.	desgl.	desgl.	desgl.
		0,1/200 ml r. v.	starke Quaddel	starke Quaddel + Nekrose	starke Nekrose	desgl.
		0,1/100 ml r. h.	desgl.	desgl.	desgl.	desgl.

Eine deutliche intrakutane Giftwirkung erfolgte also noch mit $^{0,1}/_{5000}$ = $^1/_{500000}$ ml des geprüften Giftes. Da 1 ml 22 000 + M enthielt, so enthält die intrakutan wirksame Minimaldosis 0,45 = ca. $^1/_2$ + M. wie in Tabelle II. Die intrakutan wirksame Minimaldosis entspricht auch hier ungefähr $^1/_{500}$ der subkutan tödlichen Minimaldosis. 1 ml DG $^{26}/_{VI}$ 09 enthält demnach 22 000 $\underset{\dagger}{+}$ M, 200 000 + $\underline{\text{M}}$, 1000 Ln sk und 50 000 Ln itk.

Wir kommen also bei der quantitativen Auswertung dieser beiden in ihrem Giftwert so stark differierenden Gifte zu genau dem gleichen Ergebnis für das Verhältnis von subkutanem und intrakutanem Giftwert, soweit es sich um das Verhältnis von $\underset{\dagger}{+}$ M zu Ln itk handelt. 1 $\underset{\dagger}{+}$ M ist auch hier = 2 Ln.

Bei einem dritten Gift wurde der umgekehrte Weg eingeschlagen, indem nämlich aus der intrakutan wirksamen Minimaldosis die subkutan tödliche Minimaldosis berechnet worden ist. Dazu ist das Diphtheriegift Ballon 7 benutzt worden, welches ich seit 1901 aufbewahre. Das Gift hatte 1904 noch ebenso wie 1901 in 1 ml 250 000 + M. Bis 1908 häufig von Neuem geprüft, erwies sich der Giftwert als konstant, so dass wir ein Gift vor uns zu haben glaubten, das keine Abschwächung mehr erfahren würde.

Von dieser Voraussetzung ausgehend, wurde durch Römer die intrakutane Prüfung ausgeführt. (Tab. V.)

Tabelle V.

Meerschweinchen	Körpergewicht g	Giftdosis intrakutan	Erfolg der Injektion nach 24 h	2 × 24 h	3 × 24 h	5 × 24 h
Nr. 8119	270	0,1/200 000 ml l. v.	0	0	0	0
		0,1/100 000 ml l. h.	0	0	0	0
		0,1/80 000 ml r. v.	0	0	0	0
		0,1/60 000 ml r. h.	0	0	0	0
Nr. 8079	250	0,1/40 000 ml l. v.	0	0	0	0
		0,1/20 000 ml l. h.	Spur Verfärbung	Spur Verfärbung	0	0
		0,1/10 000 ml	Verfärbung	Verfärbung mit kleiner Nekrose	Nekrose	Nekrose
		0,1/5000 ml	Verfärbung u. Schwellung	Verfärbung und mässige Nekrose	starke Nekrose	starke Nekrose

Die intrakutan wirksame Minimaldosis entsprach also etwa $^1/_{100\,000}$ ml. Falls auch bei diesem Gift das gleiche Verhältnis zwischen intrakutaner und subkutaner Giftwirkung bestand, entsprach demnach $^1/_{100\,000}$ ml $= ^1/_2 +$ M. und 1 ml musste, entsprechend dem für DG 1898 und DG 7 gefundenen Verhältnis von 1 + M = 2 Ln itk, 50 000 + M enthalten. Diese Berechnung stimmte aber nicht zu unserer Annahme, dass das Gift 250 000 + M pro 1 ml enthalte. R. nahm deshalb eine erneute Prüfung des Giftes durch subkutane Injektion vor mit dem Ergebnis, welches Tabelle VI zeigt.

Die subkutane Giftprüfung ergab demnach, dass eine erhebliche Abschwächung stattgefunden hatte. 0,0045 ml repräsentierten nunmehr die tödliche Minimaldosis für ein Meerschweinchen von 250 g. 1 ml des Giftes enthält also ungefähr 53 000 + M. Das ist ziemlich genau derselbe Wert, den R. auf Grund der intrakutanen Giftprüfung berechnet hatte. Im übrigen interessiert uns hier noch der Wert für die eben noch wahrnehmbare Subkutanreaktion bei der Prüfung auf ca. 1 000 000 + M (L —).

1 ml DG 7 enthält demnach = 50 000 + M = 1 000 000 + $\frac{M}{\dagger}$ = 1 000 000 + $\underline{M}$ = 100 000 Ln itk.

Aus noch nicht ganz aufgeklärter Ursache hat die im Laufe der Jahre 1910 bis 1913 mehrfach vorgenommene Prüfung von DG 7, welches ich zur Heilserumwertbestimmung als Testgift benutze, höhere Zahlen für den direkten Giftwert ergeben, wie die 1909 von Römer gefundenen. 1 ml DG enthält nach meiner Untersuchung während dieser Zeit recht beständig ca. 200 000 Ln itk und 100 000 + M. Ich vermute, dass Römer

Tabelle VI.

Meerschweinchen	Körpergewicht g	Giftdosis ml	Also geprüft auf	Ergebnis
Nr. 8061	270	0,00025	1 080 000 + M.	glatt
„ 8062	260	0,00025	1 040 000 + M.	geringes Infiltrat
„ 8063	245	0,00075	326 000 + M.	mässiges Infiltrat, Nekrose, Lähmung nach 19 Tagen
„ 8064	240	0,001	240 000 + M.	mässiges Infiltrat, Nekrose, Lähmung nach 18 Tagen
„ 8065	260	0,00125	200 000 + M.	mässiges Infiltrat, Nekrose, Lähmung nach 28 Tagen
„ 8066	240	0,0015	160 000 + M.	starkes Infiltrat, Nekrose, Lähmung nach 18 Tagen, † nach 30 Tagen
„ 8067	245	0,00175	140 000 + M.	sehr starkes Infiltrat, Nekrose, Lähmung nach 18 Tagen, † nach 31 Tagen
„ 8068	260	0,002	130 000 + M.	sehr starkes Infiltrat, Nekrose, Lähmung nach 26 Tagen
„ 8080	240	0,0025	100 000 + M.	sehr starkes Infiltrat, Nekrose, Lähmung nach 18 Tagen, † nach 23 Tagen
„ 8089	240	0,00275	90 000 + M.	sehr starkes Infiltrat, Nekrose, Lähmung nach 14 Tagen, † nach 16 Tagen
„ 8085	240	0,003	80 000 + M.	sehr starkes Infiltrat, Nekrose, Lähmung nach 14 Tagen, † nach 16 Tagen
„ 8100	230	0,00325	70 000 + M.	sehr starkes Infiltrat, Nekrose, † nach 5 Tagen (nicht an Diphtherie, Bluterguss)
„ 8102	230	0,0035	60 000 + M.	sehr starkes Infiltrat, Nekrose, † nach 7½ Tagen
„ 8105	240	0,004	60 000 + M.	sehr starkes Infiltrat, Nekrose, † nach 7½ Tagen
„ 8130	230	0,0041	56 000 + M.	sehr starkes Infiltrat, Nekrose, † nach 5½ Tagen
„ 8121	240	0,0042	57 000 + M.	sehr starkes Infiltrat, Nekrose, † nach 5½ Tagen
„ 8126	250	0,0045	53 000 + M.	sehr starkes Infiltrat, Nekrose, † nach 4 Tagen
„ 8132	250	0,00475	52 000 + M.	sehr starkes Infiltrat, Nekrose, † nach 48 Stunden
„ 8133	250	0,005	50 000 + M.	sehr starkes Infiltrat, Nekrose, † nach 46 Stunden
„ 8134	250	0,0055	45 000 + M.	sehr starkes Infiltrat, Nekrose, † nach 44 Stunden

aus meinem grossen Giftvorrat eine Probe entnommen hat, die nicht alsbald hinterher geprüft wurde, sondern erst nachdem sie eine Weile aufbewahrt und dabei der Lichtwirkung und dem Einfluss der atmosphärischen Luft ausgesetzt war. Für die Konstanz des Verhältnisses von 1 + M = 2 Ln itk liefert aber unser abweichendes Prüfungsergebnis einen neuen Beweis.

Von Wichtigkeit ist dann noch die Feststellung, dass der Ln itk-Wert unabhängig ist von dem Körpergewicht der Meerschweine, ja dass sogar sehr grosse Tiere auf etwas kleinere Giftdosen mit Nekrose nach intrakutaner Injektion reagieren, wie sehr kleine Meerschweinchen.

Man findet auch bei der Subkutanprüfung junge Meerschweinchen relativ weniger giftempfindlich wie alte; der Unterschied ist aber nur gering, und die Grösse der tödlichen Minimaldosis ist annähernd proportional dem Körpergewicht, so dass 1 + M für 1 g Gewicht sowohl solche Meerschweinchen, die weit unter dem mittleren Meerschweingewicht (250 g) wie weit über demselben stehen, nach 4 bis 5 Tagen tötet. Bei der Intrakutanprüfung enthält dagegen die gleiche Giftdosis beispielsweise für Meerschweine von 800 g Gewicht mehr Ln-Dosen als für Meerschweine von 100 g. Daraus ergibt sich die Forderung, dass man zur Intrakutanprüfung nur Meerschweine von ca. 250 g Gewicht ($\mathfrak{M}^{250}$) benutzen soll, da nur für diese 1 + M = 2 Ln ist.

Die tödliche Minimaldosis bei subkutaner und intrakutaner Prüfung ist annähernd gleich gross, sodass von ihr nur ein kleiner Bruchteil intrakutan in loco gebunden wird und für die Allgemeinwirkung verloren geht.

b) Indirekter Giftwert und Heilserumauswertung bei Benutzung der Intrakutanmethode.

Den indirekten oder antitoxinneutralisierenden Giftwert erhalten wir durch Ermittelung derjenigen Giftdosis, welche durch 1 AE unter den S. 104 ff aufgezählten Voraussetzungen bis zu Lo neutralisiert wird, und eine solche Giftdosis schreiben wir 1 GE = 25 000 + m; sie beträgt für unser Testgift DG 7 0,075 ml. Aus technischen Gründen wählen wir aber nicht 1 GE, sondern 1,5 GE als Prüfungsdosis, wenn wir durch die Subkutanmethode mit Hilfe dieses Giftes die Zahl von AE finden wollen, welche in 1 ml Heilserum enthalten sind. Durch 1 AE werden 1,5 GE von DG 7 bis zu L † entgiftet, wie die folgende Versuchsreihe zeigt, in welcher ich fand:

L o,	wenn	ich	1 AE	mischte	mit	0,075	ml	DG 7
L —,	"	"	"	"	"	0,08	"	"
L =,	"	"	"	"	"	0,09	"	"
L,	"	"	"	"	"	0,1	"	"
Tod nach 120 h,	"	"	"	"	"	0,11	"	"
" " 100 h,	"	"	"	"	"	0,015	"	"
" " 84 h,	"	"	"	"	"	0,12	"	"
" " 50 h,	"	"	"	"	"	0,13	"	"

Entsprechend der auf S. 104 gegebenen Definition ist DG Nr. 7 ein $13^1/_3$ fach normales Diphtheriegift = $DTN^{13^1/_3}$, da es in 1 ml $13^1/_3 \times 0{,}075$ GE enthält. Wollten wir zur indirekten Giftwertbestimmung 4 ml von dem unverdünnten Gift mit soviel Testantitoxinlösung vermischen, dass nach der subkutanen Injektion im Meerschweinversuch Lo erreicht wird, dann hätten wir in der Mischung $53^1/_3$ GE, und man könnte erwarten, dass zu ihrer Neutralisierung $53^1/_3$ AE ausreichen würden. In Wirklichkeit ist das aber nicht der Fall, sondern es ist dazu mehr Antitoxin erforderlich.

Will man deswegen mit kleineren oder gröseren Prüfungsdosen als 1,0 GE den Antitoxingehalt eines Heilserums ermitteln, so muss empirisch vorerst die Giftdosis festgestellt werden, welche mit Bruchteilen oder Multiplis vom Testantitoxin neutralisiert wird. Diese schon vor vielen

Jahren von mir gestellte Forderung hat sich in den Untersuchungen von Römer auch für die Intrakutanmethode als berechtigt erwiesen.

Römer hat auf Grund von mühsamen Vorversuchen für unseren Laboratoriumsgebrauch Schemata ausgearbeitet, die auch weniger geübte Praktikanten zur exakten Antitoxinbestimmung mittelst der Intrakutanmethode bei der Anwendung grösserer und kleinerer Prüfungsdosen befähigen. Diese Schemata nebst den Vorschriften für die Auswahl und Vorbereitung der Versuchstiere lasse ich nunmehr hierunter folgen.

A. Anweisung für die Einstellung des Giftes DG 7 auf Testantitoxin bei intrakutaner Prüfung, ausgearbeitet von Prof. Römer.

Man benutze Meerschweinchen von mittlerem Gewicht, die zu keinen anderen Versuchen vorher verwandt waren und aus gesunder Zucht stammen.

Alle Verdünnungen von Gift und Antitoxin sollen mit zuverlässig geaichten Messinstrumenten erfolgen; als Verdünnungsflüssigkeit wird ausschliesslich sterile 0,85 proz. Kochsalzlösung benutzt.

Die Vorbereitung der Tiere erfolgt in der Weise, dass am Abend des der Injektion vorangehenden Tages die seitlichen Brust- und Bauchpartien zunächst mit einer gebogenen Schere kurz geschoren werden. Dann wird mit einem Borstenpinsel Calciumhydrosulfid in mässig dicker Schicht aufgetragen und nach einem Kontakt von 2 bis 3 Minuten mit wassergetränkter Watte energisch abgewaschen, wobei eine glatte Depilierung eintritt. Hierauf wird, um ein Sprödwerden der Haut und die sonst recht häufigen, durch die Depilierung bedingten Ekzeme zu vermeiden, etwas Vaseline auf die depilierten Hautstellen eingerieben. Von den so präparierten Tieren werden am folgenden Tage nur diejenigen zum Versuch verwandt, bei denen keine Hautreizung durch die Depilierung zustande gekommen ist. Es trifft das übrigens bei Beachtung obiger Massnahmen für nahezu alle Tiere zu.

Herstellung der Toxin-Antitoxinmischungen. Die Toxin-Antitoxinmischungen werden in der Weise hergestellt, dass die gewünschte Toxinmenge in 0,05 ml Flüssigkeit und ebenso die gewünschte Antitoxinmenge in 0,05 ml Verdünnungsflüssigkeit enthalten ist. Nach Herstellung der Toxin- und Antitoxinverdünnungen werden gleiche Teile derselben und zwar je 1,0 ml miteinander in sterilen Gläschen gemischt.

Die Mischungen kommen dann eine Stunde in einen auf 37° eingestellten Thermostaten. Dann folgt die Injektion. Dieselbe wird ausgeführt mit Hilfe einer mit Zwanzigsteleinteilung versehenen, 1 ml fassenden Rekordspritze, armiert mit einer tunlichst feinen, aber widerstandsfähigen Kanüle. Die Einspritzung wird so ausgeführt, dass man zwischen Daumen und Zeigefinger der linken Hand eine kleine Hautfalte der depilierten Stelle aufhebt, dann die Kanüle in paralleler Richtung zur Oberfläche möglichst dicht unter dieselbe einführt. Die ovale Oeffnung der Kanüle hält der Operateur dabei am zweckmässigsten seinem Auge zugekehrt, um zu erkennen, wann eben die Kanülenöffnung unter die Hautoberfläche verschwunden ist; hierauf schiebt man die Kanüle 1—2 mm weiter ein, um dann langsam die Flüssigkeitsmenge von 0,1 ml zu injizieren. Es entsteht eine erbsengrosse Beule, die man nicht etwa durch Streichen oder Massieren verteilen darf, sondern unberührt lässt. Beim Herausziehen der Kanüle komprimiert man mit Daumen und Zeigefinger der linken Hand leicht die Einspritzungsstelle, um das Herausfliessen eines Teiles der Flüssigkeit zu verhindern.

Die Kontrolle des Impfeffektes findet nach 24, 2 × 24, 3 × 24, 7 × 24 Stunden statt. Sie besteht einmal in einer genauen Besichtigung der Injektionsstelle, wobei wir besonders darauf aufmerksam machen, dass es zur Erkennung geringer Rötung empfehlenswert ist, aus einer gewissen Entfernung — etwa $^1/_2$ m Distanz — die Tiere zu betrachten. Dann folgt Abtastung der Einspritzungsstellen und ihrer Umgebung zur Feststellung vorhandener Schwellungen. Hierbei ist die Vergleichung mit einer nicht injizierten Hautpartie angezeigt.

Beispiel für die Ausführung einer derartigen Giftwertbestimmung.

a) Ermittelung der Ln-Dosis von Diphtheriegift Ballon 7 gegenüber 1/10 DAE.

Die Ausführung ist am besten erkenntlich aus dem beigegebenen Schema I, in welchem die eingezeichneten runden Kreise die Fläschchen darstellen, in denen die Verdünnungen und Mischungen stattfinden. Die Ausführung ist folgende:

1. Etikettierung aller Fläschchen,

2. Vorlegen der nötigen eingezeichneten Kochsalzmengen in alle bezeichneten (weissen und schraffierten) Fläschchen,

3. Herstellung der Giftverdünnungen in den weissen Fläschchen, d. h. Abmessen von 0,375 ml, 0,4 ml, 0,425 ml etc. mit genau geaichter Pipette in die weissen Fläschchen,

4. Mit neuer Pipette Einfüllen von 1 ml der gut durchgemischten Giftverdünnungen in die weiss-schraffierten Fläschchen,

5. Herstellung der Antitoxinverdünnung im schraffierten Fläschchen (mit neuer Pipette) durch Zumischen von 2 ml des 10fachen Testantitoxins zu 8 ml NaCl,

6. Einfüllen von 1 ml der gut durchgemischten Antitoxinverdünnung im schraffierten Fläschchen in die schraffiert-weissen Fläschchen (mit neuer Pipette).

7. Schraffiert-weisse Fläschchen gut durchschütteln, dann Einstellen in den Brutschrank bei 37° und Injektion nach einer Stunde bei einem nach Vorschrift depilierten Meerschwein.

(Die Nachrechnung ergibt, dass jedes Mischungsfläschchen pro 0,1 ml 1/10 DAE und [von links nach rechts] steigende Giftdosen von 0,0075 ml, 0,008 ml, 0,0085 ml, 0,009 ml, 0,0095 ml, 0,01 ml enthält.)

Das Resultat der Prüfung gibt das nachfolgende Tierprotokoll wieder: dabei bedeutet:

r. = schwache, R. = starke } Rötung,
i. = kleines, I. = grosses } Infiltrat,
q. = kleine, Q. = grosse } Quaddel,
n. = kleine, N. = grosse } Nekrose.

		Resultat nach				
		24 h	2×24 h	3×24 h	4×24 h	7×24 h
$\mathfrak{M}$ 9018[250]-1/10 DAE + DG Ballon 7	0,0075	0	0	0	0	0
	0,008	r.	r. i.	r. i.	r.	0
	0,0085	r. i.	r. I.	n.	n.	n.
	0,009	q.	q. n.	n.	n.	n.
	0,0095	q.	Q. n.	N.	N.	N.
	0,01	Q.	Q. n.	N.	N.	N.

Resultat: 0,0085 ml DG Ballon 7 + 1/10 DAE = Ln.

b) Ermittelung der Ln-Dosis von Diphtheriegift Ballon 7 gegenüber 1/50 DAE.

Die Ausführung geschieht in der gleichen Weise wie unter a) und ist nach dem beigegebenen Bildschema II ohne weiteres verständlich.

(Die Nachrechnung ergibt, dass jedes Mischungsfläschchen pro 0,1 ml Flüssigkeit 1/50 DAE und [von links nach rechts] steigende Giftdosen, entsprechend 0,001, 0,00125, 0,0015, 0,002, 0,00225 und 0,0025 ml Diphtheriegift enthält.)

Das Resultat der Prüfung ist: 0,002 ml Diphtheriegift Ballon 7 + 1/50 DAE = Ln.

c) Ermittelung der Ln-Dosis von Diphtheriegift Ballon 7 gegenüber 1/2000 DAE.

Die Ausführung geschieht in der gleichen Weise wie unter a) und ist nach dem beigegebenen Bildschema ohne weiteres verständlich.

(Eine Nachrechnung ergibt, dass jedes Mischungsfläschchen pro 0,1 ml Flüssigkeit 1/2000 DAE und [von links nach rechts] steigende Giftdosen, entsprechend 0,000095, 0,0001, 0,000125, 0,00015, 0,000175 und 0,0002 ml Diphtheriegift enthält.)

Das Resultat der Prüfung ist: 0,000125 ml Diphtheriegift Ballon 7 + 1/2000 DAE = Ln.

B. Anweisung und Beispiele für die Wertbemessung eines Diphtherieserums.

Die unter I verzeichneten Giftprüfungen haben ergeben:

$$\left.\begin{array}{llll} 0{,}0085 & \text{Diphtheriegift Ballon 7} & + 1/10 & \text{DAE} \\ 0{,}002 & \quad\text{"} \qquad \text{"} & + 1/50 & \text{"} \\ 0{,}000125 & \quad\text{"} \qquad \text{"} & + 1/2000 & \text{"} \end{array}\right\} = \text{Ln.}$$

Hieraus leiten sich für die intrakutane Serumprüfung folgende Prüfungsformeln ab:

$$\left.\begin{array}{ll} & 0{,}0085 \text{ DG} + \frac{1}{10 \times n} \text{ Serum} \\ \text{bzw.} & 0{,}002 \text{ DG} + \frac{1}{50 \times n} \text{ Serum} \\ \text{bzw.} & 0{,}000125 \text{ DG} + \frac{1}{2000 \times n} \text{ Serum} \end{array}\right\} \text{Prüfungsformeln}$$

Die Mischungen von Diphtheriegift und Diphtherieserum werden auch hier so hergestellt, dass Giftdosis und Serumdosis in je 0,05 ml Flüssigkeit enthalten sind, insgesamt also 0,1 ml injiziert werden.

Man mischt auch hier 1 ml Giftverdünnung mit 1 ml Serumverdünnung. Daher gelten bei Prüfung eines Serums auf n-fach folgende Mischungsformeln:

$$\left.\begin{array}{ll} & 1\text{ ml } \frac{1,7}{10} \text{ Gift} + 1\text{ ml } \frac{2}{n} \text{ Serum} \\ \text{bzw.} & 1\text{ ml } \frac{0,4}{10} \text{ Gift} + 1\text{ ml } \frac{2}{5 \times n} \text{ Serum} \\ \text{bzw.} & 1\text{ ml } \frac{0,5}{200} \text{ Gift} + 1\text{ ml } \frac{1}{100 \times n} \text{ Serum} \end{array}\right\} \text{Mischungsformeln}$$

Als Beispiel Aufgabe: Ein gegebenes Serum ist zu prüfen auf 400fach, 375fach, 350fach, 325fach, 300fach und 275fach.

Ausführung bei Verwendung der Giftdosis 0,0085 ml (siehe Schema IV):

1. Etikettierung aller Fläschchen,
2. Vorlegen der nötigen NaCl-Mengen in alle bezeichneten Fläschchen,
3. Herstellung der Giftverdünnung im weissen Fläschchen,
4. Einfüllen von 1 ml Giftverdünnung in die schraffiert-weissen Fläschchen (Pipette gut ausspülen),
5. Herstellung der Antitoxinverdünnung im schwarzen Fläschchen (dann neue Pipette),
6. Herstellung weiterer Antitoxinverdünnung im schraffierten Fläschchen (dann neue Pipette),
7. Zumischung der Antitoxinverdünnung aus den schraffierten Fläschchen in die schraffiert-weissen Fläschchen,
8. Schraffiert-weisse Fläschchen gut durchschütteln, dann Einstellen 1 Stunde bei 37° und Injektion.

(Bei Nachrechnung ergibt sich, dass jedes Mischungsfläschchen enthält pro 0,1 ml Flüssigkeit 0,0085 ml Diphtheriegift und (von links nach rechts) steigende Serumdosen, entsprechend 1/4000, 1/3750, 1/3500, 1/3250, 1/3000 und 1/2750 ml.)

Ergebnis der Prüfung.

		Resultat nach				
		24 h	2×24 h	3×24 h	4×24 h	7×24 h
𝔐 9300[270] 0,0085 ml DG Ballon 7 + Prüfungsserum:	1/4000 ml	Q.	Q. n.	N.	N.	N.
	1/3750 ml	R. I.	R. I.	R. I. n.	N.	N.
	1/3500 ml	R. i.	R. I.	R. I.	N.	N.
	1/3250 ml	r. i.	r. I.	r. I.	n.	n.
	1/3000 ml	r.	r. i.	r. i.	r. I.	n.
	1/2750 ml	r.	r. i.	r.	0	0

Serum also 300fach.

Ausführung der Serumprüfung bei Verwendung der Giftdosis 0,000125 ml Diphtheriegift.

Vergleiche beigegebenes und ohne weiteres verständliches Schema V.

(Bei Nachrechnung ergibt sich, dass jedes Mischungsfläschchen enthält pro 0,1 ml Flüssigkeit 0,000125 ml Gift (von links nach rechts) steigende Serumdosen, entsprechend 1/800000, 1/750000, 1/700000, 1/650000, 1/600000 und 1/550000 ml.)

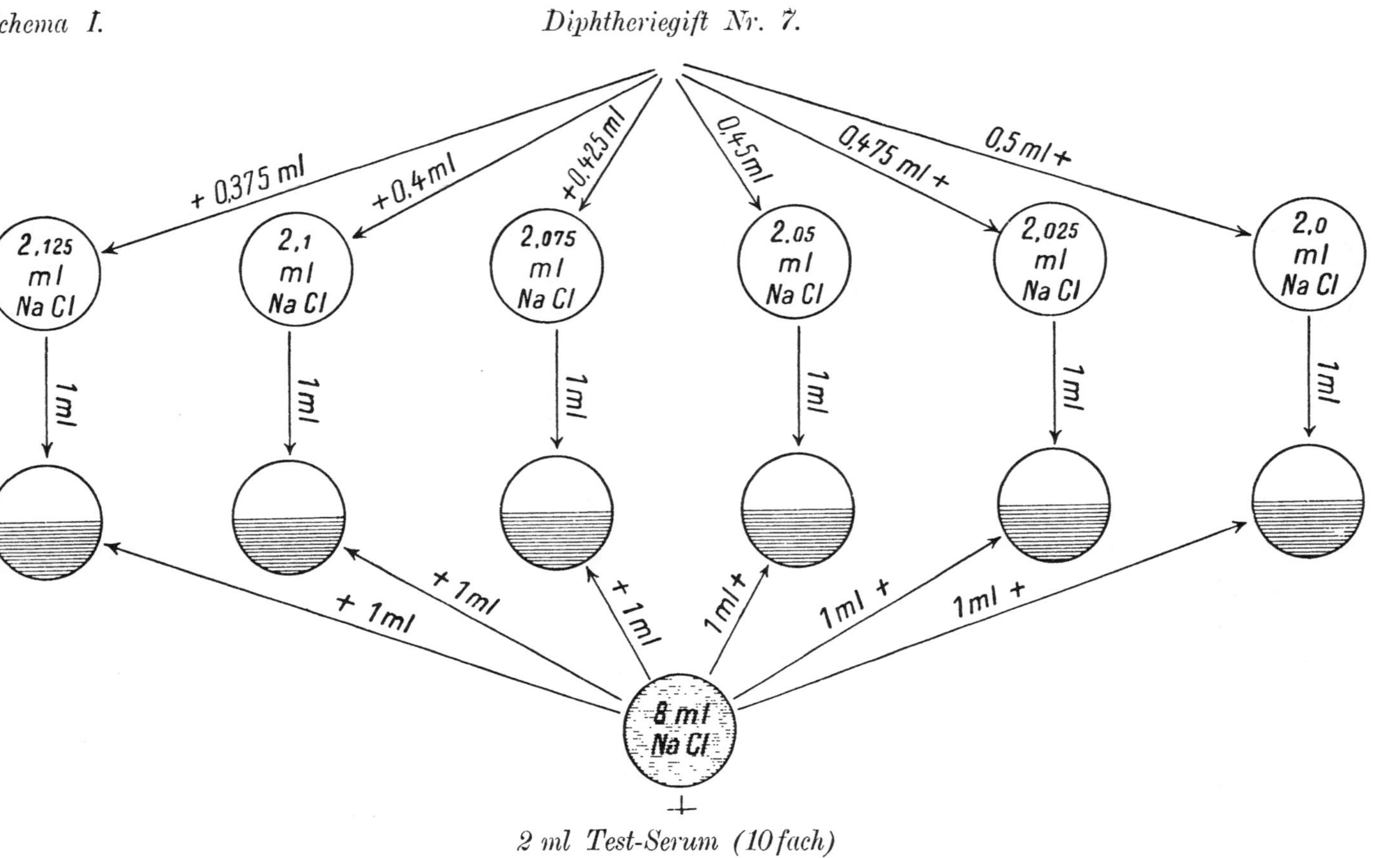
Schema I.
Diphtheriegift Nr. 7.
+ 0,375 ml
+ 0,4 ml
+ 0,425 ml
0,45 ml
0,475 ml +
0,5 ml +
2,125 ml Na Cl
2,1 ml Na Cl
2,075 ml Na Cl
2,05 ml Na Cl
2,025 ml Na Cl
2,0 ml Na Cl
1 ml
1 ml
1 ml
1 ml
1 ml
1 ml
+ 1 ml
+ 1 ml
+ 1 ml
1 ml +
1 ml +
1 ml +
8 ml Na Cl
+
2 ml Test-Serum (10fach)

Schema II.

Diphtheriegift Nr. 7.
+ 0,4 ml
+ 0,45 ml
+ 0,6 ml
0,8 ml
0,9 ml
1,0 ml +
19,6 ml NaCl
19,55 ml NaCl
19,4 ml NaCl
19,2 ml NaCl
19,1 ml NaCl
19 ml NaCl
1 ml
24 ml NaCl
+
1 ml Test-Serum (10fach)

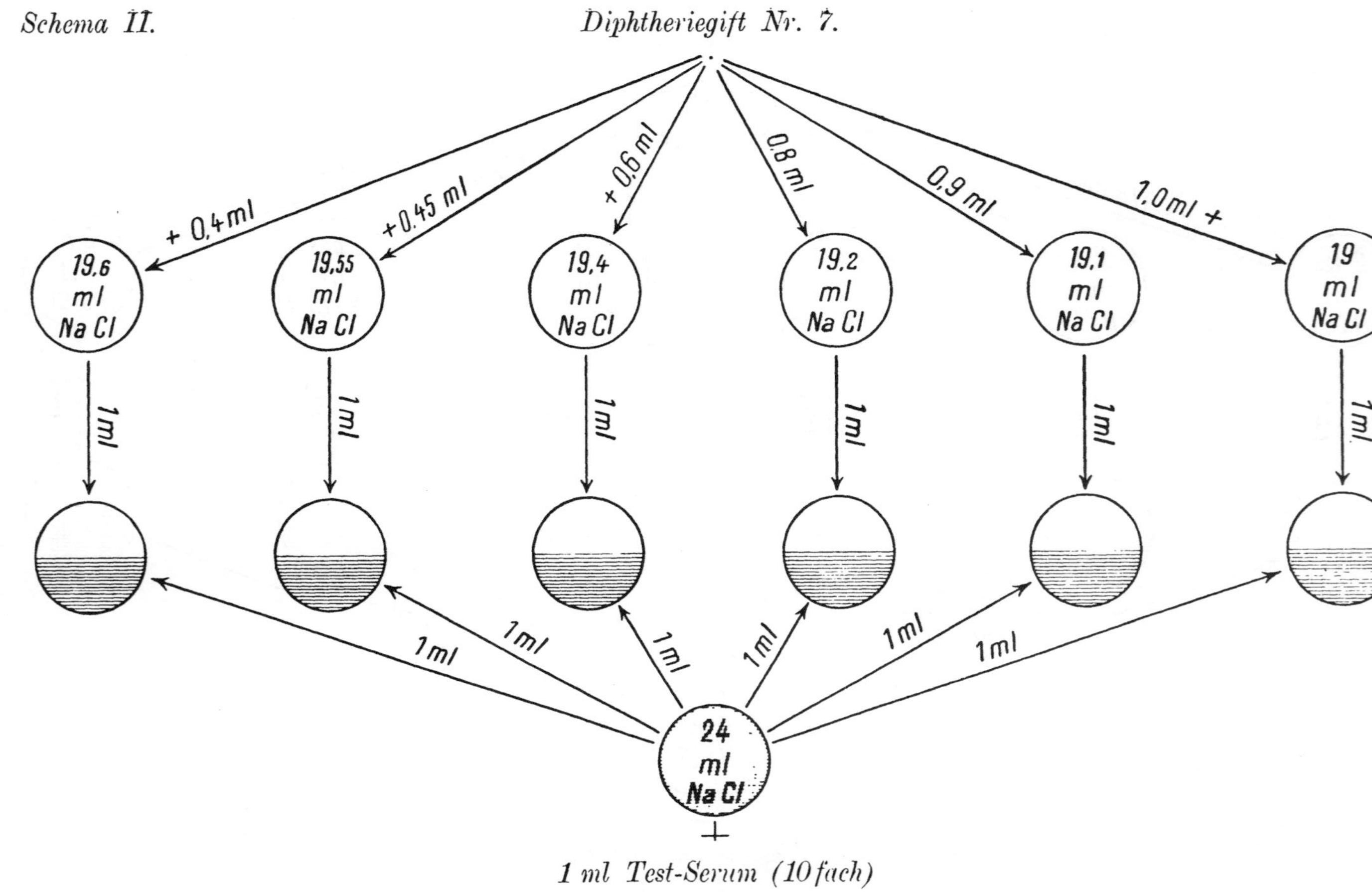

Schema III.

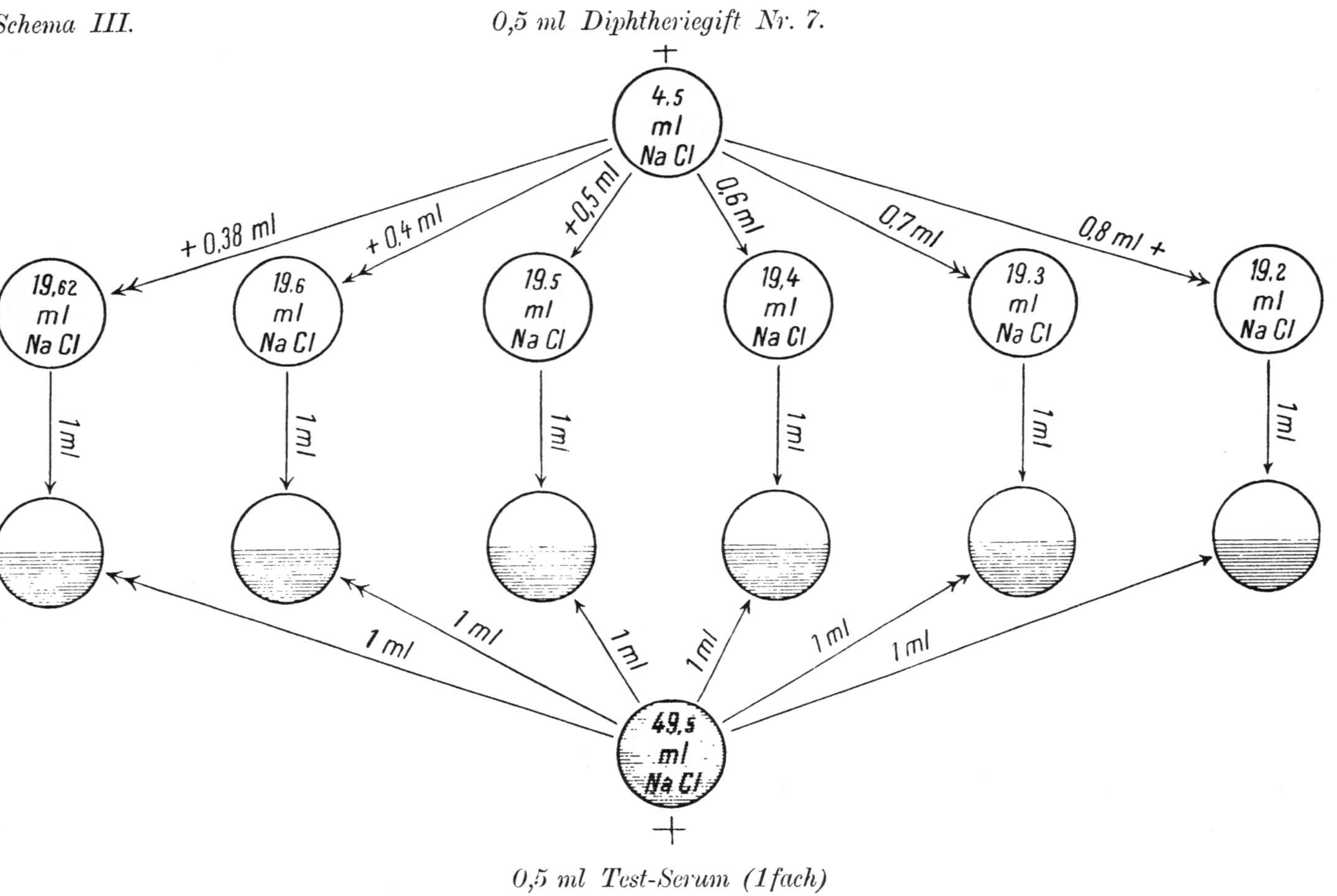

Schema IV.

0,5 ml Prüfungs-Serum
4,5
Na Cl
+ 0,5 ml
+ 0,5 ml
+ 0,5 ml
0,5 ml +
0,5 ml +
0,5 ml +
9,5
Na Cl
8,875
Na Cl
8,25
Na Cl
7,625
Na Cl
7,0
Na Cl
6,375
Na Cl
1 ml
400
fach
375
fach
350
fach
325
fach
300
fach
275
fach
8,3
Na Cl
1,7 ml Diphtheriegift Nr. 7.

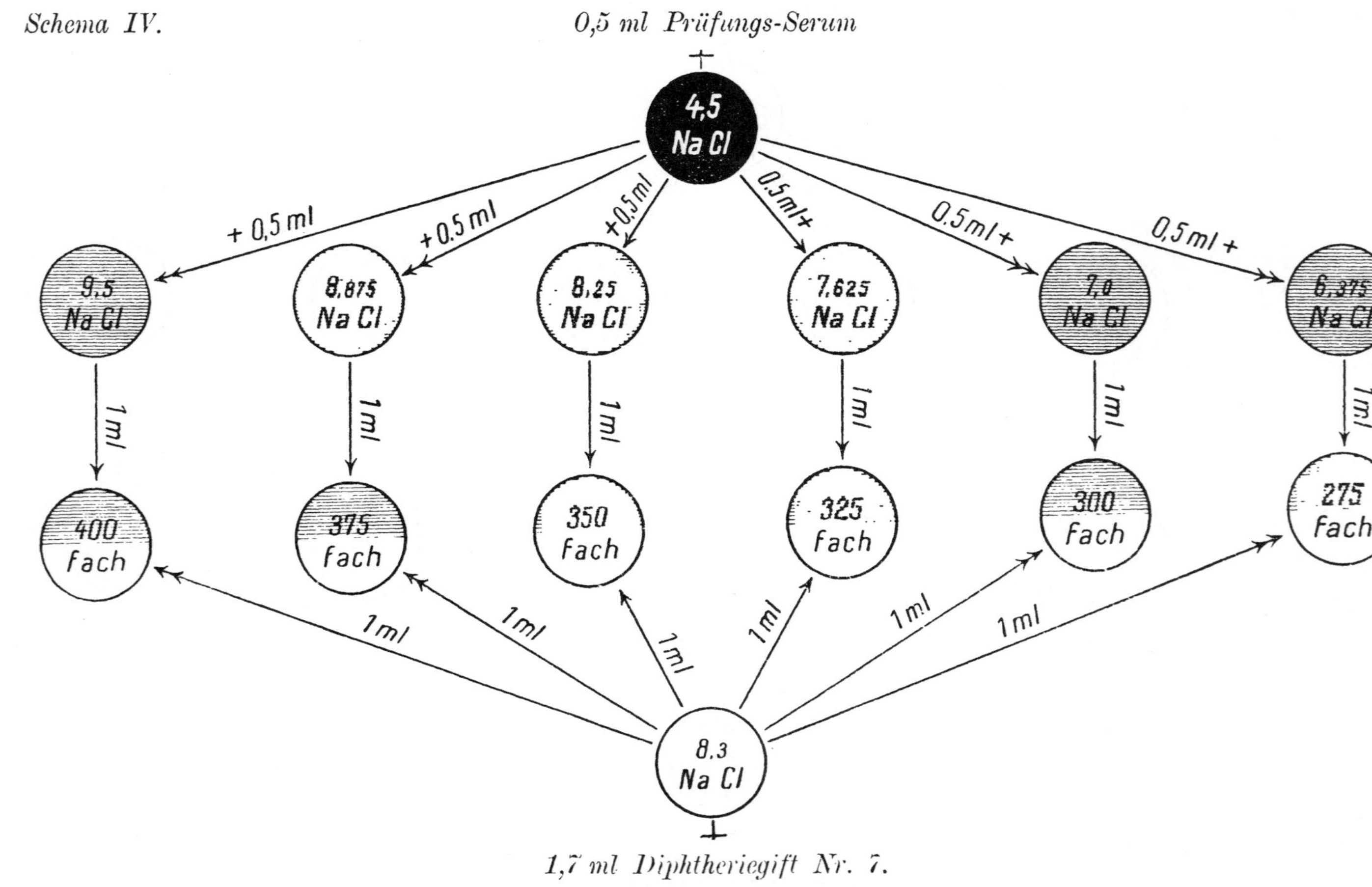

1,0 ml Prüfungs-Serum
+
99 Na Cl
0,5 ml +
0,5 ml
0,5 ml
+0,5 ml
+ 0,5 ml
+ 0,5 ml
13,25 ml Na Cl
14,5 ml Na Cl
15,75 ml Na Cl
17,0 ml Na Cl
18,25 ml Na Cl
19,5 ml Na Cl
1 ml
275 fach
300 fach
325 fach
350 fach
375 fach
400 fach
199,5 ml Na Cl
+
1,0 ml Prüfungs-Serum

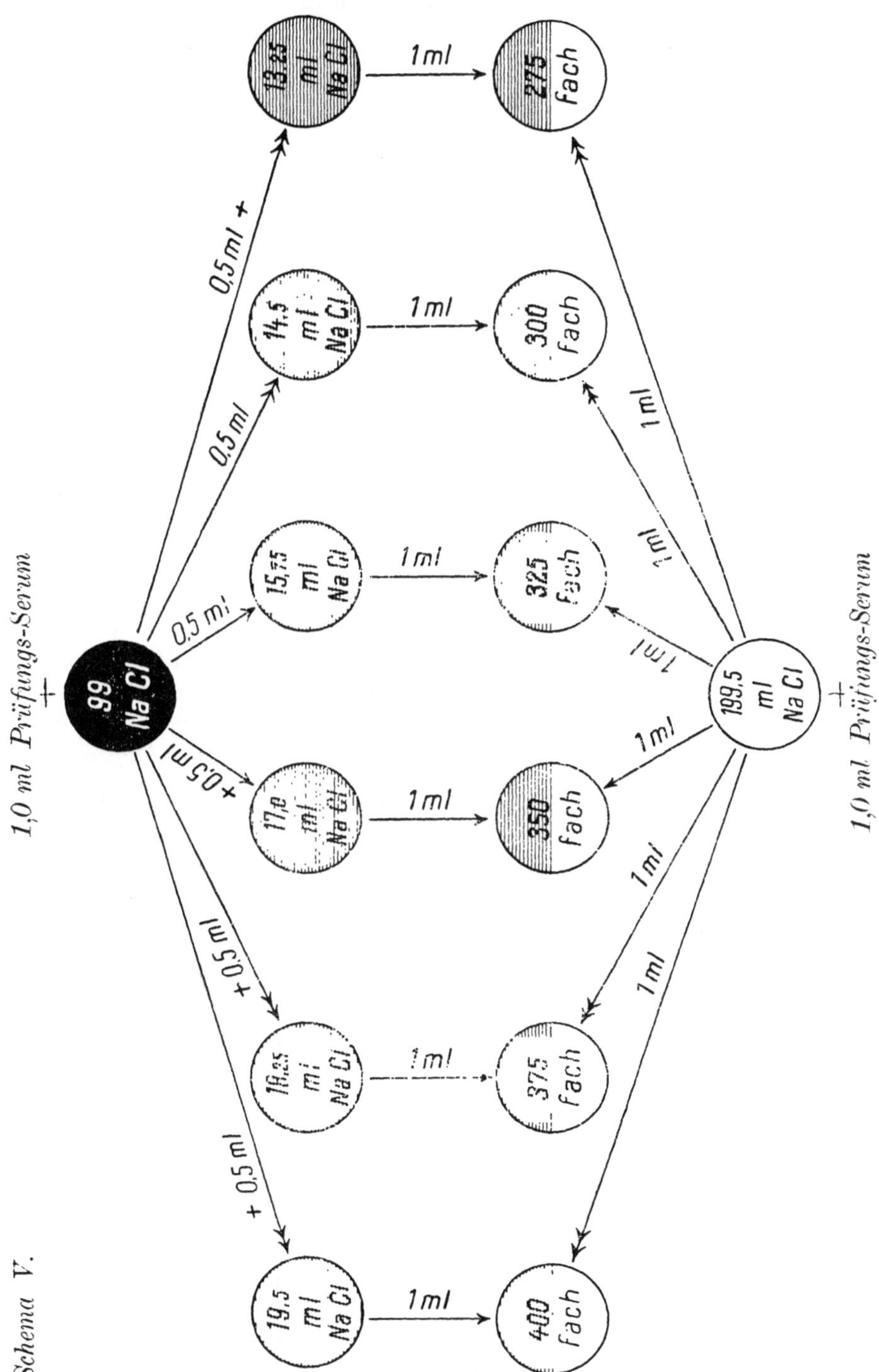

Schema V.

Ergebnis der Prüfung.

		Resultat nach				
		24 h	2×24 h	3×24 h	4×24 h	7×24 h
𝔐 9301 300 0,000125 ml DG Ballon 7 + Prüfungsserum:	1/800000 ml	q.	q. n.	n.	N.	N.
	1/750000 ml	R. i.	R. I.	R. I. n.	N.	N.
	1/700000 ml	r. i.	R. I.	R. I.	n.	N.
	1/650000 ml	r. i.	r. i.	R. I.	n.	n.
	1/600000 ml	r.	r. i.	r. I.	r. I.	n.
	1/550000 ml	r.	r. i.	0	0	0

Das Resultat der Prüfung ist also: Serum = 300fach.

Hervorzuheben ist, dass bei der Prüfungsdosis von 0,000125 ml Diphtheriegift jeder Verlust des Tieres ausgeschlossen ist, denn selbst unter der Voraussetzung, dass das Prüfungsserum antitoxinfrei ist, ergibt die Summe der Prüfungsdosen erst 0,00075 ml. Die tödliche Minimaldosis dieses Giftes für ein Meerschwein von 300 g beträgt aber 0,005 ml (1 ml = ca. 60000 + M).

3. Zusammenfassende Bemerkungen über die Neutralisierungsverhältnisse zwischen Antitoxin und Gift.

Ich habe auf S. 110 u. 111 angegeben, dass die Bewertung von DG Nr. 7 mit 50000 bis 60000 + M in 1 ml sich auf eine von Römer benutzte stärker abgeschwächte Giftprobe bezieht, während ein grosser Vorrat von DG 7 im Originalgefäss einen ums doppelte höheren direkten Giftwert besitzt. Der indirekte (antitoxinneutralisierende) Giftwert erwies sich dagegen in den Versuchen von Römer und mir als derselbe, so dass meine im folgenden zu berichtenden Versuchsergebnisse mit denen von Römer genau vergleichbar sind.

Wenn wir die Verhältnisse der Giftneutralisierung durch Antitoxin bei subkutaner und intrakutaner Prüfung richtig beurteilen wollen, müssen wir dreierlei sorgfältig berücksichtigen, nämlich

1. die Antitoxinkonzentration der Mischung von Antitoxin und Gift,
2. die Dosierung des injizierten Gemisches,
3. die Wahl des Grenzwertes für die Giftneutralisierung.

Was zunächst die Giftkonzentration angeht, so ist sie von besonders hervorragender Wichtigkeit. Wir haben gesehen, dass intrakutan der Grenzwert Ln erreicht wird, wenn in 0,1 ml Mischflüssigkeit enthalten sind

1. 1/10 AE und 0,0085 (= 1/118) ml DG 7,
2. 1/50 AE und 0,002 (= 1/500) ml DG 7,
3. 1/2000 AE und 0,000125 (= 1/8000) ml DG 7.

Aus 1. berechnet sich der indirekte Giftwert von DG 7
auf 1/10 : ca. 1/120 = 12 fach,
aus 2. auf 1/50 : 1/500 = 10 fach,
aus 3. auf 1/2000 : 1/8000 = 4 fach.

Ich kann hinzufügen, dass, wenn die intrakutane Injektionsdosis in 0,1 ml Flüssigkeit 0,05 ml DG 7 enthält, Ln erst erreicht wird mit $^3/_4$ AE, wonach das Gift ca. 15fach normal wäre.

Keine dieser Ziffern stimmt überein mit der, welche mit Hilfe der subkutanen Prüfungsmethode ermittelt worden ist, und die ich auf S. 112

auf $13^1/_3$ fach angegeben habe. Diesen Wert bekommen wir, wenn subkutan injiziert werden 4 ml aus folgender Mischung (vgl. S. 104):

$$40\,\text{ml}\left\{\begin{array}{l}20{,}0\ \text{ml DAN}\ ^1/_2\\ 0{,}75\ \text{ml DG 7}\\ 19{,}25\ \text{ml aq (Kochsalzlösung 0,85 pCt.)}\end{array}\right.$$

4 ml von dieser Mischung mit 1 AE und 0,075 ml DG 7 geben dann L_0; 0,075 = 3/40 ml DG 7 neutralisieren bei dieser Versuchsanordnung 1 AE, woraus zu berechnen ist, dass 1 ml DG 7 40/3 = $13^1/_3$ AE bis zu L_0 neutralisiert. 1 ml von der Injektionsflüssigkeit enthält $^1/_4$ AE. Vergleichen wir damit die Konzentration des Antitoxins in derjenigen Mischung, welche den indirekten Giftwert von DG 7 bei intrakutaner Prüfung annähernd ebenso hoch, nämlich als 12 fach angibt, so finden wir in 1 ml 10 × 1/10 = 1 AE, demnach eine 4 mal stärkere Konzentration.

Auf den ersten Blick könnte es scheinen, als ob dieses Ergebnis mit der von mir aufgestellten Regel, welcher zufolge mit zunehmender Giftkonzentration der relative Antitoxinbedarf zur Giftneutralisierung immer grösser wird, im Widerspruch steht: 1 ml DG 7 müsste danach nicht 12, sondern mehr als $13^1/_3$ AE bei einer so starken Giftkonzentration zur Neutralisierung verbrauchen.

Bei einer solchen Schlussfolgerung würde man aber nicht berücksichtigen, dass wir bei der Intrakutanprüfung nur 0,1 ml, bei der Subkutanprüfung aber 4 ml einspritzen, und dass der krankmachende Effekt mit fallender Dosierung immer kleiner wird. Tatsächlich injizieren wir bei der typischen Subkutanprüfung mit 4 ml die durch 1 AE, bei der Intrakutanprüfung mit 0,1 ml die durch 1/10 AE zu neutralisierende Giftdosis.

Zufolge der stärkeren Konzentration des Giftes müsste in den hier gewählten Beispielen der Antitoxinbedarf bei der intrakutanen Prüfung grösser sein als bei der subkutanen Prüfung, und der indirekte Giftwert müsste höher erscheinen als $13^1/_3$ fach. Die Mischung von Antitoxin und Gift mit 1 AE und 0,085 ml DG 7 in 1 ml, aus welcher wir 0,1 ml zur Intrakutanprüfung entnehmen, enthält auch tatsächlich einen so grossen Giftüberschuss, dass Meerschweinchen an Diphtherievergiftung akut sterben, wenn wir 4 ml von ihr injizieren. 1/40 von dieser Dosis bewirkt aber subkutan nur eine geringe Lokalreaktion und bei intrakutaner Injektion nur noch Ln ohne Symptome von Allgemeinvergiftung.

Was die dritte von den oben erwähnten Erwägungen angeht, die wir bei der Vergleichung der Intrakutan- und Subkutanprüfung anstellen müssen — die Wahl des Grenzwertes für die Beurteilung des Neutralisierungsverhältnisses —, so müssen wir, entsprechend meiner Definition von einer Gifteinheit (1 GE) auf S. 104, zur Berechnung des indirekten Giftwertes immer Lo, d. h. die vollständige Neutralisierung der Giftprüfungsdosis annehmen, sowohl bei der Intrakutan-, wie bei der Subkutanmethode. Während aber bei der letzteren die Differenz zwischen Lo und L † für unser Testgift Nr. 7 ca. 50 % beträgt, liegen bei der ersteren Lo und Ln nahe zusammen. Wenn z. B. 1/10 AE mit 0,0085 ml DG 7 in 0,1 ml itk Ln gab, so erhalten wir zufolge der auf S. 115 verzeichneten Angabe in der Mischung von 0.008 ml DG 7 mit 1/10 AE einen Glattwert, was eine Differenz von ca. 6 % bedeutet, die aber noch zu hoch gegriffen ist, da der Grenzwert Lo zwischen 0,0085 und 0,008 ml gelegen ist. Nehmen wir ihn zu 0,00825 ml an, so würde DG 7 auf ca. 12,1 fach zu bewerten sein. Den Wert $13^1/_3$ fach, wie bei der typischen Subkutanprüfung, erhalten wir bei der Intrakutanmethode erst, wenn wir die Prüfungsdosis von 0,1 ml einer Mischung entnehmen, die in 1 ml 4 AE und 0,3 ml DG 7 enthält, die also ca. 20 mal stärker konzentriert ist, wie bei der Subkutanmethode. Massgebend für die Berechnung des indirekten Giftwertes ist in meinen Arbeiten immer die auch in Ehrlich's Frankfurter Institut vorgeschriebene Subkutanmethode, und es soll für mein Testgift 7 daran festgehalten werden, dass es $13^1/_3$ fach ist (DTN$^{13^1/_3}$).

Ich berechne eine Diphtheriegifteinheit (1 GE), welche unter den auf S. 104 ff. erwähnten Versuchsbedingungen durch 1 AE = 25 000 —M neutralisiert wird, auf 25000 +m; DG 7 enthält demnach $333333^1/_3$ +m, hat aber gegenwärtig nur noch 100 000 +M.

In frischen Diphtheriekulturfiltraten ist 1 +m in der Regel annähernd gleich 1 +M, und ich nenne solche Gifte, bei denen das der der Fall ist, Gleichgifte. Auch mein DG 7 ist ursprünglich ein Gleichgift gewesen: im Laufe von 15 Jahren ist aber sein direkter Giftwert von mehr als 300 000 +M auf 100 000 +M in 1 ml abgeschwächt worden. 1 +m ist jetzt nur noch gleich 3/10 +M. DG 7 ist demzufolge zu einem 3/10 Gift geworden.

Die Kenntnis davon, dass trotz der Abschwächung des direkten (+M) Giftwertes der indirekte (+m) Giftwert seine ursprüngliche Höhe behalten kann, verdanken wir hauptsächlich den Arbeiten Ehrlich's. Diese Tatsache ist nicht bloss für die Heilserumauswertung von grundlegender Bedeutung geworden, sondern sie ist auch für die Immunitätslehre von theoretischer und praktischer Wichtigkeit. Ich erinnere an dieser Stelle nur daran, dass die immunisierende und antitoxinproduzierende Fähigkeit nicht von der Grösse des direkten, sondern von der des indirekten Giftwertes abhängig ist.

Zur Unterscheidung zwischen direktem und indirektem Giftwert und zur Einteilung der grossen Diphtheriegifteinheit und Antitoxineinheit (1 GE und 1 AE) in 25 000 kleine Einheiten (nach Art der Festlegung von grossen und kleinen Kalorien) bemerke ich noch folgendes: Im Jahre 1893, zu einer Zeit, als noch nicht bekannt war, dass der toxische Wert eines Diphtheriegiftes im Laufe der Zeit sehr viel kleiner werden kann, ohne dass sein antitoxinbindender Wert sich merklich verändert, hatte ich im Einvernehmen mit Ehrlich festgesetzt, dass 1/10 AE derjenigen Antitoxinmenge entspricht, welche imstande ist, 10 tödliche Minimaldosen für Meerschweine von 250 g Gewicht (= 2500 +M) in vitro zu neutralisieren. Um nun der später entdeckten Tatsache Rechnung zu tragen, dass es Gifte gibt, von welchen nicht 2500 + M durch 1/10 AE (und 25000 +M durch 1 AE) neutralisiert werden, sondern nur ein Bruchteil von 2500 + M, (bzw. 25 000 + M), führte ich die Bezeichnung „+ m“ für die durch 1 — M im Mischungsversuch für Meerschweine unschädlich werdende kleine Gifteinheit ein, welche der 25000ste Teil von der grossen Gifteinheit („1 GE“) ist[1]).

Die Wahl der Zahlen 25 000 —M für eine Diphtherieantitoxineinheit und von 40 Millionen —Ms für eine Tetanusantitoxineinheit hat gleichfalls ihren besonderen Grund. Sie ist darauf zurückzuführen, dass ich in meinen experimentellen Untersuchungen diejenige Antitoxinkonzentration in einem Immunserum, bei welcher ich zuerst deutliche Heileffekte beobachtete, „Normalantitoxin“ oder „Normalserum“ nannte (DAN und Tet.AN). Als mit der Vervollkommnung der Immunisierungstechnik immer stärker wirksame Heilsera gewonnen wurden, lag es nahe, diese so zu bewerten, dass ein Serum mit einer doppelt so grossen Leistungsfähigkeit als 2fach normal, mit der dreifachen als 3 fach normal usw. ($AN^{2 \cdot 3}$ usw.) genannt wurde. Die Antitoxinauswertung erfolgte anfänglich durch Ermittelung derjenigen kleinsten Serummenge, welche zur Krankheitsverhütung bei solchen Meerschweinchen bzw. Mäusen ausreichte, welche ich mit einer tödlichen Dosis von Diphtherievirus bzw. Tetanusvirus infizierte. Erst im Jahre 1893 arbeitete ich die noch jetzt im wesentlichen beibehaltene Mischungsmethode aus, welche einfacher und zuverlässiger ist, wie meine ursprüngliche — übrigens von Roux im Pariser Pasteur-Institut noch jetzt beibehaltene — Heilserumprüfungsmethode.

4. Zur Geschichte der Wertbemessung des Diphtherieheilserums.

Die methodische Entwickelung der Wertbemessung des Diphtherieheilserums hat eine recht lehrreiche Geschichte.

Im Jahre 1894 wies ich in einer zusammen mit Ehrlich publizierten Arbeit („Zur Diphtherie-Immunisierungs- und Heilungsfrage“ von Prof. Behring und Prof. Ehrlich, Deutsche med. Wochenschr., 1894, Nr. 20) bezüglich meiner Methode der Diphtherieserumauswertung auf eine gleichfalls in der Deutschen medizinischen Wochenschrift (1894, Nr. 21) von mir in Gemeinschaft mit Boer veröffentlichte Arbeit hin, in welcher darüber folgendes gesagt wird.

„In der allerersten Zeit nach der Entdeckung spezifischer Blutantitoxine wurde sofort auch das gegenwärtig geltende Prinzip der Wertbestimmung angewendet. Dasselbe besteht darin, dass antitoxinhaltiges Serum mit demjenigen Gift gemischt wird, gegenüber welchem das in Frage kommende Antitoxin zerstörende Wirkung hat. Die Giftmischung wird dann einem Tiere inkorporiert, für welches das in der Mischung

---

1) Genau die gleiche Wandlung vollzog sich beim Tetanusgift, welches aber in der Regel an Mäusen geprüft wird. Hier bezeichnete ich ursprünglich die kleine Antitoxineinheit, welche die für 1 g Mäusegewicht tödliche Minimaldosis (= 1 + Ms) neutralisieren sollte, als 1 — Ms und setzte die Zahl von — Ms, welche in 1 AE enthalten sind, auf 40 Millionen fest. Als ich dann 1897 in gemeinschaftlicher Arbeit mit Knorr fand, dass eine Tetanusgiftlösung nach langer Aufbewahrung seine antitoxinbindende Energie behalten, die mäusetötende Wirkung aber gleichzeitig bis um ein Vielhundertfaches verringern kann, sah ich mich gezwungen, diese Funktion von jener auch in meiner Zeichensprache zu unterscheiden. Das geschah dann durch die Einführung des Zeichens „+ ms“ für die zur Bindung von 1 — Ms ausreichende Giftdosis.

enthaltene Gift vor dem Serumzusatz eine sicher tödliche Dosis repräsentierte. Man erkennt ohne Schwierigkeit, dass dieses Prinzip der Wertbestimmung, welches für alle Antitoxine Gültigkeit hat, mit der Titrierungsmethode Aehnlichkeit besitzt.

Eine präzise Durcharbeitung hat die quantitative Antitoxinbestimmung für das Tetanusantitoxin durch Behring und Knorr erfahren. In seinem Buche „Infektion und Desinfektion" hat sich Behring hierüber Seite 163 und 164 und an anderen Stellen eingehend ausgesprochen. Man findet dort die Begriffe Normalantitoxin und Normalgift genau definiert. Es ist daselbst aber auch schon darauf aufmerksam gemacht worden, dass im Prinzip es ganz willkürlich und auch ganz gleichgültig ist, was man als Normalmass nimmt. Gleichwie die Längenmasseinheiten, die „Handbreite", die „Fusslänge", die „Mannslänge" für verschiedene Personen sehr schwankende Grössen sind, so ist auch die Normallösung des Antitoxins nur für die Inhaber derselben eine konstante Grösse.

Für das Diphtherieantitoxin ist die endgültige Durcharbeitung der gleichen Methode erst im Jahre 1893 erfolgt, nachdem Behring sich mit Ehrlich zu gemeinsamer Tätigkeit vereinigt hatte. Bis dahin war die Wertbestimmung des Diphtherieantitoxins von Behring und Wernicke einerseits, von Behring und Boer andererseits, nach wesentlich verschiedenen Gesichtspunkten ausgeführt worden. Nach der Entdeckung des Diphtherieantitoxins kam zunächst zwar die Mischungsmethode zur Anwendung, bei welcher Diphtheriegift und Diphtherieantitoxin zusammen unter die Haut oder in die Bauchhöhle von Meerschweinen eingespritzt wurde. Wenn dann eine tödliche Giftdosis durch den Serumzusatz unschädlich geworden war, so wurde daraus auf die Anwesenheit von Antitoxin im Serum geschlossen. Je geringer die Serummenge war, die zur Giftzerstörung ausreichte, um so grösser war der Antitoxingehalt des Serums. Aus mehrfachen Gründen wurde dann aber diese Methode für längere Zeit verlassen. Einer dieser Gründe war der, dass die Beschaffung von so starkem Diphtheriegift, welches auch schon in kleinen Dosen für Meerschweine ein sicher tödliches Gift ist, in früherer Zeit (1891) auf grosse Schwierigkeiten stiess. Ein anderer Grund war dadurch gegeben, dass die Beziehungen zwischen dem Grade der erworbenen Immunität und dem Antitoxingehalt der immunisierten Tiere ein bequemeres Wertbestimmungsprinzip in Aussicht stellten. Es hatte sich nämlich gezeigt, dass mit der Steigerung der Immunität eines vorbehandelten Tieres auch der Antitoxingehalt im Blute steigt. Gesetzt den Fall nun, dass diese Beziehungen ganz konstante und in gesetzmässigen Proportionen sich bewegende wären, so hätte man gar nicht nötig gehabt, unter Verbrauch von Gift, Antitoxin und Tiermaterial die Wertbestimmungen auszuführen, sondern man hätte aus der Immunitätszunahme den Antitoxingehalt durch Rechnung herausfinden können. Das wurde in der Tat zeitweise versucht, aber schon in der Arbeit von Behring und Wernicke im XI. Bande der Zeitschrift für Hygiene („Ueber Immunisierung und Heilung von Versuchstieren bei der Diphtherie") wurde gezeigt, dass ein gesetzmässiges Verhältnis zwischen dem Grade der erworbenen Immunität und dem Antitoxingehalt des Blutes nicht besteht. Es blieb daher nichts übrig, als dass wir wieder zur direkten Antitoxinbestimmung zurückkehrten.

Behring und Wernicke, später Behring und Boer arbeiteten dann eine Methode aus, welche auf der Tatsache beruht, dass das Diphtherieantitoxin auch gegenüber der Infektion mit lebenden Diphtheriebazillen einen Krankheitsschutz gewährt. In unserer Arbeit, Die „Wertbestimmung des Diphtherieheilserums" von Behring und Boer (Behring, Gesammelte Abhandlungen Teil 2, Seite 335) haben wir eingehend die hierauf beruhende quantitative Antitoxinbestimmung beschrieben. Gelegentlich der Anwendung dieser Methode wurde auch der Begriff des Diphtherienormalheilserums eingeführt (Behring, Ges. Abhandl., T. II, S. 118). Das Normalserum wurde damals als ein solches definiert, welches eine sichere lebensrettende Wirkung hat, wenn es in der Menge von 1 : 5000 Lebendgewicht Meerschweinen unter die Haut gespritzt wird, die mit dem Zehnfachen der für sie tödlichen Minimaldosis von einer zweitägigen lebenden Diphtheriekultur infiziert sind. Die Wahl dieser Methode wurde u. a. aus folgenden Erwägungen als sehr zweckentsprechend von uns betrachtet. Das, was wir von den Eigenschaften des Diphtherieantitoxins erfahren wollen, ist zuletzt immer seine Wirkung gegenüber der Diphtherieinfektion des Menschen. Nun hat man ja zweifellos den Akt der Infektion beim Menschen nach Analogie derjenigen experimentellen Infektion aufzufassen, welche durch lebende Bakterien effektuiert wird, und so lag die Deduction nahe, dass für die Dosierung des Antitoxins zum Zweck der Schutzwirkung und Heilwirkung beim Menschen diejenigen quantitativen Verhältnisse massgebend sein müssten, welche bei solchen Tieren gefunden werden, die nicht mit dem fertigen Gift, sondern die mit lebenden Bakterien infiziert sind. Diese Schlussfolgerung hat sich aber nicht bewahrheitet, vielmehr haben die fortgesetzten Beobachtungen am Menschen ergeben, dass der Antitoxinbedarf für den diphtheriegefährdeten und diphtheriekranken Menschen erst dann annähernd aus den Resultaten der Tierversuche erschlossen werden kann, wenn man, unter Berücksichtigung des Körpergewichtes, der Rechnung die Inkorporation von fertigem Gift zu Grunde legt. Wir haben deswegen ausgedehnte Versuchsreihen darüber angestellt, welches der Wert des oben definierten Normalserums ist, wenn man als Ausgang für die Untersuchung diphtherievergiftete Meerschweine nimmt. Hierbei standen mehrere Wege offen, einmal in Bezug auf die Grösse der zu wählenden Giftdosis, dann in Bezug auf die Applikationsweise derselben und endlich in Bezug auf die Frage, ob man als Endreaktion die Verhütung jeder allgemeinen und lokalen Giftwirkung aufzufassen hat, oder bloss den lebensrettenden Effekt. Was den ersten Punkt betrifft, so wählten wir das zehnfache der ganz sicher tödlichen Minimaldosis vom Diphtheriegift. In Bezug auf die beiden anderen Punkte suchten wir die Verhältnisse denjenigen möglichst gleich zu gestalten, welche bei einem antitoxinbehandelten Menschen in Frage kommen. Zu dem Zweck durften wir nicht die Mischungsmethode anwenden, sondern wir mussten Gift und Antitoxin an verschiedenen Körperstellen einspritzen, und als Endreaktion wählten wir die lebensrettende Wirkung, auf welche es ja auch beim Menschen bei der Antitoxinbehandlung immer ankommt.

Das Resultat ausserordentlich zahlreicher vergleichender Versuche liess sich in die wenigen Worte zusammenfassen (Ges. Abhandl., T. II,

S. 321), dass wir 50mal mehr Antitoxin zur Lebensrettung eines mit der zehnfachen sicher tödlichen Minimaldosis vergifteten Meerschweines brauchten, als zur Erreichung des gleichen Effektes erforderlich war, wenn ein Meerschwein mit der zehnfach tödlichen Dosis von einer lebenden Kultur infiziert worden war.

Wir haben dann weiterhin noch Angaben darüber gemacht (Ges. Abh., T. II., S. 333—344), welchen Heilwert unser Normalserum bei vergifteten und mit lebender Kultur infizierten Tieren besitzt. Wir verweisen in dieser Beziehung auf die Originalarbeit und wollen jetzt übergehen zu derjenigen Wertbestimmungsmethode, welche gegenwärtig von uns angewendet wird. Diese Wertbestimmungsmethode ist die ersterwähnte Mischungsmethode, welche auf den Infektionsmodus beim Menschen keine Rücksicht nimmt, die trotzdem aber ohne alle Bedenken angewendet werden kann, wie folgende Erwägungen beweisen werden.

Es ist selbstverständlich, dass die Kenntnis davon, was eine Antitoxinlösung beim diphtheriebedrohten und diphtheriekranken Menschen leistet, bloss durch direkte Versuche am Menschen erreicht werden kann. Alle experimentellen Antitoxinbestimmungen sind nur als Hülfsmittel für die Erreichung jener Kenntnis zu betrachten, die stets der Endzweck auch bei unserer Laboratoriumsarbeit geblieben ist. Durch die vereinigten Arbeiten, zuerst von Behring und Wernicke, dann von Behring und Ehrlich, in Gemeinschaft mit vielen Klinikern und praktischen Aerzten, sind wir jetzt über die Leistungsfähigkeit des Diphtherieantitoxins beim Menschen ausreichend unterrichtet. Nachdem durch die oben geschilderten Orientierungsversuche an Tieren folgende Tatsachen festgestellt waren:

1. dass das Antitoxin unschädlich ist,
2. dass das Diphtherieantitoxin sowohl Schutzwirkung wie Heilwirkung bei Tieren ausübt, mögen dieselben mit lebender Kultur oder mit Diphtheriegift infiziert sein,

durfte an den Versuch herangegangen werden, auch beim Menschen über den Immunisierungswert und über den Heilwert Erfahrungen zu sammeln. Diese Erfahrungen werden in Bezug auf den Immunisierungswert später veröffentlicht werden, in Bezug auf den Heilwert lässt sich das Resultat kurz dahin zusammenfassen, dass die Diphtherie des Menschen im akuten Stadium erfolgreich mit dem Diphtherieantitoxin bekämpft werden kann, wenn 500 bis 1500 Antitoxinnormaleinheiten innerhalb von kurzer Zeit den Kranken unter die Haut gespritzt werden.

Für die verantwortungsvollen Versuche an Menschen war die Kenntnis von dem differenten Antitoxinbedarf unter verschiedenen Versuchsbedingungen von der allergrössten Bedeutung; ja man kann jetzt geradezu sagen, dass ohne die vorher geschilderten Tierversuche die Schutzwirkung und die Heilwirkung des Diphtherieantitoxins überhaupt nicht für den Menschen hätte nutzbar gemacht werden können. Nur durch quantitative Untersuchungen der vorerwähnten Art konnte die irrige Meinung aus der Welt geschafft werden, dass das Diphtherieantitoxin ein fermentartiger Stoff sei, bei welchen es keinen grossen Unterschied ausmacht, ob wir viel oder wenig davon anwenden. Nur die allmählich immer höher getriebenen Heilwirkungen im Experiment konnten, trotz mannigfacher Misserfolge, die Zuversicht aufrecht erhalten, dass mit gesteigerter

Dosierung auch beim Menschen unzweideutige Heilerfolge sich einstellen würden. Nur die durch jene absolut beweiskräftigen Tierversuche geschaffene wissenschaftliche Grundlage konnte dazu führen, dass das unbesiegbar erschienene Misstrauen der ärztlichen Welt überwunden wurde, und dass hervorragende Kliniker zur objektiven Prüfung des neuen Mittels sich bereit finden liessen. Jetzt aber haben alle jene Tierversuche, welche jahrelange Arbeit mehrerer intensiv tätiger Experimentatoren und viele tausend Meerschweine erforderten, keine aktuelle Bedeutung mehr. Was interessiert uns jetzt noch, wie viel Antitoxin ein Meerschwein braucht, um bei der Infektion mit der einfachen oder zehnfach tödlichen Minimaldosis von lebender Kultur geschützt oder geheilt zu werden! Was hat es für eine praktische Bedeutung, zu wissen, welches Verhältnis für Meerschweine besteht zwischen der Wirksamkeit des Antitoxins gegenüber den lebenden Diphtheriebazillen und gegenüber dem Diphtheriegift! Welchen Zusammenhang hat mit der aktuell gewordenen Diphtherieheilungsfrage die subtile Untersuchung darüber, ob die Lebensrettung oder die jede lokale Reaktion verhütende Antitoxinwirkung bei der quantitativen Antitoxinbestimmung als Endreaktion anzusehen ist! Was wir jetzt einzig und allein über die therapeutischen Eigenschaften des Antitoxins zu wissen nötig haben, ist die Antwort auf die Frage: „Reicht eine gegebene Antitoxinlösung aus, um Heilwirkung oder Schutzwirkung bei der Diphtherie des Menschen zu gewährleisten?“

Unter Zugrundelegung unserer Normaleinheit ist es jetzt ganz gleichgültig, welche Methode man anwendet, um den Heilwert einer Antitoxinlösung zu berechnen. Am schnellsten und sichersten arbeitet man aber mit der Mischungsmethode. Um die Ausarbeitung derselben hat sich Prof. Ehrlich die grössten Verdienste erworben; sie wird im Institut für Infektionskrankheiten jetzt ausschliesslich angewendet und gibt viel genauere Resultate, als alle früher aufgezählten Methoden. Es ist gar kein Zweifel, dass sie bald Gemeingut aller Untersucher auf diesem Gebiet werden wird. . . . .“

Ich hatte 1893, gelegentlich eines Vortrags in der Berliner Pharmazeutischen Gesellschaft, meine „Mischungsmethode“ genau beschrieben, und zwar mit folgenden Worten:

„Die Wertbestimmung ist gegenwärtig eine recht genaue geworden bei Anwendung derjenigen Methode, welche ich in Uebereinstimmung mit Herrn Prof. Ehrlich in letzter Zeit bevorzuge. Wir mischen das zu prüfende Serum sowie jede andere das spezifische Antitoxin enthaltende Lösung, in abgestufter Dosis mit einer konstant bleibenden Menge Diphtheriegift; die letztere ist so gross, dass selbst die schwersten Meerschweine daran in 48, höchstens 60 Stunden sterben. Die Mischungen spritzen wir dann Meerschweinen von 300—400 g Körpergewicht ein, für welche das in der Mischung enthaltene Diphtheriegift mindestens das 10fache der tödlichen Minimaldosis repräsentiert. Solch eine Antitoxinlösung nun, von welcher 0,1 ml genügt, um nicht bloss dauernd den Tod der Tiere, sondern auch jede Spur von Lokalreaktion zu verhüten, bezeichnen wir als Normal-Antitoxinlösung. Wird der gleiche Effekt erst erreicht durch den Zusatz von 1 ml der zu prüfenden Antitoxinlösung, so haben wir es mit einer $^1/_{10}$ Normallösung zu tun; sind schon 0,01 ml hierfür genügend, so haben wir eine 10fache Normallösung usw.

Aus dem Resultat dieser **Mischungsmethode** kann man zuverlässige Schlüsse ziehen auf den Wert des Antitoxins auch bei der Einspritzung von Diphtheriegift und Heilserum an **verschiedenen** Körperstellen und auf den Heilwert bei kranken Tieren, ferner auch auf die Schutzwirkung und Heilwirkung gegenüber der Infektion mit **lebenden** Diphtheriebazillen. Was die genaueren Zahlen betrifft, welche hierfür gelten, so verweise ich auf meine zusammen mit San.-Rat **Boer** veröffentlichte, in meinen Ges. Abhandl., Teil II. S. 333ff abgedruckte Publikation, und will hier bloss kurz erwähnen, dass das Normalserum gegenüber der für Meerschweine noch tödlichen Infektion mit lebenden Bazillen schon in ausserordentlich kleiner Dosis Schutzwirkung ausübt. 1 ml Normalserum genügt, um etwa 1000 Meerschweine vor dem Diphtherietode zu schützen, wenn dieselben mit der tödlichen Minimaldosis einer Diphtheriebouillonkultur infiziert sind. Ebenso infizierte Meerschweine bedürfen zur Lebensrettung aber grösserer Serumdosen, wenn die Behandlung erst beginnt, nachdem schon Krankheitserscheinungen bei den infizierten Tieren sich eingestellt haben; aber auch in diesem Falle kann mit 1 ml Normalserum noch eine grosse Zahl von Meerschweinen gerettet werden".

Die vorstehende Mitteilung ist es, auf welche **Ehrlich** Bezug nimmt, wenn er in seiner epochemachenden Arbeit: „**Die Wertbemessung des Diphtherieheilserums und deren theoretische Grundlagen**" (Klinisches Jahrbuch, 1897, Bd. VI) sagt: „**Behring** hat schon 1893 die auf Verwendung lebender Kulturen basierte Methode verlassen und dafür mit überzeugenden Gründen die Anwendung von Giftlösungen empfohlen."

Wegen ihrer Wichtigkeit will ich aus dieser Arbeit wörtlich die Auseinandersetzungen zitieren, mit welchen **Ehrlich** den Uebergang zu den seit dem Jahre 1898 gesetzlich festgelegten Modifikationen unserer alten Mischungsmethode motiviert.

„Ich hatte vor vielen Jahren festgestellt, dass ein stark glycerinhaltiges Testserum, welches eine bestimmte Menge durch Toluol konservierten Diphtheriegiftes neutralisierte, noch nach einem Jahre genau denselben Neutralisationspunkt zeigte. Es war aus dieser Tatsache gefolgert worden, dass beide Lösungen genau denselben Wert beibehalten hätten, was auch durch ihr sonstiges Verhalten sichergestellt wurde. Auf Grund dieser Beobachtung wurde von mir bei Begründung der Station derselben für die Diphtherieserumkontrolle das betreffende Testglycerinserum übergeben, von dem 0,23 ccm gerade die Prüfungsdosis physiologisch ausgleichen sollten. Kamen neue Gifte zur Verwendung, so wurde instruktionsgemäss als Testgiftdosis das Quantum angesehen, welches durch 0,23 des Testserums gerade neutralisiert wurde.

Ausgedehnte spätere Untersuchungen haben jedoch erwiesen, dass das Konstantbleiben des Neutralisationspunktes nicht **immer** einen Beweis der Konstanz der beiden sich neutralisierenden Lösungen darstellt. Im Mai und Juni 1895 wurden von mir ein neues Gift und ein neues Serum exakt bestimmt und aufs genaueste aufeinander eingestellt. Als nach mehr als Jahresfrist die Prüfung wiederholt wurde, ergab sich mathematisch genau derselbe Neutralisationspunkt. Dennoch zeigte die weitere Untersuchung, dass sowohl Serum als Gift sich ganz erheblich abgeschwächt hatten. Es war also die Abschwächung in einer für beide Komponenten durchaus gleichartigen Weise erfolgt. Ein solches harmonisches Absinken war im Hinblick darauf, dass sich Toxin und Antitoxin unter ganz verschiedenen Lösungsbedingungen befanden, von vornherein im höchsten Grade unwahrscheinlich gewesen, nichtsdestoweniger aber doch einmal eingetreten.

Auf jeden Fall beweist die Tatsache, von Erklärungshypothesen abgesehen,

1. dass auch die glycerinigen Antitoxinlösungen eine Abschwächung erfahren können,

2. dass die Konstanz des Neutralisationspunktes eine sichere Garantie für die Konstanz der Testlösungen nicht bietet.

Es ist deshalb nach diesen Feststellungen nicht mehr gestattet, eine Glycerinserumlösung als Massstab der Aichung zu wählen.

Will man zu einem konstanten Massstab gelangen, so muss man von allen Lösungen absehen und Konservierungsbedingungen wählen, die eine möglichst sichere Haltbarkeit gewährleisten. Nach den Erfahrungen der Chemie sind es besonders folgende Momente, die eine Zerstörung derart zersetzlicher Körper bedingen: 1. Wasser (durch Hydratation), 2. Sauerstoff (durch Oxydation), 3. Licht, 4. Wärme.

Die sub 3 und 4 angeführten Schädlichkeiten lassen sich ja leicht durch einfache Massnahmen ausschliessen; es galt daher nur, die zwei ersten Agentien nach Möglichkeit fernzuhalten.

Das trockene Diphtherieserum, wie es auf Behring's Veranlassung in den Höchster Werkstätten in mustergiltiger Weise hergestellt wird, schien von allen in Betracht kommenden das beste Ausgangsmaterial darzustellen.

Um den genannten Bedingungen zu genügen, wird das Trockenserum in einen kleinen Apparat gebracht, der aus zwei durch ein Verbindungsstück kommunizierenden Glasröhrchen besteht, deren eines mit dem Serum, deren anderes mit dem am stärksten wasserentziehenden Mittel, dem Phosphorsäureanhydrid, beschickt wird. Es wird sodann die Oeffnung des Serumröhrchens abgeschmolzen, dann der Apparat luftleer gepumpt und, sobald dies geschehen, definitiv durch Abschmelzen geschlossen. Da es darauf ankam, den Sauerstoff so vollkommen, als es bei dem jetzigen Stande der Technik überhaupt möglich ist, zu entfernen, wurde die Evakuierung der Röhrchen in der Glühlampenfabrik der Allgemeinen Elektrizitätsgesellschaft ausgeführt, die in der entgegenkommendsten Weise ihre Apparate zur Verfügung stellte. Binnen wenigen Tagen ist die im Serum noch enthaltene Wassermenge durch die sich hierbei versinternde Phosphorsäure absorbiert, und befindet sich nun das Serum wasserfrei in einem so gut wie sauerstofffreien Vakuum. Da nun die Apparate absolut dunkel und kühl gehalten werden, sind soweit wie möglich die Bedingungen erfüllt, die für die endgültige Konstanz des Antitoxins in Betracht kommen.

Es wurde auf diese Weise eine grössere Zahl von Röhrchen präpariert, die mit je 2 g eines trockenen Serums vom Werte 1700 Immunitätseinheiten (AE) beschickt waren. Alle 2—3 Monate wird ein derartiges Röhrchen vorsichtig, d. h. durch Anbohren, geöffnet und der Inhalt in 200 ccm einer aus 10proz. Kochsalzlösung und Glyzerin hergestellten

Mischung, welche 50—80 % Glyzerin enthält, gelöst. Man erhält so ein Testserum von genau 17 facher Stärke. Von diesem sind 0,94 ccm der 16 fachen Verdünnung oder 1 ccm der 17 fachen Verdünnung[1]) bestimmt, um das 10 fache der bisherigen Prüfungsdosis zu ermitteln.

Eine erst in den letzten Tagen des Monats Februar 1897 hergestellte neue Lösung hat gezeigt, dass die im Institut befindlichen Giftlösungen, deren eine für die bisher geübte instruktionsgemässe Prüfung diente, deren zweite für den neuen zu beantragenden Prüfungsmodus bestimmt war, sich unverändert erhalten haben.

Es dürfte somit die beschriebene Konservierung des trockenen Diphtherieantitoxins ausreichend erscheinen, um den Einheitsmassstab des Diphtherieserums auf unbegrenzte Zeiten festzuhalten.

Nachdem so für die Konstanz des Titers in ausreichender Weise gesorgt ist, erscheint es von geringerer Bedeutung, dass diese noch auf einem anderen Wege, durch Vermittelung des trockenen Diphtheriegiftes, ermöglicht wurde. A priori ist ja anzunehmen und auch durch meine eigenen Versuche ermittelt worden, dass in gleicher Weise, wie das trockene Antitoxin, das Toxin zu diesem Zwecke geeignet sein wird. Aber in praxi ergeben sich doch manche Momente, die vorläufig für die Anwendung des Antitoxins sprechen, insbesondere der Umstand, dass ein solches leicht durch einfaches Austrocknen im Vakuum über Schwefelsäure erhalten werden kann. Im Gegensatz hierzu ist die Herstellung eines trockenen Diphtheriegiftes keine leichte, und erfordert die Aufgabe, ein einwandfreies Gift (steril und hochwertig) herzustellen, eine besondere Laboratoriumsausstattung. Ausserdem habe ich vor Jahren konstatiert, dass feste, nach dem Brieger'schen Verfahren hergestellte Tetanusgifte, wenn sie, feiner gepulvert, in grösseren Quantitäten aufbewahrt wurden, eine gewisse mechanische Entmischung zeigten, die durch das höhere spezifische Gewicht der Ammonsulfatkriställchen bedingt war und welche eine höhere Toxizität der obersten Schichten des Toxinpulvers bedingte.

Weiterhin möchte ich es auf Grund einer — allerdings vereinzelten — Beobachtung für möglich halten, dass bei den Giftfällungen gelegentlich ein kleiner Bruchteil des Toxins Modifikationen erleidet, welche die Prüfung erschweren können.

Bei dieser Sachlage empfiehlt es sich vorläufig, das so leicht erhältliche und einwandfreie Serumpulver in erster Linie zu benutzen, ganz abgesehen davon, dass die Anwendung des Serums in technischer Beziehung dadurch so erleichtert wird, dass die Kochsalzglycerinmischung während mehrerer Monate sich absolut konstant erhält.

Nichtsdestoweniger bleibt die Aufgabe bestehen, die Frage der Verwendung des Trockengiftes, sowie die Herstellung durchaus konstanter Lösungen desselben fortdauernd zu verfolgen. Die interessanten Beobachtungen von A. Knorr, dass sich das Gift in rein wässerigen Lösungen leicht verändert, sich dagegen in salzhaltigen gut konserviert, sollen die Grundlage der weiteren Untersuchungen bilden.

1) Zur Herstellung der Lösungen können nicht die gewöhnlichen, auf Ausfluss geaichten Vollpipetten benutzt werden, da an deren Wandungen zu viel von dem dickflüssigen Gemisch haftet. Ich benutzte besondere von Leybold hergestellte und auf Inhalt geaichte Pipetten von 1 ccm, welche natürlich mit dem Lösungmittel ausgespült werden.

Nach der jetzigen Instituts-Instruktion erfolgt die Wertbemessung des Serums in der Art, dass zunächst die Testgiftdosis ermittelt wird, d. h. das Giftquantum, welches durch 0,1 ccm eines einfachen Serums gerade neutralisiert wird. Bei einem 100 fachen Serum muss der 100. Teil der Serummenge, also 0,001 ccm den gleichen Effekt ausüben. Für die praktische Ausführung wird die Testgiftdosis mit 4 ccm der entsprechenden Serumverdünnung gemengt und Meerschweinchen von 250 g subkutan injiziert. Die Versuchstiere sollen keinerlei Krankheitserscheinungen aufweisen und im allgemeinen an der Injektionsstelle keine Veränderungen zeigen. Geringfügige Anschwellungen, falls sie bis zum 4. Tage rückgängig werden, bieten keine Veranlassung zur Beanstandung.

Wenn es auch nach den diesseitigen und anderwärtigen Erfahrungen nicht dem geringsten Zweifel unterliegt, dass man bei sorgfältiger Arbeit und genügender Erfahrung mit Hilfe dieser Methode genau arbeiten kann, so haben sich im Verkehr mit Fabrikationsanstalten doch wiederholte Differenzen ergeben, welche eine Aenderung der Prüfungsart wünschenswert machten. Es begründen sich diese Differenzen zum Teil darin, dass die Art der Injektion einen gewissen Einfluss auf die Lokalreaktion ausübt. Da alle Versuchstiere nach Beendigung des Versuches getötet wurden, so liess sich nachträglich durch die Sektion genau die Schicht der Bauchwand ermitteln, in welche hinein die Injektion erfolgt war. Zu diesem Zwecke wurden bei Herstellung der Serum-Giftmischungen immer angekohlte Korke benutzt, welche beim Schütteln der Flaschen kleine Kohlestückchen an die Flüssigkeiten abgaben. Bei der Sektion zeigte die Kohle die Stelle an, wo die Flüssigkeit gelegen hatte. Auf diese Weise wurde festgestellt, dass bei der gewöhnlichen Injektionsart an der Seitenfläche des Thorax die Flüssigkeit nicht in das subkutane Gewebe, sondern unter den abdominalen Hautmuskel gelangt und dass es eines kleinen Kunstgriffes (Wahl der Einstichstelle in der Gegend des Processus xiphoideus und medialer, rein oberflächlicher Verschiebung der Kanüle) bedarf, um eine rein subkutane Einspritzung auszuführen. Es stellte sich dabei auch heraus, dass nach rein subkutaner Injektion leichter Schwellungen eintreten, als bei der submuskulären Injektion, bei welcher das besonders reaktionsfähige subkutane Gewebe nicht in direkte Berührung mit dem Gifte gelangt. In letzterem Falle ruft also die Mischung eine geringere Reaktion als bei rein subkutaner Zuführung hervor.

Es hätten sich dadurch leicht erhebliche Differenzen mit den Fabriken ergeben können, wenn nicht immer im Institut bei Beurteilung des Lokalbefundes dem Umstand Rechnung getragen worden wäre, dass die rein subkutane Injektion eine gewisse Steigerung des Prüfungsanspruches bedeute. Es musste also dem subjektiven Ermessen der Mitglieder des Instituts ein etwas weiterer Spielraum belassen werden, als ursprünglich vorgesehen war.

Um den Schwierigkeiten der subjektiven Beurteilung zu entgehen, schien es notwendig, eine rein objektive Methode auszuarbeiten, um derartige Differenzen möglichst auszuschliessen.

Am einfachsten erschien es, das Eintreten des Todes als Kriterium der Wertbemessung zu wählen und die Prüfungsart so zu gestalten, dass eine bestimmte T e s t g i f t d o s i s, die das zehnfache Multiplum der bisherigen Prüfungsdosis darstellte, durch bestimmte Serummengen so neutralisiert werde, dass der Tod des Versuchstieres überhaupt nicht oder wenigstens nicht innerhalb einer bestimmten Zeit (etwa der ersten 4 Tage) eintrete. Für die Zweckmässigkeit dieses Vorgehens spricht auch der Umstand, dass unabhängig von mir Geheimrat Behring zur gleichen Bestimmungsart gelangt ist."

Gegen die Technik dieser noch jetzt in der Frankfurter Serumstation giltigen Prüfungsmethode sind Einwände nicht mehr laut geworden, wohl aber gegen die Schlussfolgerung, dass auf Grund ihrer Ergebnisse ein zuverlässiger Massstab für die therapeutische Leistungsfähigkeit der Heilsera gewonnen werden kann. Die Begründung solcher Einwände u. a. durch Roux und Martin im Pariser Pasteur-Institut, Dreyer und Madsen im Kopenhagener Serum-Institut, Kraus und Schwoner in Wien, werde ich an anderer Stelle kritisch besprechen. Summarisch soll hier nur erwähnt werden, dass nach wie vor auf Grund von neueren Untersuchungen in meinem Marburger Institut (Professor Römer) die Mischungsmethode am zuverlässigsten arbeitet und für die Beurteilung des Immunisierungs- und Heilwertes einer Antitoxinlösung einen praktisch durchaus brauchbaren Index liefert.

VI. Meine Zeichensprache in den Immunitätsstudien.

Wie Chemiker und Physiker für oft wiederkehrende Begriffe und für quantitative Angaben besondere Zeichen und Formeln benutzen, durch welche die Verständigung über komplizierte Untersuchungsergebnisse sehr gefördert wird, so habe auch ich, zunächst für die Versuchsprotokolle in meinem Institut und dann für die Publikation, eine grössere Zahl von Abkürzungen und Zeichen eingeführt.

Will ich in einem Versuchsprotokoll kurz zum Ausdruck bringen, dass ein Meerschwein die tödliche Minimaldosis von einem Diphtheriegift bekommen hat, so wird geschrieben: $1 + M$ pro $1\ M = 1$ g Meerschweingewicht. Für ein Kaninchen ist die tödliche Minimaldosis $\frac{1}{2} + M$ pro 1 g ($1 + K = \frac{1}{2} + M$). Für eine Taube: $1 + T = 1 + M$. Für eine Maus: $1 + Ms =$ ca. $40000 + M$. Das heisst mit anderen Worten: Ein Kaninchen ist doppelt so stark diphtheriegiftempfindlich wie ein Meerschwein, eine Taube ist ebenso empfindlich, eine Maus ca. 40000 mal weniger empfindlich.

Man kann schon aus diesen Beispielen erkennen, dass meine Zeichensprache für eine schnelle Verständigung zwischen solchen Experimentatoren, welche sie zu gebrauchen verstehen, grosse Vorteile darbietet. Noch mehr aber tritt das zutage, wenn es sich darum handelt, quantitative Angaben zu machen über die therapeutische Leistung des Antitoxins als Schutzmittel und Heilmittel im wissenschaftlich durchgeführten Experiment.

Ich reproduziere hier nachfolgend die in meiner „Einführung in die Lehre von der Bekämpfung der Infektionskrankheiten" 1912 (Verlag von August Hirschwald, Berlin) auf S. 498 ff. abgedruckten „Zeichenerklärungen und Wortdefinitionen", die sich jedoch nicht blos auf die Diphtherie, sondern auch auf den Tetanus, meine Blutuntersuchungen und die anaphylaktische Vergiftung beziehen.

„Zeichenerklärungen und Wortdefinitionen.

1.	O	bedeutet	„glatt“ oder keine Spur von Erkrankung.
2.	?	„	zweifelhafte Symptome.
3.	.	„	eben erkennbare lokale Reaktion nach subkutaner Gifteinspritzung.
4.	—	„	leichte Erkrankung.
5.	$=$	„	mittelschwere Erkrankung.
6.	$\equiv$	„	schwere Erkrankung.
7.	†	„	Vergiftungstod.
8.	Lo	„	Limes glatt, d. h. Ausbleiben aller Krankheitssymptome nach einer Giftdosis, deren Vermehrung um eine minimale Menge geringe Krankheitssymptome hervorrufen würde.
9.	L—, L$=$, L$\equiv$	„	Grenzwerte = Limeswerte = Krankheitsgrade auf der Höhe der Erkrankung.
10.	L†	„	Eintritt des Todes nach ca. $4^1/_2$ (4 bis höchstens 5) Tagen.

11. 𝔐𝔰, 𝔐, 𝔎, 𝔓𝔣, 𝔑𝔡, 𝔖𝔠𝔥, ℨ. ℌ𝔡, ℌ, 𝔗, 𝔐𝔰𝔠𝔥 (in deutschen Schriftzeichen) bedeuten: Maus, Meerschweinchen, Kaninchen, Pferd, Rind, Schaf, Ziege, Hund, Huhn, Taube, Mensch.

12. $𝔐𝔰^{10}$, $𝔐^{250}$ usw. ist zu lesen Maus von 10 g, Meerschwein von 250 g Körpergewicht usw.

13. 1 Ms, 1 M (in lateinischen Buchstaben) = 1 g Lebendmausgewicht, 1 g Lebendmeerschweingewicht usw.

14. 1 + Ms, 1 + M oder auch 1 + $\underset{\dagger}{\text{Ms}}$, 1 + $\underset{\dagger}{\text{M}}$ usw. (ohne †Zeichen unter Ms und M usw.) = Tödliche Minimaldosis von einer giftigen Substanz für 1 Ms, 1 M usw.

15. 1 + $\underline{\text{Ms}}$, 1 + $\underline{\text{M}}$ usw. = leicht krankmachende Minimaldosis für 1 Ms, 1 M usw.

16. 1 + Tet. Ms, 1 + Tet. M usw. = Tödliche Minimaldosis von Tetanusgift für 1 Ms, 1 M usw.; 1 + DM usw. = Tödliche Minimaldosis von Diphtheriegift für 1 M usw.

17. 1 + ms, 1 + m = die zur Neutralisierung von einer kleinen Antitoxineinheit genügende Giftmenge bei Mäusen bzw. Meerschweinchen.

18. 1 AE = eine grosse Antitoxineinheit.

19. 1 Tet. A = die zur Neutralisierung von 40 Millionen + Tet. ms ausreichende Menge von Tetanusantitoxin = 40 Millionen — Tet. Ms[1]).

20. 1 — Tet. Ms = die zur Neutralisierung von 1 + Tet. ms ausreichende Menge von Tetanusantitoxin bei der Wahl der Prüfungsdosis von 1/1000 Tet. AE in 0,4 ml $\doteq$ eine kleine Tetanus-Antitoxineinheit.

---

1) Wo aus dem Zusammenhang die Art des Antitoxins oder Giftes unzweifelhaft erkennbar ist, lasse ich den Zusatz „Tet.“ bzw. „D“ weg und setze bloss + Ms, — Ms, + ms, + M, — M, + m usw. Den + Ms-Wert eines Tetanusgiftes bezeichne ich als seinen direkten Giftwert; den + ms-Wert als indirekten Giftwert.

21. 1 DA = die zur Neutralisierung von 25000 + m ausreichende Menge von Diphtherieantitoxin = 25000 — DM.

22. 1 — DM = die zur Neutralisierung von 1 + Dm ausreichende Menge von Diphtherieantitoxin bei der Wahl der Prüfungsdosis von 1 DAE = eine kleine Antitoxineinheit.

23. 1 GE = die zur Neutralisierung einer grossen Antitoxineinheit ausreichende Giftmenge.

24. 1 Tet.GE = Eine grosse Tetanusgift-Einheit.

25. 1 DGE = Eine grosse Diphtheriegift-Einheit.

26. Tet.AN[1] = Eine Substanz, welche in 1 g 1 Tet.AE enthält.

27. DAN[1] = „ „ „ „ 1 g 1 DAE „

28. Tet.GN$^1/_{10}$ = „ „ „ „ 1 g 1/10Tet.GE „

29. DGN[10] = „ „ „ „ 1 g 10 DGE „

30. Tet.TestA = Im Frankfurter Institut für experimentelle Therapie geaichtes, oder auf Frankfurter Testpräparate eingestelltes Tetanus-Testantitoxin.

31. DTestA = ebenso für Diphtherie-Testantitoxin.

32. Tet.TestG und 33. DTestG = ebenso für Tetanus-Testgift und Diphtherie-Testgift.

34. 1 ml = 1 Milliliter = 1 Kubikzentimeter.

35. 1 mg = 1 Milligramm.

36. 1 dmg = 1/10000 Gramm.

37. 1 mmg = 1/1000 Milligramm.

38. sk = subkutan.

39. ip = intraperitonal.

40. iv = intravenös.

41. ik = intrakardial (richtiger intrakordial).

42. itk = intrakutan.

43. im = intramuskulär.

44. ZOL = Zeissler's isotonische Oxalatlösung zur Verhinderung der Blutgerinnung.

45. ZL = oxalatfreie Zeissler'sche Lösung.

46. 1 AnE = Eine Anatoxineinheit, d. h. diejenige Dosis von einem Proteinpräparat, welche nach voraufgegangener Sensibilisierung ein Meerschwein von etwa 250 g Gewicht von der Blutbahn aus mit Sicherheit akut tötet.

47. 1 ApE = Eine Apotoxineinheit, d. h. diejenige Dosis von einem Apotoxin (= Anaphylatoxin Friedberger), welche ein nicht sensibilisiertes Meerschwein von etwa 250 g Gewicht von der Blutbahn aus mit Sicherheit akut tötet.

48. Analexin = Fermentatives System, bestehend aus anaphylaktischem Antikörper + Komplement (Alexin)."

Nach Kenntnisnahme dieser Zeichenerklärungen werden meine Institutsprotokolle über die Wertbestimmung giftiger und antitoxischer Präparate, sowie meine Anaphylaxieprotokolle ohne Schwierigkeit gelesen und verstanden werden können.

VII. Diphtheriegiftstudien.

1. Die Gewinnung von hochwertigem Diphtheriegift.

Der Besitz von hochwertigem Diphtheriegift ist die Hauptbedingung für das Gelingen einer spezifisch-medikamentösen Diphtherietherapie, und es erscheint deswegen gerechtfertigt, den vorliegenden Abschnitt mit der Beschreibung der Methode seiner Gewinnung zu beginnen.

Im wesentlichen hat sich seit der Publikation von Roux und Yersin im Jahre 1888 über die Gewinnung des Diphtheriegiftes in Gestalt eines Bouillonkulturfiltrates nichts geändert. Aber wir haben im Laufe der seitdem vergangenen 25 Jahre gelernt, die anfänglich erreichte Giftenergie — hauptsächlich durch die Wahl hochvirulenter Kulturstämme für die Züchtung in sorgfältig präparierten flüssigen Nährböden — um mehr als das Hundertfache zu erhöhen. Mein im vorigen Abschnitt mehrfach erwähntes Diphtheriegift Nr. 7 ist nach der S. 104 beschriebenen Wertbestimmungsmethode $13\,^1/_3$fach normal ($DTN^{13\,1/3}$), während Roux und Yersin in ihrer grundlegenden Arbeit nach meiner Berechnung ein kaum $^1/_{20}$faches Gift ($DTN^{1/20}$) in Händen gehabt haben.

Ich züchte meine Diphtheriebazillen zum Zwecke der Giftgewinnung in schwach alkalischer Rinderbouillon mit 2 pCt. Witte-Peptonzusatz. Zur Zeit als DG 7 in einer Menge von 50 Litern gesammelt wurde, vor etwa 13 Jahren, besass die Bouillonkultur aus welcher ich das Gift durch Filtration gewann, nach 2tägigem Wachstum bei 37° eine so hohe Virulenz, dass $^1/_{10\,000}$ ml für je 100 g Meerschweingewicht die nach spätestens 4 Tagen tödliche Dosis bei subkutaner Injektion repräsentierte. Seitdem ist diese Kultur mehr und mehr abgeschwächt worden, und gegenwärtig beträgt die tödliche Minimaldosis für 100 M fast $^1/_{500}$ ml, also etwa 20 mal mehr als vor 15 Jahren. Dementsprechend liefert sie auch ein viel schwächer wirksames Gift.

Unter den Faktoren, welche bei gleicher Virulenz der Diphtheriebazillen die Giftproduktion beeinträchtigen, steht oben an die Gegenwart von Glukose in der Nährbouillon, und man muss bei ihrer Herstellung dieser Tatsache Rechnung tragen durch Beseitigung der Glukose, falls sie in beträchtlicher Menge vorhanden ist. Zu der Zeit, als ich DG 7 gewann, wurde das Optimum des Giftgehaltes in der Kulturflüssigkeit schon nach 8—10 Tagen erreicht. Die 4—5 Tage alte Bouillonkultur zeigte auf der Oberfläche eine dicke Kahmhaut, unter der die Kulturflüssigkeit — nach anfänglich vorhandener Trübung — vollkommen klar geworden war. Vom 5. Tage ab fielen von der Kahmhaut umfangreiche Fetzen zu Boden, wonach die Defekte auf der Bouillonoberfläche durch neue Hautbildung ersetzt wurden. Die ursprüngliche Alkaleszenz von etwa 10 ml Normallauge pro 1 Liter ging innerhalb der ersten 36 Stunden nach der Impfung der Bouillon, welche bei relativ niedriger Schicht eine sehr breite Oberfläche in 5 bis 10 Liter-Kolben erhielt, bis zu fast neutraler Reaktion zurück. Sauere Reaktion, welche in glukosehaltiger Bouillon einzutreten pflegt, wurde nicht beobachtet.

Sehr viel Mühe habe ich aufgewendet, um mein Diphtheriegift in ähnlicher Weise zu reinigen und dadurch zu konzentrieren, wie das beim Tetanusgift durch partielle Ammonsulfatfällung sehr leicht gelingt, hatte dabei aber nur sehr wenig befriedigenden Erfolg. Am besten gelang noch die Konzentration durch partielle Alkoholfällung, die sich mir wiederum für die Tetanusgiftkonzentration als wenig geeignet erwies.

Nach meinen Erfahrungen muss daran festgehalten werden, dass die toxische Energie des Diphtheriegiftes untrennbar gebunden ist an ein Substrat, welches zu den Proteinkörpern gehört, und zwar bin ich auf Grund der Ergebnisse meiner Fällungsversuche zu der Ansicht gekommen, dass der Giftkörper eine Zwischenstellung einnimmt zwischen genuinem Protein (Albumin und Globulin) und peptonartigen Proteinderivaten, so dass man ihn zu den Albumosen rechnen kann. Mit dieser Annahme steht im Einklang, dass die Dialysierfähigkeit des Diphtheriegiftes eine grössere ist wie die der Albumine und Globuline.

Es gelingt relativ leicht, die ursprüngliche Giftigkeit zu konservieren, zumal diejenige, welche als antitoxinbindende Kraft zum Ausdruck kommt, und nach welcher ich die Wertigkeit berechne, wenn ich beispielsweise DG 7 als $13\,^1/_3$ fach (DTN $^{13^1/_3}$) bezeichne. In grossen vollgefüllten Gefässen, die in einem dunklen und kühl gehaltenen Raum aufbewahrt werden, genügt mir dazu der Schutz gegen bakterielle Verunreinigung durch einen Karbolsäurezusatz bis zu 0,4 pCt., durch welchen ein giftabschwächender Einfluss nicht ausgeübt wird.

Die oben erwähnte Virulenzverminderung meiner Db-Kultur hat, wie schon erwähnt, zur Verminderung ihrer giftproduzierenden Fähigkeit geführt: die Kultur liefert mir jetzt nur noch ein höchstens 3fach normales Gift (DTN^3). Es würde nun sehr wertvoll sein, wenn wir imstande wären, solchen Bazillen, die aus diphtherischen Krankheitsprodukten frisch herausgezüchtet sind, mikroskopisch an ihrer Gestalt, an ihren färberischen Eigentümlichkeiten, an ihrer Lagerung; oder makroskopisch an ihrem Verhalten bei der Kultivierung, es anzusehen, ob sie gute Giftbildner sind oder nicht. In der Literatur finden sich nach dieser Richtung recht zahlreiche, z. T. aber sich widersprechende Angaben. Was meinen früher so hoch virulenten Db-Stamm angeht, so lässt er in 2tägiger Bouillonkultur Stäbchen erkennen, welche im hängenden Tropfen zum Verwechseln ähnlich sind den typischen anthropogenen Tuberkelbazillen, die man einer Tb-Bouillonkultur zu einer Zeit entnimmt, wo die Bouillonoberfläche sich mit einem schleierähnlichen Häutchen zu bedecken beginnt; sie sind schlank, kaum gekrümmt und gehören zu den relativ langen Db-Formen. Aber ich habe auch kurze und frühzeitig Keulenform annehmende Db zu starker Giftproduktion befähigt gefunden. Wie wenig das morphologische Aussehen präjudizierend ist für die Giftproduktion, welche man als das entscheidende Merkmal für die Zugehörigkeit eines Mikroorganismus zu den Diphtheriebazillen ansehen muss, beweist ein Fall aus dem Jahre 1911, wo Prof. Römer für mein Institut, zum Zweck vergleichender Studien, aus Ehrlichs Frankfurter Institut durch Prof. Marx eine Kultur erhielt, welche als charakteristische Pseudo-Db-Kultur gelten sollte und als J 19 bezeichnet war. Dieser Db-Stamm produzierte das spezifische Diphtheriegift in solcher Stärke, dass 1 ml Bouillonkulturfiltrat 100 tödliche Minimaldosen für Meerschweine von 250 g enthielt! Wahrscheinlich war die mangelhafte Fähigkeit zur Bildung von Ernst-Neisserschen Körperchen massgebend gewesen für die Diagnose „Pseudo-Db".

Für die Prognose inbezug auf gute Giftproduktion halte ich für wichtig die Neigung zum Oberflächenwachstum, zuerst in Gestalt von Schüppchen, die als solche beim Schütteln der Kulturflüssigkeit zu Boden fallen, statt stäubchenförmig zu zerfallen, und die nach mehrtägigem Wachstum sich zu einer festen und trocken aussehenden Kahmhaut auf der Bouillonoberfläche vereinigen.

Bei den vielfach empfohlenen Spezialnährboden [Zusatz von Eigelb zur Bouillon; die Wahl von Pepton, welches durch Schweinemagenverdauung gewonnen wird, oder von Amphopepton (Aschmann): von pflanzlichen Nährstoffen (Klettenwurzel)] konnte ich die von ihren Erfindern angegebenen Vorzüge für die Giftproduktion nicht wahrnehmen. Dagegen schien die Fleischvergärung mit Hefe, namentlich bei der Benutzung von Pferdefleisch zur Bouillonherstellung, mir zuweilen recht nützlich zu sein.

Darüber, ob die von Martin empfohlene Db-Züchtung in Kollodiumsäckchen, welche in die Bauchhöhle von Kaninchen eingebracht werden, ein zur Erhöhung der Virulenz und damit zur Erlangung besserer Giftproduzenten geeignetes Mittel ist, kann ich aus eigener Erfahrung nichts aussagen.

Das in meinem Institut bisher am stärksten wirksame Gift wurde in einzelnen Kolben, deren Inhalt in meinem DG Nr. 7 mitinbegriffen ist, bei der indirekten Prüfung etwa 15fach gefunden[1]).

2. Die Charakterisierung des Diphtheriegiftes als toxisches Protein nebst Bemerkungen über Toxine, Anatoxine, Apotoxine, sowie über den Mechanismus des Zustandekommens der Diphtheriegiftüberempfindlichkeit und ihrer Beziehungen zur Anaphylaxie.

Wir nennen die toxischen Proteine, zu welchen das Diphtheriegift gehört, Toxine. Nun können Proteine, welche ursprünglich atoxisch sind, toxisch wirksam werden nach vorausgegangener spezifischer Sensibilisierung des Individuums, an dem die Prüfung stattfindet. Ich erinnere an das bekannte Beispiel der Giftwirkung des von Pferden stammenden Proteins im Diphtherieheilserum für solche Tiere und Menschen, die nach parenteraler Pferdeserumbehandlung anaphylaktisch werden und dann durch Pferdeserumprotein bei geringer Dosierung getötet werden können. Ich bezeichne die nur an spezifisch-sensibilisierten Individuen sich manifestierende Toxizität als Anatoxizität und nenne ein Protein. welches im anaphylaktischen Zustand eines Individuums zur Wirkung gelangt, Anatoxine.

1) Zur Begründung der Diphtheriebewertung nicht nach ihrem direkten, sondern nach ihrem indirekten Giftwert möchte ich noch erwähnen, dass der letztere nicht bloss für die Zwecke der Immunisierung und Heilserumwertbestimmung die grössere praktische Wichtigkeit besitzt, sondern dass aus der im Meerschweinversuch festgestellten Abschwächung des direkten Giftwertes nicht mit Sicherheit geschlossen werden kann, dass auch für andere Tierarten und für den Menschen das Gift eine Abschwächung erfahren hat; so blieb beispielsweise in einer vergleichenden Versuchsreihe ein für Meerschweinchen stark abgeschwächtes Gift in seinem direkten Giftwert für Kaninchen fast völlig unverändert. Auch DG 7 hat seine ursprüngliche Toxizität für Kaninchen von ca. 1500 g Gewicht (etwa 500000 + K in 1 ml) bis jetzt ziemlich gut konserviert.

Es ist nur eine logische Konsequenz, dass auch das Diphtherietoxin, in seiner Eigenschaft als Protein, zu einem Anatoxin werden kann, indem solche Giftdosen, die bei normalen Individuen unwirksam sind, bei sensibilisierten giftig wirken. In der Tat ist die anatoxische Giftwirkung als Ueberempfindlichkeitsphänomen von mir vor 20 Jahren grade an Diphtheriegift zuerst beobachtet und im Jahre 1901 zusammen mit dem Japaner Kitashima (Berl. klin. Wochenschr. No. 66) genau beschrieben worden. Der Umstand, dass Serumprotein in der Regel wenig giftig, das Diphtherietoxin aber von vornherein stark giftig ist, bedingt nicht einen prinzipiellen sondern nur einen quantitativen Unterschied für die hierher gehörigen Phänomene. Hat doch auch Richet, der Schöpfer des Wortes „Anaphylaxie“ seine Ueberempfindlichkeitsstudien an solchen Proteinkörpern (Aktiniengift, Miesmuschelgift, Euphorbiensaft) gemacht, die auch auf nicht-sensibilisierte Individuen giftig wirken.

Entsteht aus einer Proteinsubstanz, die ursprünglich atoxisch ist, ein giftiges Produkt, z. B. bei der Anaphylatoxingewinnung nach Friedberger, so nenne ich dieses nach dem Vorgang von Richet „Apotoxin“.

Ich will an dieser Stelle noch einiges aus der Lehre von der Anaphylaxie einschalten, was seit der Drucklegung meines Buches „Einführung in die Lehre von der Bekämpfung der Infektionskrankheiten“ im Beginn des Jahres 1912 zu ergänzen ist.

Ob Friedberger's Anaphylatoxin seinerseits noch als Protein aufzufassen ist, das ist eine strittige Frage. Ich selbst möchte diese Frage verneinen, und zwar hauptsächlich deswegen, weil dem Anaphylatoxin die Fähigkeit zur Hervorrufung eines anaphylaktischen Zustandes abgeht. Mit Rücksicht darauf aber, dass es ein Proteinderivat ist, wird es in dem Kapitel von den toxischen Proteinen gleichfalls einen Platz finden müssen, ebenso wie man auch die Peptone im Zusammenhang mit den Proteinkörpern besprechen muss, obwohl sie den genuinen Proteinen nicht zugerechnet werden dürfen, und obwohl sie nicht, wie diese, den „Antigen“-Charakter besitzen, durch welchen jedes echte Protein zur Erzeugung von Antikörpern befähigt wird.

Ob das Anaphylatoxin Friedberger's ein peptonartiges Produkt ist, will ich hier dahin gestellt sein lassen. Es spricht manches dafür, dass der Shock erzeugt werden kann durch chemisch gut charakterisierte Individuen, die ich in meiner „Einführung“ S. 158 besprochen habe. In diesem meinem Buch ist die ganze Anaphylaxielehre (S. 131—178) ausführlich behandelt. Hier will ich nur noch bemerken, dass unser Interesse an dem nach Friedberger's Methode dargestellten Apotoxin[1]) aus Serumpräparaten, Bakterienkulturen usw. erheblich beeinträchtigt werden müsste, wenn die Angaben von Besredka und Ströbel über die Identität dieser Produkte mit ihrem „Peptotoxin“, welches entsteht, wenn fester Agarnährboden und Pepton auf einander einwirken (Zeitschr. f. Immunitätsforsch. 1913. Bd. 16. H. 3), sich bewähren. Nach Bordet (Ann. et Bull. de la soc. des sc. méd. et nat. de Bruxelles. 1913. Nr. 2) dem wir schon so viel verdanken bezüglich der Anwendung der Adsorptionshypothese auf die Immunitäts- und Toxizitätslehre, soll die Beobachtung von Besredka und Ströbel in seiner Adsorptionstheorie, betreffend das Zustandekommen des anaphylaktischen Shocks, mitinbegriffen sein. Dieser Theorie hat B. folgenden Ausdruck gegeben (l. c. S. 34):

„En résumé, on pourrait proposer, comme théorie de l'anaphylaxie, ceci: l'union de l'anticorps et de l'antigène crée un complexe, qui, par adsorption, accapare certains

1) Ich schlage vor, „Apotoxin“ und „Anaphylatoxin“ nicht vollständig zu identifizieren, sondern das letztere Wort ausschliesslich anzuwenden auf ein nach Friedberger's Methode dargestelltes Proteinderivat, während ich unter „Apotoxin“ jede beliebige, über die chemische Natur nichts präjudizierende, Proteinmodifikation mit vermehrter Giftigkeit verstanden wissen möchte.

principes du liquide sanguin. Celui-ci, dont la constitution est ainsi troublée, se montre désormais, par le fait même, toxique.“

Danach würde der anaphylaktische Shock nach einer Anatoxininjektion die Folge sein des Giftigwerdens der Blutflüssigkeit im sensibilisierten Individuum infolge der Entstehung einer komplexen Verbindung zwischen dem anaphylaktischen Antikörper mit seinem Antigen, indem nämlich diese Verbindung der Blutflüssigkeit integrierende Bestandteile, ohne welche das Blut gewisse lebenswichtige Funktionen nicht ausüben kann, durch Adsorption entzieht.

Bordet selbst hat diese seine Theorie, die in ähnlicher Weise schon früher von Dörr konzipiert worden ist und durch Kaolinversuche von v. Wassermann und Kayser, Ritz und Sachs, Bauer usw. gestützt wird, durch eine sehr bemerkenswerte eigene Versuchsanordnung wahrscheinlich gemacht.

Was die vorerwähnten Kaolinversuche angeht, so haben diese ergeben, dass man Serum zuweilen dadurch apotoxisch machen kann[1]), dass man es mit stark adsorbierendem Kaolinpulver behandelt. Bordet seinerseits hat 0,5 proz. Agarlösung dazu benutzt, um Meerschweinserum für Meerschweine apotoxisch wirksam zu machen. Wegen der grossen Wichtigkeit des Versuchsergebnisses zitiere ich hier wörtlich, was Bordet darüber mitteilt (l. c. S. 34).

„Il était désirable de trouver un colloïde transparent, doué d'une grande énergie adsorbante, apte à transformer le sérum en anaphylatoxine tout en donnant lieu à quelque phénomène visible. J'ai trouvé dans la gélose en suspension assez diluée une substance qui répond à ces conditions. Dans 100 centimètres cubes de solution physiologique à 0,75 p. c. de NaCl, on fait dissoudre à chaud 0,5 gramme d'agar ordinaire. La solution se concrète par refroidissement en une masse assez molle (ne renfermant donc rien d'autre que de la gélose, de l'eau et un peu de sel marin), que l'on désagrège et que l'on transforme par agitation violente, en un liquide visqueux. A cinq parties de sérum frais de cobaye neuf, on ajoute une partie de ce liquide; on place à l'étuve à 37° pendant deux heures, on centrifuge énergiquement, la gélose se dépose, et par décantation on obtient un liquide surnageant fluide et limpide qui, injecté dans la jugulaire d'un cobaye neuf pesant 280 à 300 grammes, le tue en quelques minutes avec le tableau classique de l'anaphylaxie: secousses, émission d'urine, dyspnée extrême, prostration; à l'autopsie, dilatation des poumons avec taches ecchymotiques, persistance remarquable des battements cardiaques, coagulation très retardée du sang. Bien entendu, le sérum normal, non traité par la gélose, et injecté à même dose, ne produit, comme on sait, aucun effet appréciable.

Cette anaphylatoxine gélosée ressemble entièrement à l'anaphylatoxine que Friedberger obtient par contact avec des antigènes tels que des microbes: l'analogie existe non seulement au point de vue des symptômes développés, mais aussi pour ce qui concerne la dose à laquelle il faut employer le poison (environ 4 centimètres cubes). Similitude plus importante, on n'obtient pas de liquide toxique si l'on mélange à la gélose, non du sérum frais, mais du sérum qui a été chauffé une demi-heure à 56°. De même, Friedberger a signalé que le sérum chauffé ne se prête plus à l'obtention, par son procédé, de l'anaphylatoxine. Mais si l'on prépare de l'anaphylatoxine au moyen de sérum non chauffé et de gélose, on constate qu'elle supporte sans perdre sa toxicité, un chauffage à 56° pendant une demi-heure.

L'intérêt de l'anaphylatoxine gélosée réside aussi en ce que sa préparation s'accompagne d'une réaction parfaitement visible. La gélose mélangée au sérum frais donne un liquide qui rapidement se trouble, l'opacité très nette se condensant bientôt en petits flocons. Par contre, aucun trouble n'apparaît dans le mélange de gélose et de sérum chauffé.

Mes résultats doivent, je pense, intervenir dans l'explication du fait constaté par Besredka et Ströbel, que le sérum peut devenir toxique lorsqu'on le maintient quelque temps au contact du milieu solide de peptone gélosée usité pour la culture des microbes. Ces auteurs, à vrai dire, attribuent un rôle essentiel à la peptone, qui dans ces conditions donnerait lieu à la formation d'un poison, la peptotoxine. D'après eux, les milieux solides gélosés sans peptone ne donneraient aucun résultat[2]).

1) Ich gebrauche hier den Ausdruck „apotoxisch“ ohne Rücksicht auf die Natur des Prozesses, durch welchen eine Proteinsubstanz aus einem ungiftigen Zustand in den giftigen übergeht.

2) Contrairement à cette assertion, j'ai observé toutefois que le contact du sérum avec la surface d'un milieu solide constitué de bouillon gelosé, sans peptone, peut donner lieu à la formation d'anaphylatoxine.

Sans contester le rôle de la peptone et de la peptotoxine, je crois que dans ces expériences une certaine dose d'anaphylatoxine doit se former sous l'influence de la gélose elle-même, qu'il y ait ou non de la peptone présente."

Ob bei dem anatoxisch hervorgerufenen Shock eine Alexinadsorption, welche tatsächlich bei der Agarbehandlung des Serums stattfindet, die ausschlaggebende Rolle spielt, wird von Bordet nicht mit voller Entschiedenheit behauptet. Ich selbst glaube, dass in Wirklichkeit nach dieser Richtung die Aufklärung zu suchen sein wird.

Bordet sagt diesbezüglich (l. c. S. 36):

„Il est clair qu'il faudra rechercher systématiquement sur quels principes actifs du sérum ou du sang la gélose est capable d'exercer son pouvoir adsorbant. Dans cet ordre d'idées, il y a lieu de signaler déjà que la gélose est capable d'adsorber nettement l'alexine. D'autre part, elle est très nettement antagoniste de la coagulation: 1 centimètre cube de plasma de lapin, oxalaté à 1 p. 1000 et que l'on additionne de cinq gouttes de notre solution demi-fluide de gélose à 0,5 p. c. ne se coagule pas par recalcification."

Dazu möchte ich folgendes bemerken: In meiner „Einführung" S. 161 und 162 habe ich sowohl den anatoxisch hervorgerufenen anaphylaktischen Shock wie den Verlust der Blutgerinnungsfähigkeit auf Alexinschwund zurückgeführt, indem ich annahm, dass Alexin und Fibrinferment identische Agentien sind. Für diese Annahme kann ich als kräftige Stütze jetzt die Arbeit von De Waele „Considération sur la coagulation du sang" vom Jahre 1913 (Zeitschr. f. Immunitätsforsch. Bd. 16. H. 3) anführen: und es ist bemerkenswert, dass Bordet gleichzeitig mit dem Alexinschwund auch die Gerinnungsfähigkeit in dem mit Agarlösung behandelten Oxalatblut eintreten sah. Stellt man nun, was ich befürworte, die Beeinflussung der Blutgerinnung in den Vordergrund der die anaphylaktische Vergiftung bedingenden Blutalteration, so ist die Dörr-Bordet'sche Adsorptionstheorie für die Anatoxinwirkung ohne weiteres verständlich, da ja das anatoxisch verabfolgte Serum, in seiner Eigenschaft als Antigen, durch die Vereinigung mit dem anaphylaktischen Antikörper nicht bloss alexinadsorbierende, sondern auch fibrinfermentadsorbierende Fähigkeit gewinnt. Dagegen bedarf es noch weiterer Erwägungen, um die apotoxische Wirkung kaolin- und agarbehandelter Sera mit der Alexin- bzw. Fibrinferment-Adsorption in kausalen Zusammenhang zu bringen. Wie ich die Sache auffasse, möchte ich an dem Beispiel reduzierender Chemikalien erläutern. Das Kochsalz ist physiologisch ein indifferenter Körper; reduziert man es aber bis zu metallischem Natrium, so reisst dieses mit grosser Begierde den Sauerstoff und die Halogene an sich, und das aus dem Kochsalz darstellbare Natrium wird dadurch zu einem sehr aktiven Körper. Stellt man sich nun vor, dass das Substrat für die Alexin- und Fibrinfermentwirkung im Serum vereinigt ist mit einem anderen Körper, der nach der Alexinentfernung als alexingieriges Agens zurückbleibt, so wird ein solches alexingieriges Serum nach der Einführung in die Blutbahn das Alexin an sich reissen und damit die gleiche Wirkung ausüben, die Bordet der komplexen Verbindung von Antigen (Anatoxin) und anaphylaktischem Antikörper in vivo zuschreibt. In dem mit Kaolin oder mit Agar behandelten und dadurch apotoxisch wirksam gewordenen Serum würde demnach gewissermassen ein Vakuum für Alexin entstehen.

Diese meine Alexinvakuum-Theorie macht es auch erklärlich, dass ein Serum nicht zum Apotoxin wird, wenn durch stärkere Eingriffe, z. B. durch Erhitzung, längere Aufbewahrung usw., ein frisches Serum der Alexin- und Fibrinfermentwirkung beraubt wird. Bei solchen Eingriffen wird möglicherweise der hypothetische Körper, an welchen das Alexin ursprünglich gebunden ist, unfähig zur Freigabe des Alexins, und es fehlt dann dem Serum die Alexinaffinität, welche die Vorbedingung ist für seine apotoxische Giftigkeit.

Ob schliesslich auch das Friedberger'sche Serum-Anaphylatoxin seine apotoxische Funktion einer Alexinaffinität verdankt, muss ich vorläufig dahingestellt sein lassen.

Die Annahme Friedberger's, dass der beim sensibilisierten Meerschwein nach der Injektion von Serumprotein zu beobachtende Shock auf Anaphylatoxin-Produktion zurückzuführen ist, befriedigte anfänglich auch mein kausales Bedürfnis, namentlich als ich mich durch eigene Untersuchungen davon überzeugte, dass in den Harn anatoxisch vergifteter Individuen apotoxisch wirksame Substanz übergeht, welche die Reaktion genuiner Proteine nicht gibt. In meiner „Einführung" vom Jahre 1912 stellte ich mich noch auf den Boden der Friedberger'schen Hypothese bei der Analyse der anaphylaktischen Krankheitssymptome, wenn ich annahm, dass der anaphylaktische Antikörper plus Alexin ein proteolytisches Ferment (Analexin) liefert, welches in vivo das anatoxische Serumprotein denaturiert und in Apotoxin umwandelt. Das Inkrafttreten eines solchen komplexen Fermentkörpers im Verlaufe des anaphylaktischen Vergiftungsprozesses, mit dem Erfolg einer Apotoxinproduktion, nehme ich nun zwar auch jetzt noch an, habe aber gut begründete Bedenken gegen die Schlussfolgerung, dass darauf der anaphylaktische Shock zurückzuführen ist. Diese Bedenken verursachte mir namentlich eine grosse Zahl von Versuchen an Meerschweinchen, welchen ich antitoxisches Pferdeserum injizierte. In Uebereinstimmung mit Saccharoff (Zentralbl. f. Bakt. 1905. Bd. 39. H. 1) fand ich dabei, dass aus dem Blute sensibilisierter Tiere das Antitoxin in schnellerem Tempo verschwindet, als aus dem Blut von normalen Kontrolltieren. Merkliche Unterschiede werden aber erst wahrnehmbar, wenn der anaphylaktische Shock längst abgelaufen ist. Um dem Einwand zu begegnen, dass im gewöhnlichen Heilserum neben antitoxischem noch antitoxisch unwirksames Protein vorhanden ist, auf dessen Kosten soviel Apotoxin gebildet werden könnte, wie zur Shockerzeugung erforderlich ist, benutzte ich später gereinigtes Heilserum, in welchem ausschliesslich antitoxisches Protein vorhanden war; aber auch an diesem konnte ich innerhalb des Zeitraums, der für die akut verlaufende anaphylaktische Vergiftung in Frage kommt, einen Antitoxinschwund nicht beobachten.

Gelegentlich der Ausarbeitung meiner Blutmengebestimmungsmethode (Behring's Beitr. z. exper. Ther. 1912. H. 12. Verlag v. Aug. Hirschwald, Berlin) habe ich vergleichende Beobachtungen über das Verhalten des Tetanusantitoxins an normalen und sensibilisierten Tieren in der Blutbahn angestellt und fand da, dass bei den letzteren ebensowenig wie bei den ersteren ein Antitoxinschwund nachgewiesen werden kann, wenn man in dem Zeitraum bis zu 30 Minuten nach der intravenösen Injektion die Blutprüfung vornimmt. Bei sensibilisierten Meerschweinchen war das auch dann nicht der Fall, wenn die Tiere nach der Antitoxininjektion heftige anaphylaktische Symptome bekamen. In letzter Zeit habe ich wegen ihrer theoretischen Bedeutung diese Versuche in Gemeinschaft mit Dr. Zeissler wiederholt (cfr. im Abschnitt IX) und meine früheren Versuchsergebnisse vollauf bestätigt gefunden.

Diese experimentellen Ergebnisse sind mit Friedberger's Anaphylatoxinhypothese nicht gut vereinbar und mussten eine starke Skepsis inbezug auf ihre Verwertung zur Erklärung des anaphylaktischen Shocks hervorrufen. Aber erst das Erscheinen der oben zitierten Arbeit von Bordet bot mir die Möglichkeit, Friedberger's Hypothese durch die Alexinvakuum-Hypothese zu ersetzen, welche nach dem gegenwärtigen Stand unserer Kenntnisse den tatsächlichen Verhältnissen besser Rechnung trägt.

Wie der Sensibilisierungsprozess und die Auslösung von Ueberempfindlichkeitssymptomen im Laufe der Diphtheriegiftbehandlung zu erklären ist, muss durch neue Untersuchungen erforscht werden. Gegenwärtig muss ich mich mit der Aufstellung folgender Theorie begnügen. Das Gift verbindet sich in denjenigen Zellen oder Geweben, zu welchen es eine besondere Affinität hat, mit cytogenen Bestandteilen und gibt danach (im Sinne der Weigert'schen Defekt-Theorie) zur Ueberproduktion des gebundenen Zellbestandteils Veranlassung. Solange als nun dieser als Antikörper funktionierende Bestandteil in vermehrter Quantität intrazellulär bleibt, übt er auf das Gift eine intensivere Attraktion aus als vor dem Beginn der Giftbehandlung; infolge der stärkeren Attraktion wird aber im gleichen Zeitraum bei gleicher Giftdosis eine grössere Giftmenge an die giftempfindlichen Stellen hingelangen, wodurch eine beschleunigte Reaktion bedingt wird, die gleichzeitig eine mehr als tausendfache Verstärkung erfahren kann.

Man sieht, dass diese Theorie mit der Bordet'schen Anaphylaxie-Theorie die Annahme einer Vereinigung von Antigen und Antikörper teilt. Dieser komplexe Körper wirkt nun nach meiner Anschauung ähnlich wie der Bordet'sche dadurch toxisch, dass er ein „Etwas“ von lebenswichtiger Bedeutung adsorbiert, nur mit dem Unterschied, dass dieser Vorgang sich nicht in der Blutflüssigkeit, sondern intrazellulär abspielt. Extrazellulär wird der Antikörper zum Antitoxin, intrazellulär betätigt er sich als anaphylaktischer Antikörper.

3. Simplizität oder Multiplizität des Substrates für symptomatisch verschiedene Giftwirkungen eines Diphtherieboullionkulturfiltrates?

Eine Diphtheriebouillonkultur enthält ausser dem gelösten Toxin noch giftige Substanz in den Bazillenleibern, welche — wenn überhaupt — durch das Antitoxin nur unvollkommen entgiftet wird. Sie ist den Bakterienproteinen von H. Buchner an die Seite zu stellen, deren hervorragendste Eigentümlichkeit die Fähigkeit zur Erzeugung von Fiebererregung, Entzündung, Eiterung und Nekrose ist. Diese Fähigkeit teilt die Leibessubstanz der Diphtheriebazillen mit allen anderen von Buchner untersuchten Bakterienproteinen, z. B. auch mit der Leibessubstanz der Tuberkelbazillen. Ausserdem haftet ihr aber noch etwas Spezifisches an, was u. a. in der elektiven Agglutinierbarkeit durch das Serum solcher Tiere zum Ausdruck kommt, die mit ihr vorbehandelt sind. Die spezifische Agglutination ist bei der Tuberkulose, dem Abdominaltyphus, der Cholera usw. zu einem wertvollen Diagnostikum geworden, und so hat man sie auch für die Diphtherie nutzbar zu machen gesucht. Das den agglutinierenden Antikörper erzeugende Agens in der bakteriellen Leibessubstanz muss man wahrscheinlich von dem Endotoxin unterscheiden, welches in neuerer Zeit Gegenstand sorgfältiger Untersuchungen geworden ist.

Dass die Leibessubstanz auch nach Beseitigung des ihr anhaftenden löslichen Toxins noch giftig ist, hat Cruveilhier im Pariser Pasteur-Institut bewiesen (De l'existence d'une endotoxine dans le bacille de Loeffler nettement distincte de la toxine diphtérique. Compt. rend. 1909), indem er Diphtheriebazillen, welche über 100° erhitzt waren, an Meerschweinchen prüfte. Zumal bei intrazerebraler Injektion sah er danach starke Giftwirkung. $^1/_4$ ml von einer Bouillonaufschwemmung der Db genügte, um innerhalb von 24 Stunden den Tod herbeizuführen, welcher nicht verhütet wurde, wenn die Injektionsflüssigkeit mit Antitoxin versetzt wurde. Neisser und Hill (Handb. d. pathog. Mikroorganismen von Kolle-Wassermann, 2. Aufl., 1913, Bd. V, Heft 2, S. 973) teilen mit, dass Cruveilhier ein gegenüber dem Endotoxin wirksames Serum erhielt, wenn er eine kleine Db-Quantität (zum Zweck der Herstellung eines antianaphylaktischen Zustandes) Ziegen intraperitoneal und bald darauf eine grosse Db-Quantität intravenös einspritzte (Compt. rend., 1911, P. 70, No. 3). Bei Neisser und Hill (l. c.) findet sich auch die Angabe, dass Pacchioni und Bini aus Diphtheriebazillen durch Zerreiben mit Natriumkarbonat und Karbollösung ein Extrakt gewannen, welches nach der Einspritzung in den Rückenmarkskanal von Kaninchen den Tod dieser Tiere nach voraufgegangener Paralyse herbeiführte.

Abgesehen von Spuren des Endotoxins, welche möglicherweise in das Kulturfiltrat übergehen können, halte ich das in diesem vorhandene Diphtherietoxin für ein einheitlich konstituiertes Agens. Die Begründung dieser Auffassung findet sich auf S. 217—220 meiner „Einführung" zusammengestellt. Hier will ich nur noch einige neue Versuchergebnisse mitteilen, welche die Argumente Ehrlich's zu gunsten einer entgegengesetzten Beurteilung der Diphtherietoxin-Konstitution zu entkräften geeignet sind.

Ehrlich glaubt sich auf Grund von partiellen Antitoxinabsättigungsversuchen zu der Annahme gezwungen, dass schon im genuinen Diphtheriebouillonkultur-Filtrat, besonders aber in der längere Zeit aufbewahrten und für Meerschweine abgeschwächten Giftlösung, eine sehr grosse Zahl von biologisch unterscheidbaren toxischen Agentien vereinigt sind, die er durch die Namen Toxin, Toxon, Toxoid, Pro-, Syn- und Epi-Toxoid, Proto-, Deutero-, Trito-Toxin usw. gekennzeichnet hat.

Diese partiellen Absättigungsversuche haben zu den Ergebnissen von Ehrlich's Giftanalyse, welche in sogenannten „Giftspektren" graphisch dargestellt werden können, bei der Prüfung der Toxin-Antitoxingemische an Meerschweinchen geführt. Sie müssten, wenn ihnen eine reale Bedeutung zukommen soll, im wesentlichen ebenso ausfallen, wenn sie an einer beliebigen anderen Tierart geprüft werden, was, wie wir sehen werden, nicht der Fall ist.

Ich will nun zunächst hier die Toxoidtheorie Ehrlich's an der Hand von authentischen Mitteilungen referieren.

Ehrlich geht davon aus, dass die Beziehung des Antitoxins zum Toxin eine rein chemische ist (vgl. Dönitz, Bericht über die Tätigkeit des Kgl. Instituts für Serumforschung und Serumprüfung zu Steglitz 1899, S. 19). Ohne Intervention des Tierkörpers, nach stöchiometrischen Gesetzen, sollen Toxin und Antitoxin zu einer indifferenten Verbindung zusammentreten, und dem Tierkörper falle dabei zunächst nur die Rolle eines Indikators auf freies Toxin zu.

Wie Ehrlich bei seiner Giftanalyse vorging, schildert er 1897 in seiner Arbeit („Die Wertbemessung des Diphtherieheilserums und deren theoretische Grundlagen", Jena) folgendermassen:

„Um die Gifte genau zu definieren, wurde in allen Fällen in der folgenden gleichmässigen Weise verfahren. Es wurde zunächst die absolute Toxizität des Giftes in möglichst genauer Weise bestimmt. Es ist dies, wie jeder Fachmann weiss, häufig eine äusserst mühselige Arbeit, die bei manchen Giften bis zu 100 Tieren erforderte. . . .

Es wurde weiterhin die Neutralisation von Gift und Serum untersucht, und zwar in der Weise, dass als Serumdosis stets 1 IE[1]), wie eine solche in 1 ccm einfachen Serums enthalten ist, verwandt wurde.

Untersucht man ein beliebiges Gift vermittelst einer grösseren Reihe von Tieren, indem man der Immunisierungseinheit steigende Dosen von Gift zufügt, so gelingt es fast stets, zwei Grenzwerte (L = limes) zu ermitteln, die für die Charakterisierung des Giftes von der grössten Bedeutung sind. Der eine Grenzwert (Lo) stellt die Giftdose dar, die von dem Serum so gut wie vollkommen neutralisiert wird, während der andere Grenzwert (L†) die Menge angiebt, bei der trotz des Antikörpers ein solcher Giftüberschuss manifest wird, dass der Tod des Versuchstieres binnen 4 Tagen eintritt. Dieser Giftüberschuss entspricht der einfachen tödlichen Dosis, wie sie oben definiert wurde.

Drückt man die Grenzwerte Lo und L† nicht in absoluten Mengen, sondern durch die in ihnen enthaltenen Gifteinheiten aus, so ergiebt sich

1) Was Ehrlich „IE" (Immunisierungseinheit) nennt, ist gleichbedeutend mit meiner Abkürzung „AE" (Antitoxineinheit). E. v. Behring.

unter der Voraussetzung, dass das Gift einen einheitlichen chemischen Körper darstelle, ohne weiteres, dass D = (L† — Lo) gleich der einfachen tödlichen Dosis sein muss.

Ich lasse nun zunächst die von mir an 11 verschiedenen Giften gewonnenen zahlenmässigen Belege folgen, die das Resultat einer ausserordentlich mühseligen, viele Hunderte von Tieren umfassenden Arbeit sind. Die bei Lo und L† stehenden Zahlen geben die absoluten Mengen der Bouillon und die darin enthaltenen Giftdosen an."

Es folgen nun die Belege, welche nach einem Schema mitgeteilt werden, für welches ich als Beispiele Nr. 1, 4, 10 und 11 anführe.

„1) Früheres Stationstestgift (Marke blau).

$DTN^{0.143}$ (0,07 † M^{250})

L† 2,8 = 40
Lo 2,3 = 33
D 0,5 = 7

4) Gift vom Herbst 1895 (Marke braun).

Das Gift war aus besonders giftreichen Kolben zusammengesetzt und tötete unmittelbar nach seiner Herstellung M^{250} in einer Dosis von 0,003. Die im Sommer 1896 vorgenommene Prüfung ergab eine erhebliche Abschwächung der Toxizität.

$DTN^{1.1}$ (0,009 † M^{250})

L† 0,355 = 39,4
Lo 0,305 = 33,4
D 0,05 = 6

10) Flüssiges, kontinuierliches Gift (Marke violett).

Dasselbe stellte eine Lösung des ausgefällten Diphtheriegiftes dar und war mir von Herrn Geh.-Rat Behring freundlichst zur Untersuchung übersandt worden, mit der Angabe, dass das Gift eine erhebliche Abschwächung erlitten hätte, und dass die Prüfungsdosis nicht mehr wie früher das Zehnfache der einfach tödlichen Dosis darstelle. Die Untersuchung des Giftes bestätigte vollkommen diese Angaben.

DTN^{10} (0,001 † M^{250})

L† 0,0292 = 29,2
Lo 0,0275 = 27,5
0,0017 = 1,7

11) Festes konzentriertes Gift (Behring Marke grün).

DTN^{133} (0,000075 † M^{250})

L† 0,0084 = 112
Lo 0,0063 = 84
D 0,0021 = 28."

Bei der Erläuterung seiner 11 Giftanalysen erwähnt Ehrlich (S. 18), dass er schon längere Zeit vor dem Jahre 1897, bei seinen Studien über Giftabschwächung, die Anschauung gewonnen habe, dass sich das Toxin in einen ungiftigen, aber noch antitoxinbindenden Körper verwandeln könne. Er schlägt nun für einen durch Abschwächung modifizierten Giftkörper den Namen „Toxoid" vor und fährt dann folgendermassen fort:

„Von den 11 erwähnten Giften mag Nr. 4 als Beispiel dienen. Der Lo-Wert beträgt bei diesem Gift jetzt 0,34. Da bei typischen, aus 22tägigen Kulturen bereiteten Giften für unsere Immunitätseinheit normalerweise Lo durchschnittlich 100 Giftdosen beträgt, berechnet sich die absolute Toxizität des Giftes auf 0,003 für Meerschweinchen von 250 g. Genau diesen Wert hätte aber die Bouillon unmittelbar nach ihrer Gewinnung, während sie $^3/_4$ Jahr später einen dreimal so geringen Giftwert, 0,009 für ein Meerschweinchen von 250 g, aufwies. Es ist mithin bei der Abschwächung dieser Diphtheriebouillon kein Ausfall an bindenden Gruppen erfolgt, sondern es ist die Umwandlung von Toxin in Toxoide eine geradezu quantitative gewesen, indem $^2/_3$ der Toxine in Toxoide übergangen sind. Es hat der Prozess hiermit seinen Abschluss erreicht, indem sich in den folgenden Zeiten — etwa $^3/_4$ Jahre — die Werte Lo und L† und die absolute Toxizität vollkommen unverändert erhalten haben.

Da die Toxoide aus den Toxinen entstehen und das spezifische Bindungsvermögen besitzen, folgt, dass sie die charakteristische bindende Gruppe in voller Integrität enthalten. Es müssen also chemische Veränderungen in dem sonstigen Atomkomplex vorgegangen sein, die die mehr oder weniger vollkommene Vernichtung der Giftwirkung bedingen. Derartige Vorkommnisse sind in der Toxikologie etwas ganz Gewöhnliches. So habe ich in einem Vortrag über die Bedeutung der substituierten Schwefelsäuregruppe (Therapeutische Monatshefte, 1887, Heft 3) nachgewiesen, dass neurotrope Stoffe, d. h. Stoffe, die vom Zentralnervensystem aufgenommen werden, durch den Eintritt eines substituierten Schwefelsäurerestes diese Eigenschaft und, falls es sich um ein Nervengift handelt, damit auch diese zentrale Giftwirkung einbüssen. Herr Dr. H. Aronson hat in meinem Laboratorium ein ähnliches Gesetz für die Karbonsäuregruppe festgestellt, das mehrere Jahre später von Nencki bestätigt wurde. Ich glaube, mich mit diesen beiden Beispielen, die leicht noch durch viele andere Gruppen vermehrt werden könnten, begnügen zu dürfen[1]). Da wir in die Natur der Gifte noch gar keinen näheren Einblick haben und z. B. nicht einmal wissen, ob die besprochenen bindenden Gruppen die spezifisch giftwirkenden sind oder ob noch besondere, die spezifische Giftigkeit bedingende (toxophore) oder sie verstärkende (auxotoxe) Gruppen vorhanden sind, so enthalte ich mich jeder Hypothese über die Bildung der Toxoide.

Nach dem Gesagten ist es selbstverständlich, dass von jedem Toxin sich eine sehr grosse Reihe von Toxoiden ableiten kann, die nach der verschiedenen Art ihrer Entstehung und der dadurch bedingten Veränderung des Atomkomplexes ganz verschiedene biologische Eigenschaften haben müssen."

Rücksichtlich der antitoxinbindenden Toxoidwirkung unterscheidet dann Ehrlich u. a. Protoxoide mit grösserer Affinität zum Antitoxin, wie das Toxin; Syntoxoide mit gleicher und Epitoxoide mit geringerer Affinität. Nur die Epitoxoide in einer Giftlösung seien imstande,

1) Hierzu möchte ich bemerken, dass auch ich die Giftabschwächung auf eine chemische Alteration zurückzuführen geneigt bin: aber ich bin der Meinung, dass diese Alteration sich gleichmässig über die ganze Giftlösung ausdehnt, sodass schliesslich immer ein einheitliches Gift resultiert. v. Behring.

die Bindungsverhältnisse so zu beeinflussen, dass nach der Herstellung des Lo-Wertes mehr als eine tödliche Minimaldosis zur Erreichung von L† erforderlich ist. Von ihnen sagt Ehrlich:

„Stellen wir uns ein physiologisch neutralisiertes Gemenge von Toxin + Epitoxoid vor, entsprechend der Gleichung:

90 Toxin-Antitoxin + 10 Epitoxoid-Antitoxin = physiologisch neutral.

Fügt man dem Gemenge 11 Toxineinheiten zu, so erhält man die Gleichung:

100 Toxin-Antitoxin + 1 Toxin frei + 10 Epitoxoid frei = L†.

Wir sehen also, dass in diesem Falle das zugefügte Gift anscheinend verschwindet und erst dann Gift überschüssig wird, wenn alles durch Antitoxin gebundene Epitoxoid in Freiheit gesetzt ist. Unter der Voraussetzung, dass ein Diphtheriegift nur aus Toxin und Epitoxoid besteht, ist der in Gifteinheiten ausgedrückte Differentialwert D nach Abzug einer Gifteinheit genau gleich der Zahl der in der Bouillon enthaltenen Aequivalente Epitoxoids. Wir sehen also aus diesen Darlegungen, dass nicht die Anwesenheit von Pro- und Syntoxoiden, sondern ausschliesslich die Anwesenheit von Epitoxoiden imstande ist, den Wert von D zu erhöhen.

Eine wertvolle Bestätigung dieser Anschauungen gibt die Analyse der Tierversuche, die in das Differentialgebiet fallen. Da zur Ermittelung des L†-Wertes gewöhnlich so verfahren werden musste, dass die für Lo gefundene Giftdosis schrittweise gesteigert wurde, bis am 4. Tage der Tod des Tieres eintrat, bot sich ausserordentlich häufig Gelegenheit, die Wirkung der in das Differentialgebiet fallenden Giftdosen zu beobachten. Es haben sich dabei konstant ganz erhebliche Abweichungen von dem Bild der Diphtherievergiftung ergeben. Injiziert man einem Meerschweinchen einen Bruchteil, etwa $^1/_2$, $^1/_3$, $^1/_4$ der tödlichen Dosis, so treten, wie bekannt, zunächst ausgedehnte Indurationen auf, die zu einer umfangreichen Nekrose der Haut und einer dieselbe umgebenden, weit ausgebreiteten Enthaarung führen. Derartiges beobachtet man dagegen so gut wie nie bei den hier in Betracht kommenden Versuchen. Es bilden sich zwar auch hier Indurationen aus, und zwar um so stärker, je mehr man sich dem L†-Wert nähert. Dieselben sind aber für gewöhnlich relativ geringfügig und werden rasch rückgängig. Zu ausgedehnten Hautnekrosen kommt es nie, und ich habe nur in ganz seltenen Fällen allerkleinste Nekrosen auftreten sehen. Ebenso fehlt der vollkommene Haarausfall, und es findet sich dafür höchstens ein Spärlicherwerden des Haarwuchses[1]).

Es geht aus diesen Beobachtungen hervor, dass das im Differentialgebiet zur Wirkung kommende Epitoxoid sich von dem Diphtheriegift dadurch unterscheidet, dass ihm selbst in grossen Dosen sowohl die akut toxische als auch die nekrotisierende Wirkung abgeht. So erklärt es sich, dass, wie aus der Tabelle ersichtlich, bei den Giften 5, 6 und 11

1) Dieser auch von mir beobachtete Unterschied ist nach meiner Auffassung zurückzuführen auf eine zwischen Gift und Antitoxin stattfindende Adsorption. Gegen die Epitoxoidhypothese Ehrlichs spricht die Tatsache, dass der günstigere Ablauf des Entzündungsprozesses im Gefolge des in einem Toxin-Antitoxingemisch enthaltenen Giftuberschusses auch in ganz gleicher Weise von mir beobachtet worden bei dem oben zitierten Gift Nr. 10, welches nur sehr wenig Epitoxoid enthielt. v. Behring.

ganz bedeutende Epitoxoidmengen, die 17—28fachen Toxindosen entsprachen, ohne erhebliche Schädigung der Versuchstiere ertragen wurden. Erwähnenswert ist, dass man im Gegensatz zu der akuten Vergiftung nicht ganz selten diphtherische Lähmungen, denen die Tiere grösstenteils erliegen, beobachten kann. Dieselben treten beim Meerschweinchen gewöhnlich im Laufe der 3. Woche, vom 14. bis zum 21. Tage auf, während sie bei einem Kaninchen erst am 26. Tage entstanden. Auch Madsen (l. c.) berichtet über entsprechende Beobachtungen, nur mit dem Unterschiede, dass bei seinen Versuchstieren die Lähmungen gewöhnlich etwas später, am Ende der 3. Woche, auftauchen, was wohl darin seine Erklärung hat, dass meine Versuche sich auf 10fach grössere Dosen beziehen. Es scheint mithin, als ob die Epitoxoide neurotroper Funktionen nicht entbehren und daher gelegentlich auch Störungen im Bereiche des Nervensystems hervorrufen können.

An der Hand dieser Vorstellungen gelangt man ungezwungen zu der Erklärung der Bedeutung der Werte Lo und L†. Da, wie aus der Tabelle ersichtlich, von den untersuchten Giften alle, mit Ausnahme des Giftes Nr. 10, das nur andere Toxoide, wahrscheinlich Syntoxoide zu etwa $^3/_4$ enthielt, ausnahmslos Epitoxoide enthielten. und zwar anscheinend um so mehr, je stärker und je frischer die Gifte an und für sich waren, so wird man annehmen müssen, dass in jeder normalen Giftbouillon Epitoxoide vorhanden sind. Ausserdem ist es sehr wahrscheinlich, dass sie gewöhnlich ausser diesen beiden Komponenten noch andere Toxoide, Syntoxoide und Protoxoide[1]), enthalten. Man wird daher die Konstitution einer Diphtherie-Bouillon im allgemeinen nach dem Schema schreiben müssen:

x Toxoide + y Toxin + z Epitoxoid.

Was die Bedeutung des Wertes Lo anbetrifft, so entspricht diese unter der Voraussetzung, dass der Glattwert eine vollkommene Neutralisation aller bindungsfähigen Gruppen bedeutet, dem Schema:

I. Lo (gesättigt) = x Toxoid gesättigt + y Toxin gesättigt + z Epitoxoid gesättigt.

Berechnet man die in dem Lo-Wert absolut enthaltenen tödlichen Dosen, so entspricht die gefundene Zahl α genau den Aequivalenten des Toxins (y).

Was den L†-Wert anbetrifft, so bedeutet derselbe, dass in der Gleichung I die z Epitoxoid-Antitoxine durch Toxin zersetzt sind und dass noch eine freie, den Tod herbeiführende Toxingruppe überschüssig geworden ist. Es entspricht mithin das Schema für L† folgender Formel:

II. L† (+ 1 Immunisierungseinheit) = x Toxoid gesättigt + (x + z) Toxin gesättigt + 1 Toxin frei + z Epitoxoid frei.

Aus der Bestimmung des Wertes für L†, die jederzeit leicht ausführbar ist, gewinnt man eine weitere Zahl, β = (D—1), die unter der Voraussetzung, dass die Bouillon nur aus Toxin und Epitoxoid besteht, genau der Zahl der Aequivalente der in Lo enthaltenen Epitoxoide entspricht. In diesem Falle entspricht also β genau dem Werte z. Sind aber, wie die Gleichung II ausdrückt, noch andere Toxoide vorhanden, so repräsentiert β nur einen relativen, keinen absoluten Wert und soll

1) In folgendem bezeichne ich als Toxoide κατ' ἐξοχήν Toxoide, die nicht Epitoxoide sind. Dieselben können Pro- oder Syntoxoide resp. Gemische beider darstellen.

daher als eine Funktion von β mit $F(\beta)$ bezeichnet werden. Es entspricht mithin die Konstitution einer genau bestimmten Giftbouillon dem Schema

$$x \text{ Toxoide} + \alpha \text{ Toxin} + F(\beta) \text{ Epitoxoid}".$$

Wir wissen, dass, unabhängig von der theoretischen Bedeutung, die Versuche Ehrlich's ein wertvolles Tatsachenmaterial darbieten, welches ausserordentlich fruchtbringend geworden ist. Die Toxoidtheorie aber steht und fällt mit der Entscheidung darüber, ob in Wirklichkeit der im Meerschweinversuch nach Ehrlich's Methode gefundene Lo-Wert unter allen Umständen Gültigkeit besitzt, oder ob es Verhältnisse gibt, unter welchen Toxin-Antitoxingemische mit dem Lo-Wert eine Diphtherievergiftung bewirken können. Das letztere haben u. a. Dreyer und Madsen (Zeitschr. f. Hyg., Bd. XXXVII, 1901) behauptet. Diese Autoren fanden an Meerschweinchen ermittelte Lo-Gemische für Kaninchen bei intravenöser Injektion von beträchtlicher Giftigkeit. Mir scheint jedoch, dass in der auch im übrigen bedeutsamen Arbeit aus Ehrlich's Institut von J. Morgenroth: „Untersuchungen über die Bindung von Diphtherietoxin und Antitoxin, sowie über die Konstitution des Diphtheriegiftes" (Berl. klin. Wochenschr. 1904, No. 20) mit Recht die Zulässigkeit der Vergleichung der subkutanen Prüfung an Meerschweinchen mit der intravenösen an Kaninchen bestritten wird. In der Zeitschr. f. Hyg. u. Inf. 1904 (Bd. XLVIII, S. 177 bis 238) hat Morgenroth seine Studien über die Diphtherietoxin-Antitoxin-Bindungsverhältnisse mitgeteilt unter ausführlicher Wiedergabe seiner überaus zahlreichen Tierexperimente. Aus diesen geht hervor, dass für Meerschweinchen bei intravaskulärer Giftinjektion schon $^2/_5$ von der subkutanen Dosis zur tödlichen Vergiftung ausreichen. L† wurde subkutan für $\mathfrak{M}^{250}$ erreicht mit 0,011 ml, dagegen intravaskulär mit 0,004 ml von seinem Gift. Für mittelgrosse Kaninchen war bei intravenöser Injektion desselben Giftes die tödliche Minimaldosis annähernd ebensogross wie die subkutan tödliche Minimaldosis für $\mathfrak{M}^{250}$. Mit 1 AE in 4 ml Flüssigkeit gemischt gaben im Meerschweinversuch subkutan 0,78 ml L†, 0,6 ml Lo.

In 0,78 ml von dem Morgenroth'schen Diphtheriegift sind, wie man durch Rechnung finden kann, 0,78/0,11 = 71 für $\mathfrak{M}^{250}$ bei subkutaner Injektion tödliche Minimaldosen enthalten. Diese Giftmenge wurde durch 1 AE bis zu L† neutralisiert, wenn Morgenroth das Toxin-Antitoxingemisch subkutan einspritzte; intravenös injiziert gab dagegen das gleiche Gemisch ein Multiplum von tödlichen Minimaldosen: die Versuchstiere starben schon in viel kürzerer Zeit als nach ca. 4 Tagen, und L† wurde bei intravaskulärer Injektion erst erreicht durch eine Mischung von 0,78 ml DG plus 1,15 AE (statt 1 AE) nach 5—10 Minuten langem Stehen. Durch 60 Minuten langes Stehenlassen bei 40° oder durch 24stündiges Stehen bei 22° verminderte sich aber der Antitoxinbedarf zur Neutralisation bis zu L† auch bei intravaskulärer Injektion auf 1,05 AE und wurde damit nahezu derselbe, wie bei der subkutanen Injektion des Gemisches. Bei intravaskulärer Injektion tritt demnach das Moment der Bindungszeit sehr deutlich zutage.

Es ist nun sehr bemerkenswert, dass bei **subkutaner** Injektion des Gemisches es völlig gleichgültig ist, ob es unmittelbar nach der Mischung oder nach vielstündigem Stehen eingespritzt wird.

Morgenroth (l. c. S. 226) will diesen wichtigen Unterschied darauf zurückführen, dass beim Subkutanversuch an der Injektionsstelle die definitive Bindung katalytisch beschleunigt wird. Wenn das Toxin-Antitoxingemisch 1 Stunde bei 60° und dann noch 24 Stunden bei 21° stehen gelassen wurde, dann wurde die L†-Dosis erreicht sowohl für Meerschweinchen wie für Kaninchen, und zwar bei jeder Applikationsart einer Mischung, welche in 4 ml 0,78 ml DG + 1 AE enthielt. Diese Beobachtung betrachtet Morgenroth als beweisend für die Richtigkeit der Lehre von der endgiltigen Neutralisierung des Giftes durch das Antitoxin in vitro.

Aus ähnlichen Gründen war auch ich in früherer Zeit zu der Ansicht gelangt, dass unter gehöriger Berücksichtigung der Bindungszeit und anderer die antitoxische Entgiftung beeinflussender Momente wir schon in vitro zu einem definitiven Neutralisierungsverhältnis gelangen, welches irreversibel und für alle beliebigen Tierarten giltig ist. Diese Ansicht musste ich aber aufgeben, als ich zum Zweck der aktiven Immunisierung gegenüber der Diphtherie Toxin-Antitoxin-Gemische an allen mir zugänglichen Tierarten (Meerschweinchen, Kaninchen, Ziegen, Schafe, Rinder, Tauben, Esel, Pferde, Affen) und schliesslich auch an Menschen prüfte. Zuerst machte ich die Beobachtung, dass solche Gemische, welche für Meerschweinchen und Kaninchen bei jeder Applikationsart vollkommen ausgeglichen waren, bei einem Esel nach subkutaner Injektion sehr lebhafte Fieberreaktion, lokale entzündliche Infiltration und starke Antitoxinproduktion zur Folge hatte. Zahlreiche subkutane Injektionen beim Menschen lehrten dann, dass für Meerschweine neutrale Gemische zwar für neugeborene menschliche Individuen indifferent waren und auch von erwachsenen Personen in der Regel reaktionslos vertragen wurden, aber bei Kindern im Alter von 4 bis 10 Jahren nicht selten eine spezifische Lokalreaktion mit Temperatursteigerung und reichlicher Antitoxinproduktion auslösten. Als ich dann an Affen experimentierte, zeigte sich, dass speziell Makaken durch Gemische, die sogar einen beträchtlichen Antitoxinüberschuss im Meerschweinversuch erkennen liessen, nach subkutaner Injektion tödlich vergiftet wurden. Dabei handelte es sich hier um Gemische, die zuvor mehrere Monate lang aufbewahrt worden sind, ehe sie zur Injektion gelangten. Ich werde im Abschnitt X darüber ausführlich berichten; hier erwähne ich diese Versuchsergebnisse nur, um darauf aufmerksam zu machen, dass die Absättigung eines Diphtheriegiftes mit Antitoxin im Meerschweinversuch ganz andere Entgiftungsverhältnisse zeigen kann, wie bei der Prüfung an anderen Tierarten, insbesondere an Affen. Die Hypothese, dass in vitro nach genügend langer Einwirkung des Antitoxins auf Diphtheriegift eine unter allen Umständen irreversible chemische Verbindung eintritt, kann daher nicht mehr aufrecht erhalten werden, und mir scheint, dass damit die Beurteilung der Giftkonstitution auf Grund des Verhaltens gradatim abgesättigter Toxin-Antitoxingemische im Meerschweinversuch verfehlt ist. Ein für Meerschweinchen giltiges Giftspektrum hat für andere Tierarten keine Giltigkeit und würde speziell im Affenversuch gänzlich versagen.

In meiner „Einführung“ habe ich Tatsachen angeführt, welche mir gegen eine substantielle Multiplizität von Giftmodifikationen innerhalb des giftigen Filtrats aus Diphtheriebouillonkulturen zu sprechen scheinen; ebendaselbst habe ich auch schon Ehrlich's Absättigungsversuche kritisch beleuchtet und gesagt, dass sie gegen meine einheitliche Auffassung der Diphtheriegiftnatur mit stichhaltigen Gründen nicht herangezogen werden können. Gegenwärtig muss ich nun mehr wie je auf diesem Standpunkt beharren.

Man könnte allenfalls daran denken, dass neben dem Diphtherietoxin, welches hauptsächlich in dem vasomotorischen Apparat seinen Angriffspunkt findet, ein die Muskellähmungen bewirkendes besonderes Gift existiert, dem man dann den Namen Paralysin geben könnte, und welches nach Ehrlich's ursprünglicher Ansicht (vgl. S. 48) Epitoxoid, nach später erfolgter Definition ein „Toxon“ sein soll. Man kann manche Gründe dafür beibringen, dass die paralysierende Giftwirkung an ein anderes materielles Substrat gebunden ist, wie die entzündliche Diphtheriegiftwirkung: ähnlich wie man annimmt, dass neben dem starrkrampferzeugenden Tetanusgift in Kulturen des Tetanusbazillus ein von diesem unabhängiges Hämolysin produziert wird. Zu Gunsten der Annahme von einem selbständig existierenden Paralysin in Diphtheriebouillonkulturfiltraten scheint auf den ersten Blick die in meinem Institut mehrfach gemachte Beobachtung zu sprechen, dass die subkutane Injektion von verschiedenen Kulturfiltraten in sehr verschiedenem Grade die Fähigkeit zur Erzeugung von Lähmung im Meerschweinversuch besitzen können. So werden Meerschweine mit meinem DG Nr. 7 regelmässig nach subkutaner Injektion schon von etwa $^1/_5$ der tödlichen Minimaldosis gelähmt, während meine Diphtheriegifte Ballon II und Nr. 6 niemals, Nr. 8 nur ausnahmsweise Lähmung bewirken. Solche Beobachtungen müssen aber nicht notwendigerweise in dem Sinne interpretiert werden, dass ein besonderes Paralysin das eine Mal reichlich, das andere Mal spärlich und zuweilen gar nicht produziert wird; man kann das auch so deuten, dass das Molekül eines einheitlichen Giftsubstrats in Kulturen von verschiedener Provenienz verschiedene Grösse hat und auch durch Oxydation, Hydratation, Polymerisation u. a. so beeinflusst wird, dass seine Diffusionsfähigkeit verändert wird. Mit der molekularen Beschaffenheit und Diffusionsfähigkeit möchte ich hauptsächlich die Fähigkeit des Diphtheriegiftes zur Erzeugung von Lähmungen in Zusammenhang bringen, indem ich annehme, dass dazu das Eindringen in die Nervensubstanz erforderlich ist.

Hans Meyer (Arch. internat. de Pharmacodynamie et de Thérapie, 1905, S. 419ff.) hat durch Versuche an Katzen es wahrscheinlich gemacht, dass die Lähmung erfolgt, wenn das Diphtheriegift auf dem Wege des Axenzylinders eines peripherischen Nervs zum zentralen Nervensystems gelangt. Demgemäss trete sie nach intraneuraler Injektion viel sicherer und früher auf als nach subkutaner, und nach direkter Injektion in die Substanz des Rückenmarks früher als nach der Einspritzung in einen peripherischen Nerven. Das nach subkutaner Injektion mindestens 12 Tage dauernde Inkubationsstadium bis zum Eintritt der Lähmung könne durch intraneurale Applikation auf weniger als 24 Stunden, und durch intramedulläre bis auf weniger als 10 Stunden abgekürzt werden. Die Schnelligkeit, mit welcher das Gift in die Nervensubstanz hineingelangt, sei danach von entscheidender Bedeutung.

Bei der Prüfung an Meerschweinchen glaubte Prof. Römer anfänglich die Resultate H. Meyer's bestätigen zu können; im weiteren Verlauf seiner experimentellen Studien bekam er jedoch den Eindruck, dass die nach intraneuraler Injektion eintretenden Lähmungen eine Folgeerscheinung der durch die Einspritzung gesetzten Nervenverletzung war; denn er bekam auch Lähmungserscheinungen nach intraneuraler Injektion von erhitztem Gift. Die Giltigkeit der Ergebnisse von H. Meyer's Katzenversuchen ist danach für Meerschweinchen noch nicht bewiesen. Dass jedoch der paralysierende Giftanteil auch bei Meerschweinchen in die Nervensubstanz hineingelangen muss, wenn er als solcher sich betätigen soll, kann wohl einem Zweifel nicht unterliegen. Dass die Aufnahme des Diphtheriegiftes in das Nervensystem von molekularen Verhältnissen tatsächlich beeinflusst wird, ist mir u. a. durch Beobachtungen an jodiertem Gift wahrscheinlich geworden. Ich benutzte nämlich anfänglich für meine Diphtherieimmunisierungsversuche fast ausschliesslich jodtrichloridbehandeltes Gift, und dieses hat niemals lähmend gewirkt. Diese bemerkenswerte Tatsache brachte ich aber mit einer durch die Jodierung bedingten Molekülvergrösserung in Zusammenhang.

Wenn das in verschiedenen Kulturfiltraten zuweilen stark von einander abweichende Verhältnis zwischen der Fähigkeit, die spezifisch-diphtherische Entzündung zu erregen und lähmend zu wirken, nicht ohne weiteres zugunsten der Annahme einer Sonderexistenz von „Paralysin" im Diphtheriegift herangezogen werden kann, so sprechen direkt gegen eine solche die zahlreichen Versuche Römer's, welche beweisen, dass auch solches Antitoxin, welches mit Hilfe von einem zur lähmungerzeugenden Wirkung nicht befähigten Gift gewonnen ist, lähmungverhütend wirkt, was nicht der Fall sein dürfte, wenn ein vom übrigen Gift verschiedener paralysierender Giftkörper existierte, denn dieser würde auch einen besonderen Antikörper zu seiner Neutralisierung nötig haben.

Meine Argumente für die Annahme der materiellen Identität des entzündungerregenden und lähmenden Agens in Diphtheriekultur-Filtraten würden jedoch hinfällig sein, wenn die Angabe von Calcar's („Ueber die Konstitution des Diphtheriegiftes", Berl. klin. Wochenschr. 1904, Nr. 39) richtig wäre, dass man durch Dialyse eine ausschliesslich lähmende Giftquote aus der Kulturflüssigkeit isolieren könne. Die Berufung auf von Calcar seitens der Verteidiger der Sonderexistenz eines paralysierenden Toxons ist aber nicht mehr gerechtfertigt, seit in meinem Institut Römer („Ueber dialysiertes Diphtheriegift", Berl. klin. Wochenschr., 1905, Nr. 8) gezeigt hat, dass bei der Dialyse nie ein lähmendes Gift gewonnen wird, welchem nicht auch die typisch-entzündliche und, bei genügender Dosierung, akut tödliche Giftwirkung zukommt.

Die Arbeit von Morgenroth aus Ehrlich's Frankfurter Institut vom Jahre 1904 kann die Frage nach der selbständigen Existenz eines paralysierenden Toxons nicht entscheiden. Sie kann die Möglichkeit nicht ausschliessen, dass die diphtherische Lähmung eine Funktion des entzündungerregenden Giftes ist, die dann eintritt, wenn eine genügende

Giftquantität von der Nervensubstanz aufgenommen und dem Zentralnervensystem zugeführt wird. Morgenroth sagt am Schluss seiner Arbeit (l. c. S. 238): „Wir haben also eine Giftkomponente vor uns, die ebenso lokal verankert wird, wie das Toxin, die aber im Gegensatz zum Toxin nur geringe und flüchtige lokale Veränderungen hervorbringt. Zur Resorption gelangt, verursacht diese Komponente im Gegensatz zum Toxin schon in sehr geringen Mengen Lähmung. Sie ist also in zwei fundamentalen Eigenschaften vom Toxin verschieden und muss als besondere Giftmodifikation, Toxon, aufrecht erhalten werden.“ Man kann sich mit dieser Unterscheidung einverstanden erklären, insofern sie zwei funktionell verschiedene Wirkungen des Diphtheriegifts betont; dass aber die lähmende Giftwirkung einem besonderen materiellen Agens zuzuschreiben ist, und nicht von derselben Substanz geleistet werden kann, auf welche die entzündungerregende Wirkung zurückzuführen ist, dafür steht nach wie vor der Beweis noch aus.

Die Tatsache aber, dass man mit einem Diphtheriegift, welchem die lähmende Giftfunktion fehlt, oder mit einem ursprünglich lähmenden Gift, dem man sie — beispielsweise durch Jodtrichloridbehandlung — weggenommen hat, ein Antitoxin produzieren kann, welches lähmungverhütend wirkt, berechtigt mich zu der Behauptung, dass der Beweis für die substantielle Sonderexistenz eines paralysierenden Toxons in Diphtheriekulturfiltraten nie wird geliefert werden können.

VIII. Ergebnisse der Untersuchungen über die giftneutralisierende Antitoxinwirkung bei getrennter Einspritzung von Antitoxin und Gift, nebst Bemerkungen über die Verteilung von Antitoxin und Gift im lebenden Organismus.

Im vorliegenden Abschnitt bespreche ich zunächst die Verteilung des Antitoxins nach subkutaner, intravaskulärer, intramuskulärer, intraperitonealer, intrazerebraler und subduraler Injektion.

Dann werde ich zweitens von der Verteilung des Giftes bei den gleichen Applikationsmethoden zu reden haben.

Drittens ist anzuführen, was uns über die Erschwerung und Verhinderung der Giftneutralisation unter besonderen Bedingungen bekannt ist.

Viertens werden die im Laboratoriumsexperiment zu konstatierenden therapeutischen Leistungen des Antitoxins unter Zugrundelegung der vorerwähnten Versuchsergebnisse zu analysieren sein.

1. Wie man auch das Antitoxin in die Gewebe des lebenden Organismus hineingelangen lässt, immer sammelt es sich im Blute und in der Lymphe an. Aber es treten sehr bedeutende Unterschiede zutage in der Schnelligkeit der Aufnahme des Antitoxins in die Blut- und Lymphzirkulation je nach der Applikationsmethode und je nach den besonderen Zuständen des mit Antitoxin behandelten Individuums.

Ich will zuerst den Fall besprechen, wo Pferdeantitoxin gesunden Meerschweinen und Hunden subkutan injiziert wird.

In diesem Fall wird das Antitoxin nicht von den Blutgefässen, sondern von den Lymphgefässen zuerst aufgenommen, gelangt von diesen aus in die Blutbahn und erreicht nach 16—24 Stunden in derselben das Optimum seiner Konzentration, wobei auf 1— M, welches pro 1 g Körpergewicht eingespritzt ist, etwa 7 bis 10— M in 1 ml Blut nachzuweisen sind. Auf dieser Höhe bleibt der Blutantitoxingehalt bis zum 3. Tage nach der subkutanen Injektion, um dann allmählich abzusinken und nach etwa 3 Wochen ganz zu verschwinden. In 1 ml Lymphe ist annähernd der 3. Teil von der in 1 ml Blut zu findenden — M-Zahl nachzuweisen.

Meerschweine, welche tuberkulös sind, zeigen erheblich geringere Antitoxinwerte im Blut, zur Zeit des Optimums zuweilen bloss 4— M in 1 ml Blut auf 1— M, welches pro 1 g Körpergewicht subkutan injiziert wurde. Ich führe das zurück auf die erweiterten Lymphbahnen und vergrösserten Lymphdrüsen, wodurch einerseits im Lymphgefässsystem mehr Antitoxin zurückgehalten wird, andererseits das Optimum im Blute infolge der langsameren Resorption auf eine Zeit verschoben wird, wo schon Antitoxinschwund durch anaphylaktische Proteolyse eingetreten ist.

Ausserhalb des Blut- und Lymphgefässsystems wird auch bei sehr hohem Antitoxingehalt des Blutes nur wenig oder gar kein Antitoxin gefunden. Herzbeutelflüssigkeit, Gehirnkammerflüssigkeit und die Flüssigkeit des Zentralkanals im Rückenmark (Liquor cerebrospinalis), pleurale und peritoneale Transsudate, Gelenkflüssigkeiten, der Presssaft aus entbluteten Geweben und Organen — enthalten in der Regel pro 1 ml weniger als den hundertsten Teil derjenigen Antitoxinmenge, welche in 1 ml Blutflüssigkeit zu finden ist. Nur bei akut entzündlichen, zumal mit Hämorrhagie einhergehenden Exsudaten habe ich stärkeren Antitoxingehalt beobachtet, der dann ihrem prozentualen Proteingehalt entspricht.

Pferde, welchen man Pferdeantitoxin unter die Haut bringt, zeigen in bezug auf die Resorption desselben die gleichen Verhältnisse wie Meerschweine und Hunde. Dagegen erfolgt der Antitoxinschwund sehr viel langsamer; es kann mehr wie ein Jahr vergehen, ehe vollständiger Antitoxinschwund eingetreten ist. Vergleichende Untersuchungen haben ergeben, dass heterogenes Antitoxin immer sehr viel schneller ausgeschieden wird, als homogenes. Wenn deswegen Pferdeantitoxin beim Menschen, ähnlich wie bei Meerschweinen, schon nach 3 Wochen aus dem Blute verschwindet, womit auch die Immunität aufhört, so ist anzunehmen, dass wir auch beim Menschen eine langdauernde Diphtherie-Immunität durch Antitoxin herstellen könnten, wenn wir dasselbe vom Menschen entnehmen würden.

Esel verhalten sich in bezug auf den Antitoxinschwund des Pferdeantitoxins in ihrem Blut wie Pferde. Rassenähnlichkeit bedingt danach auch Aehnlichkeit im Verhalten des Antitoxins[1]). Es muss besonders hervorgehoben werden, dass Pferdeantitoxin auch nach der Passage durch einen andersartigen Tierkörper nicht die Eigenschaften eines für denselben homogenen Antitoxins gewinnt. So blieb isopathisch gewonnenes Ziegen-

1) Ueber das Verhalten von Meerschweinchen, Affen und Menschen inbezug auf das Verschwinden des Antitoxins aus ihrem Blut, je nachdem es autogen, homogen homoeogen oder heterogen ist, werde ich in dem Kapitel über mein neues Diphtherieschutzmittel ausführlich berichten.

antitoxin in meinen Versuchen zwar lange Zeit im Körper der damit behandelten neuen Ziegen zurück. Als aber gesunden, mit grossen Dosen Pferdeantitoxin behandelten Ziegen Blut abgenommen wurde, und als das aus diesem Ziegenblut gewonnene antitoxische Serum auf neue Ziegen übertragen wurde, da verschwand das Passage-Antitoxin aus dem Blute ebenso schnell, wie das originale Pferdeantitoxin.

Die korpuskulären Elemente des Blutes, wenn sie durch Absetzen und Zentrifugieren von der Blutflüssigkeit möglichst vollständig befreit sind, haben auch bei hohem Antitoxingehalt des Serums so wenig antitoxische Wirkung, dass man sie theoretisch als antitoxinfrei betrachten kann. 1 ml Vollblut enthält bloss etwa $^2/_3$ von der Antitoxinmenge, welche in 1 ml des aus dem Vollblut gewonnenen Serums zu finden ist, weil die Blutkörperchen ca. $^1/_3$ der gesammten Blutmenge ausmachen. Nach alledem muss man zu der Schlussfolgerung gelangen, dass bei der Antitoxinverteilung im lebenden tierischen Organismus im wesentlichen nur die intravaskuläre Flüssigkeit antitoxinhaltig ist.

Während bei Meerschweinen das Optimum des Antitoxingehalts nach subkutaner Injektion schon nach 18 Stunden im Blute zu finden ist, sehen wir bei Pferden das Antitoxinoptimum im Blute erst nach 36 bis 48 Stunden eintreten. Im allgemeinen hängt es von der Grösse des behandelten Individuums ab, wann der Antitoxingehalt im Blute seine Höhe erreicht hat.

Nach intravenöser Injektion des Antitoxins ist die Verteilung auf alle Gefässgebiete nach wenigen Blutumläufen erreicht. Nach intramuskulärer und nach intraperitonealer Injektion kann man bei Meerschweinchen innerhalb von 6 Stunden auf das Optimum der Antitoxinkonzentration im Blut rechnen. Nach intrazerebraler und nach subduraler Antitoxininjektion findet man das Optimum im Blute früher als bei subkutaner, aber etwas später als bei intraperitonealer Injektion.

Dass nach subduraler Injektion das Antitoxin relativ schnell und leicht in die Blutbahn übergeht, ist deswegen sehr bemerkenswert, weil von der Blutbahn aus fast gar kein Antitoxin in das Cavum subdurale gelangt. Man kann das als umgekehrte Mäusefalleneigentümlichkeit sich vorstellen, die vielleicht bedingt wird durch die endotheliale Bedeckung des Cavum subdurale. Bekanntlich kommuniziert das Cavum subdurale mit dem medullären Zentralkanal und den Gehirnventrikeln, was entwickelungsgeschichtlich auf die Blasenanlage des zentralen Nervensystems zurückzuführen ist.

---

2. Das Diphtheriegift wird ebenso wie das Antitoxin nach der subkutanen Injektion nicht zuerst von den Blutgefässen, sondern von den Lymphgefässen aufgenommen, und es dokumentiert damit seine Proteinnatur, welche, im Gegensatz zu dem Verhalten kristalloider anorganischer und organischer Körper mit relativ kleinem Molekül, es bedingt, dass das Diphtheriegift (ebenso wie das Tetanusgift) tierische Membranen nur schwer durchdringt.

In bezug auf den Nachweis des Diphtheriegiftes in der Blutbahn nach subkutaner Injektion ist in meinem Institut folgendes festgestellt worden: Beim Meerschwein kann das Gift nach Verabfolgung relativ kleiner Dosen, bis zu 2 + M pro 1 g, überhaupt nicht im Blute nachgewiesen werden. Die Chancen für den Giftnachweis im Blute werden um so günstiger, je grösser die injizierte Dosis ist. Man muss sich wohl vorstellen, dass das Diphtheriegift zum Teil schon lokal von den Gewebselementen gebunden wird, zum Teil auf seinem Wege durch die Lymphe in die Blutbahn eine Bindung erfährt, dass aber die Bindungsfähigkeit der Körpergewebe eine begrenzte ist, woraus sich die tatsächlich zu konstatierende absolute und relative Zunahme der Giftigkeit des Blutes mit zunehmender Giftdosierung von selbst ergibt.

Als Optimum des Giftgehaltes im Blute habe ich 6 + M in 1 ml auf 1 + M pro 1 g Körpergewicht 8 bis 15 Stunden nach der subkutanen Injektion beim Meerschweinchen gefunden.

Nach intravenöser Injektion werden bis zu 12 + M in 1 ml Blut auf 1 + M pro 1 g Gewicht gegebenes Diphtheriegift gefunden. Sehr schnell erfolgt danach der Uebertritt in die Lymphe, und der Giftgehalt der Lymphe wird schliesslich grösser als der des Blutes.

Die serösen Exsudate, welche nach Diphtheriegiftinjektionen von Meerschweinchen oft in reichlicher Menge in den Pleurasäcken und in der Perikardialhöhle sich ansammeln, verhalten sich ähnlich wie die Lymphe.

In organisierten (zellulären) Körperelementen ist der Giftnachweis bis jetzt nicht gelungen; dass das Gift in die Zellen eindringt, muss wohl a priori angenommen werden; wir stellen uns ja die Giftwirkung eben dadurch zustande kommend vor, dass belebte Körperelemente eine Affinität zu dem Gift besitzen, wobei mir aber noch die Frage diskussionsfähig erscheint, ob es sich um eine Affinität chemischer oder physikalischer Art handelt. Wie dem aber auch sei, sobald als das Gift von lebenden Zellen mit Beschlag belegt ist, tritt gleichzeitig mit der Wirkung des Giftes auf die Zelle auch umgekehrt die Wirkung der Zelle auf das Gift ein, infolge derer das letztere denaturiert wird. Wie wir uns die Denaturation vorzustellen haben, ob unter dem Bilde einer Oxydation, einer hydrolytischen Spaltung oder sonst irgendwie, darüber liegen experimentell begründete Angaben noch nicht vor.

---

3. Wenn ich oben S. 124 sagte, dass im Mischungsversuch 25000 + m durch 25000 — M neutralisiert werden, so gilt das nur mit dem Zusatz, dass die Mischung unter ganz bestimmten Bedingungen vorgenommen wird. Von diesen Bedingungen sind folgende besonders hervorzuheben.

Gift und Antitoxin müssen in der Mischung vollkommen gelöst sein, und zwar in solchem Verhältnis, dass 4 ml Flüssigkeit enthalten:

$$\left.\begin{array}{l} 1 \text{ AE} = 25000 - \text{M} \\ 1 \text{ GE} = 25000 + \text{m} \end{array}\right\}$$

Ist in 4 ml Flüssigkeit das Mischungsverhältnis ein anderes, so erfolgt auch die Neutralisierung in anderen Proportionen: Die giftneutralisierende Energie des Antitoxins nimmt ab mit steigender Zahl der in 4 ml zu neutralisierenden + m, und sie nimmt zu mit fallender Zahl der zu neutralisierenden + m.

Für das in grosser Menge von mir aufbewahrte Testgift No. 7 gelten bei der *Intrakutanprüfung* mit der Prüfungsdosis von 0,1 ml folgende Neutralisierungsformeln:

1)	5 AE =	125000 — M	} Ln
	2 GE =	50000 + m	
2)	0,8 AE =	20000 — M	} Ln
	0,5 GE =	12500 + m	
3)	0,1 AE =	5000 — M	} Ln
	0,085 GE =	1062,5 + m	
4)	0,02 AE =	500 — M	} Ln
	0,02 GE =	500 + m	
5)	0,0005 AE =	12,5 — M	} Ln
	0,00125 GE =	31,25 + m	

Diese vom sogenannten Gesetz der Multipla abweichenden Neutralisierungsverhältnisse sind auch deswegen besonders bemerkenswert, weil Mischungen von *Tetanusantitoxin* und *Tetanusgift* sich umgekehrt verhalten wie Mischungen von Diphtherieantitoxin und Diphtheriegift: *Die giftneutralisierende Energie des Tetanusantitoxins nimmt zu mit steigender Zahl der in einem gegebenen Flüssigkeitsvolum zu neutralisierenden* + ms *und nimmt ab mit fallender Zahl.*

Man kann ferner die Beobachtung machen, dass ein Gehalt von solchen Substanzen in der Mischung, welche das Gift chemisch oder physikalisch an sich reissen, z. B. gewisse Farbstoffe, Hämoglobinlösung, *Gehirnsubstanz, Nervensubstanz, Nebennierensubstanz,* die Neutralisierung erschweren. In organisierten Körperelementen finden sich auch giftbindende Substanzen, welche den direkten Giftwert (+ M-Wert) herabsetzen; daraus ergeben sich dann zuweilen ganz sonderbare Verhältnisse, die schon öfters zu Missverständnissen Veranlassung gegeben haben. Prüft man den Einfluss giftbindender Körper in bezug auf den *direkten* (toxischen) Giftwert, so ist derselbe vermindert; der Antitoxinbedarf zur Neutralisierung des toxischen Giftrestes wird aber vermehrt.

Mit Rücksicht auf die Bedeutung des Mediums, in welchem Gift und Antitoxin aufeinander einwirken, muss die Verdünnungsflüssigkeit jedesmal die gleiche Zusammensetzung haben. Wir nehmen dazu immer physiologische Kochsalzlösung.

Die Temperatur, bei welcher die Mischung gehalten wird, und die Zeitdauer zwischen der Herstellung der Mischung und ihrer Injektion, habe ich von keiner nennenswerten Bedeutung für das Neutralisierungsverhältnis gefunden, wenn die Prüfung *subkukutan* erfolgt.

---

4. Die vorstehend erörterten experimentellen Ergebnisse mussten vorausgeschickt werden, wenn ein Verständnis angebahnt werden soll für das Zustandekommen der Wirkung des Diphtherieantitoxins auf das Diphtheriegift bei *getrennter* Einführung in den lebenden Organismus zum Zweck des Studiums der *therapeutischen* Antitoxinwirkung. Hier will ich den Fall ausführlicher behandeln, wo Gift und Antitoxin

Meerschweinen subkutan gegeben werden, aber in verschieden hoher Dosierung, in verschiedener örtlicher Entfernung voneinander und getrennt durch verschiedene Zeitabstände. Dabei soll noch vorausgesetzt werden, dass es sich um ein Diphtheriegleichgift handelt, dessen direkter Giftwert also gleich dem indirekten Giftwert ist (1 + M = 1 + m). Endlich wird vorausgesetzt, dass das Gift auf der linken, das Antitoxin auf der rechten Körperhälfte eingespritzt wird, und zwar beide Male in der Gegend der vorderen Schenkelbeugen.

Unter diesen Versuchsbedingungen sind in meinem Institut für den besonderen Fall, dass das Gift 24 Stunden nach dem Antitoxin gegeben wurde, folgende Zahlenverhältnisse für den Antitoxinbedarf zur Neutralisierung des Giftes innerhalb des lebenden Meerschweinkörpers gefunden worden:

a) 10 — M pro 1 g Gewicht
24 Stunden später:
1 + M pro 1 g Gewicht } Lo

b) 400 — M pro 1 g Gewicht
24 Stunden später:
10 + M pro 1 g Gewicht } Lo

c) 8000 — M pro 1 g Gewicht
24 Stunden später:
100 + M pro 1 g Gewicht } Lo

d) 100000 — M pro 1 g Gewicht
24 Stunden später:
1000 + M pro 1 g Gewicht } Lo

Man kann aus diesen Formeln entnehmen, dass mit steigender Dosierung des Giftes der Antitoxinbedarf zur Unschädlichmachung desselben im lebenden Meerschweinkörper nicht bloss absolut, sondern auch relativ immer grösser wird. Bei der einfach tödlichen Minimaldosis (1 + M pro 1 g) braucht man 10 — M pro 1 + M, bei der zehnfachen 40 — M pro 1 + M, bei der hundertfachen 80 — M pro 1 + M, bei der tausendfachen 100 — M pro 1 + M. Vergleicht man damit die für die Tetanusgiftneutralisierung unter analogen Versuchsbedingungen gefundenen Zahlenverhältnisse, so sind da folgende Proportionen für Mäuse zu notieren:

a) bei $^1/_3$ + Ms (= 2 + M) pro 1 g: je 1000 — Ms auf 1 + Ms
b) bei 75 + Ms (= 450 + M) pro 1 g: je 400 — Ms auf 1 + Ms
c) bei 1000 + Ms (= 6000 + M) pro 1 g: je 100 — Ms auf 1 + Ms
d) bei 40000 + Ms (= 240000 + M) pro 1 g: je 25 — Ms auf 1 + Ms

Der relative Antitoxinbedarf zur Tetanusgiftneutralisierung wird also mit steigender Dosierung sowohl in vitro (s. o.), wie in vivo immer geringer, während der relative Antitoxinbedarf zur Diphtheriegiftneutralisierung mit steigender Dosierung immer grösser wird.

Unter allen Umständen aber braucht man zur Giftneutralisierung mehr Antitoxin im lebenden Organismus, als in vitro.

Ich bringe den Mehrbedarf an Antitoxin zur Giftneutralisierung im lebenden Organismus in Zusammenhang damit, dass die Antitoxinkonzentration innerhalb der Lymphbahn und innerhalb der Gewebssäfte erst dann für die Giftneutralisation genügend gross wird, wenn im Blute ein Ueberschuss von Antitoxin, über die injizierte Zahl von + M hinaus, vorhanden ist. Wir wissen ja, dass in der Lymphe dreimal weniger und in den extravaskulären Gewebssäften noch viel weniger Antitoxin in 1 ml Flüssigkeit zu finden ist, als im Blute, und dass das auf dem Wege zur Blutbahn von den organisierten Körperelementen gebundene Gift seine toxische Wirkung entfalten kann, ohne dass es daran durch das Blutantitoxin gehindert wird. So erklärt sich in sehr einfacher Weise die Tatsache, dass wir Tiere an Diphtherievergiftung sterben sehen, trotzdem im Blute noch nach dem Tode ein Antitoxinüberschuss nachgewiesen werden kann.

Wird bei intravenöser Giftinjektion das Antitoxin hinterher gleichfalls intravenös gegeben, dann wächst mit jeder Minute des Zeitintervalls der Antitoxinbedarf zur Neutralisierung, was seine ganz natürliche Erklärung darin findet, dass das Gift sehr schnell aus der Blutbahn in die Lymphe und in die Gewebssäfte übergeht, wobei es von dem nachgeschickten Antitoxin um so weniger eingeholt werden kann, je später dieses intravenös eingespritzt wird und je weniger die Antitoxindosis genügend ist zur Herstellung eines der Giftmenge entsprechenden extravaskulären Antitoxingehaltes.

Es bedarf keiner längeren Erörterung darüber, dass nach intravenöser Injektion des Giftes die Neutralisierung desselben noch viel schwerer gelingt, wenn das nachgeschickte Antitoxin nicht intravenös, sondern subkutan gegeben wird, wonach es erst den Umweg über die Lymphbahn zum Blut zurückgelegt haben muss, ehe es von dieser aus dem Gift in die Gewebssäfte nachfolgen kann. In der Tat gelingt bei dieser Versuchsanordnung die Entgiftung selbst nach Verabfolgung der ein- bis zweifach tödlichen Minimaldosis (1 bis 2 + M pro 1 g Gewicht) nur sehr schwer und bei noch stärkerer Vergiftung gar nicht, selbst wenn man die subkutane Antitoxininjektion sehr bald auf die intravenöse Vergiftung folgen lässt.

Wird die Versuchsanordnung so gewählt, dass Gift und Antitoxin subkutan gegeben werden, das letztere aber erst nach dem Gift, dann kommen für die Chancen der therapeutischen Leistung des Antitoxins hauptsächlich in Betracht der Zeitabstand zwischen der Injektion von Gift und Antitoxin, die Dosierung des Giftes und Antitoxins und der örtliche Abstand beider Injektionen.

Spritzen wir immer $1^1/_2$ + M pro 1 g Meerschweingewicht in die linke Schenkelbeuge und immer $^1/_{10}$ A. E. (= 2500 — M) pro 1 g in die rechte Schenkelbeuge, so darf der Zeitabstand nicht mehr als ca. 3 Stunden betragen, wenn Krankheitserscheinungen ganz ausbleiben sollen. Folgt die Antitoxininjektion später als 3 Stunden nach der Giftinjektion, so machen sich Krankheitssymptome bemerkbar, die um so deutlicher und bedrohlicher werden, je grösser der Zeitabstand ist, bis schliesslich der Tod nicht mehr verhütet wird. Die Aussicht auf eine lebensrettende Antitoxinwirkung ist nur sehr gering nach 24 Stunden. Bei einem Zeitabstand von 16 bis 20 Stunden pflegen die Tiere mit dem Leben davonzukommen, aber erst nach dem Ueberstehen schwerer lokaler und allgemeiner Erkrankung, während bei einem Zeitabstand bis zu 10 Stunden nur eine mässig starke Erkrankung, die nach wenigen Tagen in Heilung übergeht, beobachtet wird. Eine 6 Stunden nach der Vergiftung verabfolgte Antitoxininjektion lässt es nur bis zu leichter lokaler Infiltration kommen, die auf das Gesamtbefinden der Tiere einen nennenswerten Einfluss nicht ausübt.

Die eben berichteten Versuchsergebnisse lassen sich in übersichtlicher Weise folgendermassen wiedergeben:

Kontroll-𝔐	$1^1/_2$ + M pro 1 g sk.	† nach 72 Stunden
𝔐	$1^1/_2$ + M pro 1 g sk. 24 Stunden später: $^1/_{10}$ A.E. pro 1 g sk.	L† (nach ca. 100 Stunden)
𝔐	$1^1/_2$ + M pro 1 g sk. 18 Stunden später: $^1/_{10}$ A.E. pro 1 g sk.	L≡
𝔐	$1^1/_2$ + M pro 1 g sk. 10 Stunden später: $^1/_{10}$ A.E. pro 1 g sk.	L=
𝔐	$1^1/_2$ + M pro 1 g sk. 6 Stunden später: $^1/_{10}$ A.E. pro 1 g sk.	L–
𝔐	$1^1/_2$ + M pro 1 g sk. 3 Stunden später: $^1/_{10}$ A.E. pro 1 g sk.	0

Durch folgende Abänderungen der Versuchsanordnung kann die therapeutische Antitoxinleistung vermehrt werden: erstens, wenn die Vergiftungsdosis vermindert wird; zweitens, wenn die Antitoxindosis vergrössert wird; drittens, wenn das Antitoxin so einverleibt wird, dass es schneller und ausgiebiger mit dem Gift in Kontakt kommen kann.

Ich will hier bloss den letzten Fall noch etwas genauer betrachten.

Bei subkutaner Injektion von Gift und Antitoxin kann das Antitoxin dann die Giftneutralisierung besser bewerkstelligen, wenn es nicht bloss nach seiner Aufnahme in die Blutbahn von dieser aus mit dem Gift in Kontakt kommt, sondern wenn es auch das Gift direkt an der Injektionsstelle, von welcher aus es ja erst allmählich resorbiert wird, unschädlich macht. Das kann erreicht werden dadurch, dass man einen Teil der Antitoxindosis an der Giftinjektionsstelle einspritzt. Der therapeutische Effekt dieser Art der Antitoxinapplikation wird noch mehr zutage treten, wenn das Gift nicht fertig gegeben wird, sondern wenn wir die Infektion durch giftproduzierende Diphtheriebazillen bewirken.

Wir werden aber auch die heilende Wirkung des Antitoxins befördern können, wenn wir es schneller in die Blutbahn gelangen lassen, als durch die subkutane Injektion. Das geschieht bei intraperitonealer, intramuskulärer und noch mehr bei intravaskulärer Antitoxininjektion.

IX. Ueber die Beziehungen der Ergebnisse von verschiedenen Methoden der Immunitätsprüfung zu einander und über die Lösung anaphylaktischer Probleme mit Hilfe von Immunitätsindikatoren.

Auf S. 125ff. habe ich ältere Arbeiten von mir und meinen Mitarbeitern zitiert, in welchen dargelegt worden ist, wie man auf sehr verschiedene Art den therapeutischen Wert eines Heilserums ermitteln kann. Abgesehen von der Mischungsmethode prüfen wir dabei den Antitoxinbedarf zur Herstellung eines bestimmten Immunitätsgrades gegenüber den Diphtheriebazillen oder gegenüber dem Diphtheriegift, nachdem wir vorher festgestellt haben, welchen Grad der krankmachenden Wirkung unsere zur Immunitätsprüfung dienende Diphtheriebazillenkultur oder unser Diphtheriegift für normale Kontrolltiere besitzt.

Es bestehen nun gesetzmässige Beziehungen, denen wir einen zahlenmässigen Ausdruck geben können, zwischen den verschiedenen Immunitätsindikatoren, welche im Laufe der Jahre speziell im Meerschweinversuch genauer geprüft worden sind. Von diesen Indikatoren sollen im vorliegenden Abschnitt, in welchem nicht der immunitätverleihende Wert eines Heilserums, sondern die Ermittelung des bei einem gegebenen Individuum vorhandenen Grades von Diphtherieimmunität uns beschäftigen soll, hauptsächlich berücksichtigt werden:

1. die Reaktion auf eine bazilläre Infektion vom subkutanen Bindegewebe aus,
2. die Reaktion auf die subkutane Injektion von Diphtheriegift,
3. der Blutantitoxingehalt,
4. die Reaktion auf eine intrakutane Bazilleninjektion.
5. die Reaktion auf eine intrakutane Giftinjektion.

Mit Rücksicht darauf, dass in der ärztlichen Diphtherietherapie die Immunität gegenüber der Infektion mit Diphtheriebazillen in Frage steht, wollen wir auch zunächst die Meerschwein-Immunität von diesem Gesichtspunkt aus betrachten. Wir können freilich im Meerschweinversuch nur eine entfernte Aehnlichkeit mit der Diphtherieinfektion des Menschen schaffen. Bei dieser haben wir es mit Bazillen von unbekannter Virulenz zu tun; die Infektion erfolgt in der Regel von den Halsorganen aus, und das von aussen stammende Virus wird vermutlich nur in sehr geringer Dosis aufgenommen, um erst in vivo bis zur krankmachenden Quantität sich zu vermehren; auch können wir nicht von einem gegebenen Diphtherievirus die Dosis feststellen, welche bei einer bestimmten Infektionsart ein normales menschliches Individuum krank macht und tötet. Beim Meerschwein ist das alles anders. Ich weiss, dass meine Diphtheriebouillonkultur (NDb) jedes normale Meerschwein nach 3 bis 4 Tagen tötet, wenn ich von ihr, nach 2tägigem Wachstum bei 37°, auf

100 g Meerschweingewicht $^1/_{750}$ ml subkutan einspritze. $^1/_{750}$ ml für 100 M als sicher tödliche Minimaldosis (= 1 D. l. [Dosis letalis]) angenommen, lässt sich nun leicht ein zahlenmässiger Ausdruck für den Immunitätsgrad finden. Ich bezeichne als „DbJ^1“ einen derartigen Schutz gegenüber 1 D. l.[1]), dass an der Injektionsstelle eine eben noch wahrnehmbare entzündliche Reaktion eintritt (Lo). „DbJ^2“ bedeutet dann den Schutz gegenüber 2 D. l., DbJ^{10} gegenüber 10 D. l. usw.

Die Methode der bazillären Infektion zur Immunitätsbestimmung ist aber nicht so einfach, wie sie auf den ersten Blick aussieht. Ich habe schon mitgeteilt (S. 137), dass die Virulenz meiner Kultur im Laufe der Jahre nicht konstant geblieben ist; es muss ferner daran gedacht werden, dass nach 2 tägigem Wachstum bei 37^0 — je nach der Bouillonbeschaffenheit, der nie ganz genau gleich zu gestaltenden Einsaat usw. — die in $^1/_{750}$ ml Bouillonkultur enthaltene Bazillenmenge in gar nicht so engen Grenzen variieren kann. Man muss deswegen, um einigermassen zuverlässige Resultate zu bekommen, in jeden Versuch zur bazillären Immunitätsbestimmung Kontrolltiere hineinnehmen, was diese Methode sehr kostspielig macht.

Es sind das die Gründe, welche bei der Heilserumbewertung uns veranlasst haben, an Stelle der bazillären die toxische Prüfungsmethode zu bevorzugen. Auch die Immunitätsprüfung lässt sich einfacher, billiger und genauer mit Hilfe des Diphtheriegiftes ausführen, indem man als

„DGJ^1“ den Schutz gegenüber 1 D. l. von DG 7
„DGJ^2“ „ „ „ 2 D. l. „ DG 7

usw. bezeichnet.

Wenn nun auch bis zu einem gewissen Grade aus DbJ auf DGJ geschlossen werden kann, und umgekehrt, so muss doch hier daran erinnert werden, dass unter Umständen es sogar zu einem Antagonismus zwischen dem DbJ- und DGJ-Grad kommen kann; wir finden nämlich Meerschweinchen, die durch isopathische Behandlung giftüberempfindlich geworden sind, gegenüber den giftfreien Bazillen relativ immun. Für höhere Immunitätsgrade besteht ein solcher Antagonismus nicht; speziell für die Immunität gegenüber 50 tödlichen bazillären Minimaldosen (DbJ^{50}) habe ich in früherer Zeit festgestellt, dass sie DGJ^1 entspricht.

Als dritte Methode für die Immunitätsprüfung ist die Untersuchung des Blutes auf Antitoxin zu nennen. Im allgemeinen kann man sagen, dass aus dem Blutantitoxingehalt brauchbare Rückschlüsse auf DGJ und DbJ gemacht werden können. Man muss aber unterscheiden zwischen dem durch aktive (isopathische) und passive (antitoxische) Immunisierung erworbenen Antitoxingehalt. Zumal im Beginn der aktiven Immunisierung geht die Antitoxinproduktion einher mit einer histogenen Ueberempfindlichkeit, und diese übt auf DGJ und DbJ einen Einfluss in entgegengesetztem Sinne aus, indem der Grad der Giftimmunität geringer, der der bazillären Immunität grösser gefunden wird, als bei einem gleich hohen Blutantitoxingehalt, welcher passiv erworben wurde.

---

1) 1 D. l. = Eine Dosis letalis minima certe efficax, z. B. 250 + M für $\mathfrak{M}^{250}$.

Anhaltspunkte für die Höhe des Giftimmunitätsgrades bei einem gegebenen Blutantitoxingehalt finden wir in den Angaben des vorigen Abschnittes betreffend die Zahl von tödlichen Giftminimaldosen, welche nach voraufgegangener Antitoxininjektion noch ohne Gesundheitsschädigung vertragen werden.

Eine überaus wertvolle Bereicherung der methodischen Immunitätsprüfung haben wir schliesslich erhalten durch Römer's intrakutane Giftinjektion, welche bei denkbar kleinstem Tierverbrauch uns sehr genaue Zahlenangaben über den Immunitätsgrad (DGJ) liefert. Wegen ihrer theoretischen und praktischen Wichtigkeit will ich die Ausführung dieser Methode und die Protokollierung ihrer Ergebnisse im Anschluss an zwei grössere Versuchsreihen besprechen, die ich Herrn Prof. Römer verdanke.

Im Sommer 1912 stellte Römer im Einverständnis mit mir Versuche an zur Beantwortung der Frage nach der Höhe und Dauer der Giftimmunität bei solchen Meerschweinchen, welche verschieden grosse Antitoxindosen subkutan erhalten hatten; gleichzeitig sollte die schon früher von mir konstatierte Beschleunigung des Antitoxinschwundes im Organismus der gegenüber dem antitoxischen Protein sensibilisierten Meerschweine genauer untersucht werden. Die Versuchsergebnisse sind gewonnen an 24 Meerschweinchen mit annähernd gleichem Körpergewicht (250—300 g). 12 Meerschweine hatten Anfang August 1912 je 100 AE subkutan erhalten, wonach das Optimum des Blutantitoxingehaltes nach ca. 24 Stunden sich auf ca. $\frac{100.10}{250} = 4$fach (DAN^4) berechnet. In anderweitigen Versuchen ist festgestellt worden, dass bei einem solchen Antitoxingehalt mindestens noch $^1/_{20}$ ml von meinem DG Nr. 7 ohne nekrotisierende Wirkung intrakutan gegeben werden kann. $^1/_{20}$ ml von DG Nr. 7 enthält aber nach meinen Angaben auf S. 110 $\frac{200000}{20} = 10000$ Ln-Dosen oder 5000 + M, die bei subkutaner Injektion für $\mathfrak{M}^{250}$ 20 tödliche Minimaldosen repräsentieren. Jedes der Meerschweine Nr. 1—12, von welchen die ungeraden Nummern Normaltiere, die mit geraden Nummern sensibilisiert waren ($\mathfrak{M}^n$ und $\mathfrak{M}^s$) erhielt je 6 Intrakutaninjektionen, und zwar die erste Serie von 4 Meerschweinchen 10 Tage, die zweite 15 Tage, die dritte 20 Tage nach der Antitoxininjektion. In der ersten Serie stieg die Zahl der intrakutan injizierten + M von 12,5 bis auf 400 an und betrug im ganzen $787^1/_2$ + M, also ca. das 3fache der tödlichen Minimaldosis für nicht immunisierte Kontrolltiere. An dieser Gesamtdosis starben die beiden sensibilisierten Meerschweine schon nach 36 Stunden, während die nicht sensibilisierten Tiere sie ohne erhebliche Allgemeinerkrankung vertrugen.

Wir sehen nun, dass 10 Tage nach der Injektion von 100 AE bei den sensibilisierten Meerschweinchen die ursprünglich anzunehmende Immunität gegen 20 tödliche Minimaldosen (= DGJ^{20}) auf weniger als DGJ^3 zurückgegangen ist. Ln lag ursprünglich bei ca. 5000 + M, nach 10 Tagen aber bei weniger als 12,5 + M. Demgegenüber besteht bei den nicht-sensibilisierten Meerschweinchen nach 10 Tagen noch beträchtlich mehr als DGJ^3, und Ln liegt erst bei

25 + M, woraus zu schliessen ist, dass innerhalb von 10 Tagen der Antitoxinschwund bei 𝔐^s ca. 4 mal grösser geworden ist als bei 𝔐^n. Bei der Immunitätsprüfung nach 15 Tagen finden wir bei 𝔐^s ungefähr die gleich starke Nekrosewirkung bei 3,125 + M, die bei den beiden 𝔐^n erst bei 12,5 bis 50 + M eintritt. Nach 20 Tagen besitzen 𝔐^s keine Immunität, aber auch bei 𝔐^n ist die Immunität auf ein Minimum gesunken; es findet sich jedoch ein auffallender Unterschied zwischen den beiden 𝔐^n Nr. 9 und 11, der wahrscheinlich bedingt ist durch eine interkurrente fieberhafte Erkrankung von Nr. 9. Zusammenfassend lässt sich auf Grund der Intrakutanmethode annehmen, dass sensibilisierte Meerschweine auch nach ursprünglich sehr hohem Blutantitoxingehalt schon nach 15 Tagen nichts davon übrig behalten haben, während bei nicht sensibilisierten Meerschweinchen nach 20 Tagen der Antitoxinschwund noch kein vollständiger ist. Dieses Ergebnis ist später durch direkte Blutprüfung bestätigt worden.

In einer weiteren Versuchsreihe erfolgte die Immunisierung mit 100 mal kleinerer Antitoxindosis, wonach ein ursprüngliches Optimum von $^1/_{25}$ AE in 1 ml Blut (DAN$^{1/25}$) vorhanden war. Ein solcher Blutantitoxingehalt gewährleistet eine Immunität gegenüber 10 + M und ca. 20 Ln-Dosen. Dieser Immunitätsgrad war nach 10 Tagen (in Serie I) bei 𝔐^n und 𝔐^s so stark gesunken, dass schon auf 3 + M kein Glattwert erreicht wurde. Immerhin lässt sich entnehmen, dass der Antitoxinschwund bei 𝔐^s ca. 8 mal schneller erfolgte, wie bei 𝔐^n; denn die Nekrosewirkung war bei 𝔐^s nach 6 + M ebenso stark wie bei 𝔐^n nach 50 + M. Nach 15 Tagen enthielt das Blut von 𝔐^s kein Antitoxin, da schon auf 1 + M Nekrose eintrat. Die beiden nicht sensibilisierten Meerschweine waren gegenüber 1 + M noch immun; nach 20 Tagen war aber auch bei ihnen der letzte Rest von Immunität geschwunden.

Zur Ergänzung dieser Versuchsreihen, soweit sie den beschleunigten Schwund von antitoxischer Pferde-Proteinsubstanz in der Blutbahn der durch Pferdeserum sensibilisierten Meerschweine angehen, habe ich mit Dr. Zeissler ältere Versuche wieder aufgenommen, aus welchen hervorging, dass einem sensibilisierten Meerschweinchen intravaskulär injiziertes Protein, auch wenn es anaphylaktischen Shock bewirkt, innerhalb des Zeitraums von einer Stunde nicht in höherem Grade denaturiert wird, wie im Organismus normaler Kontrolltiere.

Als Pferdeprotein wurde ein gereinigtes Tetanusheilserum benutzt, welches uns jetzt zur Blutmengebestimmung dient und zu diesem Zweck besonders genau von uns geprüft worden ist. Mit der gegenwärtig giltigen Prüfungsdosis meines Testgiftes (Nr. 6) von 0,16 ml erwies sich — in Uebereinstimmung mit der Antitoxinbestimmung vor mehreren Monaten — dieses Heilserum (M 1) als 11 fach normal (DAN^{11}).

Von diesem Heilserum M 1, welches 9 % Protein enthält, war mir durch anatoxische Prüfung im Januar 1913 bekannt, dass $1^1/_2$ mg Protein 1 AnE enthält. Da nun 1 ml mit 90 mg Protein 11 AE enthält, 1 mg Protein also $\frac{11}{90}$ AE und $1^1/_2$ mg $\frac{3 \times 11}{2.90} = \frac{2}{11}$ AE, so ist 1 AnE = 2/11 AE[1]).

---

1) Beiläufig sei hier erwähnt, dass dieses gereinigte Tetanusheilserum herstammt aus einem 6 fachen Rohserum mit 9 % Protein, von welchem 1 mg = 1 AnE ist. Daraus berechnet sich 1 AnE = 1/15 AE.

Dieses Heilserum (M 1) wurde mit physiologischer Kochsalzlösung 36 mal verdünnt und von der Verdünnung erhielten je 0,5 ml intravaskulär am 20. III. 13 vormittags ein normales Meerschweinchen (Nr. 11027) und 3 sensibilisierte Meerschweinchen (Nr. 10987, 10987, 10984 und 10981).

In $\frac{0,5}{36}$ ml M 1 sind enthalten $\frac{5}{4}$ mg Protein und ca. 1/7 AE. Da alle Meerschweinchen ca. 250 g schwer waren, so enthielt jedes auf 1 g ca. 1/1500 AE. Wenn wir die Blutmenge (cfr. Behring, Beiträge zur experimentellen Therapie, Heft 12) zu 1/12 des Körpergewichts annehmen, so war zu erwarten, dass das Maximum des Antitoxingehalts im Meerschweinblut ca. 1/100 in 1 ml betragen würde. Dementsprechend wurden mit Testgift Nr. 6 auf 1/100fach normal untersucht:

die von $\mathfrak{M}^{n}$ Nr. 11027 $1\frac{1}{2}$ Stunde und 6 Stunden nach nach der Antitoxinjektion entnommenen Blutproben, ebenso

die von $\mathfrak{M}^{s}$ Nr. 10987 nach 1 Minute (im Beginn des zum Tode führenden anaphylaktischen Shocks) und nach 4 Minuten (vom sterbenden Tier);

die von $\mathfrak{M}^{s}$ Nr. 10984 nach 1 Minute (kurz vor dem Beginn des Shocks) und nach 6 Minuten (auf der Höhe des Shocks):

die von $\mathfrak{M}^{s}$ Nr. 10981 nach 1 Minute (im Beginn des Shocks) und nach 6 Stunden.

Da das Blut ohne Oxalatzusatz als Vollblut entnommen war, trat alsbald Gerinnung ein. Die Prüfungsergebnisse an Mäusen beziehen sich deswegen nicht auf den Antitoxingehalt des Blutes, sondern auf des nach der Gerinnung ausgeschiedenen Blutserums, welches ca. 30 % mehr Antitoxin in 1 ml enthält, wie 1 ml des serumliefernden Blutes. In den Mäuse-Protokollen sind also Blut I und II der Meerschweine als „Serum I" und „Serum II" geprüft worden.

$\mathfrak{M}^{260n}$ Nr. 11027	Datum 20. III. 13. $10\frac{1}{2}$ U. Vm.	$\frac{0,5 \text{ ml}}{36}$ Tet.HS M 1 mit 9 % Protein = $\frac{5}{4}$ mg Prot.
	11 U. Vm.	Blutentnahme durch Herzpunktion (Vollblut) = Blut I.
	$4\frac{1}{2}$ U. Nm.	Blutentnahme durch Herzpunktion (Vollblut) = Blut II.
	5^{10} U. Nm.	† Sektionsbefund: Blut in der Brusthöhle, keine Lungenblähung. (Verblutung nach Herzpunktion.)
$\mathfrak{M}^{280s}$ Nr. 10987	Datum 20. III. 13. 11^{37} U. Vm.	$\frac{0,5 \text{ ml}}{36}$ Tet.HS M 1 mit 9 % Protein = $\frac{5}{4}$ mg Prot. Sofort leichtes Putzen.
	11^{38} U. Vm.	Blutentnahme durch Herzpunktion (Vollblut) = Blut I. Krämpfe.
	11^{39} U. Vm.	Fällt zur Seite. Anaphylaktischer Shock.
	11^{40} U. Vm.	† Sektionsbefund: Lungenblähung, flüssiges Blut im Herzbeutel und in der Brusthöhle. Aus der Brusthöhle Blut mit der Pipette abgenommen = Blut II.
$\mathfrak{M}^{250s}$ Nr. 10984.	Datum 20. III. 13. 4^{46} U. Nm.	$\frac{0,5 \text{ ml}}{36}$ Tet.HS M 1 mit 9 % Protein = $\frac{5}{4}$ mg Prot.
	4^{47} U. Nm.	Blutentnahme durch Herzpunktion (Vollblut) = Blut I.
	4^{48}—4^{53}	Kratzen, Putzen, Kauen, Unruhe, Würgen (L ——).
	4^{52} U. Nm.	Getötet.
		Sektionsbefund: Partielle Lungenblähung, ungeronnenes Blut in der Brusthöhle. Mit der Pipette Blut aus der Brusthöhle abgesaugt = Blut II.
$\mathfrak{M}^{270s}$ Nr. 10981	Datum 20. III. 13.	$\frac{0,5 \text{ ml}}{36}$ Tet.HS M 1 mit 9 % Prot. = $\frac{5}{4}$ mg Prot.
	10^{51} U. Vm.	Sofort leichtes Putzen.
	10^{52} U. Vm.	Blutentnahme durch Herzpunktion (Vollblut) = Blut I. Sofort Kauen, Putzen, Unruhe bis 11^{05} Vm. (L ——).
	4^{15} U. Nm.	Blutentnahme durch Herzpunktion (Vollblut) = Blut II.
	5^{12} U. Nm.	† Sektionsbefund: Blut in der Brusthöhle. (Verblutung nach Herzpunktion.)

Die an Mäusen ausgeführten Prüfungen sind mit ihren Ergebnissen nachfolgend protokollarisch verzeichnet.

Ms 14	Datum	0,64 ml Tet.-Testgift 6 / 4 = 0,16 ml	in 1 ml. Davon 0,35 ml
Nr. 11071.	21. III. 13.	0,1 ml Mn 11027 Serum I.	sk. h. r.
	12. U. Mitt.	Geprüft auf 1/100 fach.	
	22. III. 13.	. . . .	—
	23. III. 13.	. . . .	— —
	24. III. 13.	. . . .	=
	25. III. 13.	. . . .	† nach etwa 84 Stunden.

Ms 15	Datum	0,64 ml Tet.-Testgift 6 / 4 = 0,16 ml	in 1 ml. Davon 0,375 ml
Nr. 11072.	21. III. 13.	0,1 ml Ms 11027 Serum II.	sk. r. h.
	12 U. Mitt.	Geprüft auf 1/100 fach.	
	22. III. 13.	. . . .	— —
	23. III. 13.	. . . .	=
	24. III. 13.	. . . .	† nach etwa 60 Stunden.

Ms 12	Datum	0,64 ml Tet.-Testgift 6 / 4 = 0,16 ml	in 1 ml. Davon 0,3 ml
Nr. 11070.	21. III. 13.	0,1 ml Ms 10987 Serum I.	sk. r. h.
	12 U. Mitt.	Geprüft auf 1/100 fach.	
	22. III. 13.	. . . .	—
	23. III. 13.	. . . .	—
	24. III. 13.	. . . .	— —
	25. III. 13.	. . . .	— —
	26. III. 13.	. . . .	=
	27. III. 13.	. . . .	≡
	28. III. 13.	. . . .	† nach 156 Stunden.

Ms 13	Datum	0,64 ml Tet.-Testgift 6 / 4 = 0,16 ml	in 1 ml. Davon 0,325 ml
Nr. 11074.	21. III. 13.	0,1 ml Ms 10987 Serum II.	sk. r. h.
	12 U. Mitt.	Geprüft auf 1/100 fach.	
	22. III. 13.	. . . .	-
	23. III. 13.	. . . .	—
	24. III. 13.	. . . .	— —
	25. III. 13.	. . . .	=
	26. III. 13.	. . . .	=
	27. III 13.	. . . .	≡
	28. III. 13.	. . . .	† nach 150 Stunden.

Ms 16	Datum	0,64 ml Tet.-Testgift 6 / 4 = 0,16 ml	in 1 ml. Davon 0,4 ml
Nr. 11066.	21. III. 13.	0,1 ml Ms 10684 Serum I.	sk. r. h.
	12 U. Mitt.	Geprüft auf 1/100 fach.	
	22. III. 13.	. . . .	0
	23. III. 13.	. . . .	0 ?
	24. III. 13.	. . . .	0 ?
	25. III. 13.	. . . .	-
	26. III. 13.	. . . .	—
	27. III. 13.	. . . .	—
	28. III. 13.	. . . .	-
	29. III. 13.	. . . .	.

	Datum		
Ms[16] Nr. 11067.	21. III. 13. 12 U. Mitt.	$\frac{0{,}64\text{ ml Tet.-Testgift 6}}{4}$ = 0,16 ml 0,1 ml Ms 10984 Serum II. Geprüft auf 1/100fach.	in 1 ml. Davon 0,4 ml sk. r. h.
	22. III. 13.	. . . .	–
	23. III. 13.	. . . .	——
	24. III. 13.	. . . .	=
	25. III. 13.	. . . .	=
	26. III. 13.	. . . .	≡
			† nach 122 Stunden.

	Datum		
Ms[15] Nr. 11075.	21. III. 13. 12 U. Mitt.	$\frac{0{,}64\text{ ml Tet.-Testgift 6}}{4}$ = 0,16 ml 0,1 ml Ms 10981 Serum I. Geprüft auf 1/100fach.	in 1 ml. Davon 0,375 ml sk. r. h.
	22. III. 13.	. . . .	–
	23. III. 13.	. . . .	—
	24. III. 13.	. . . .	——
	25. III. 13.	. . . .	———
	26. III. 13.	. . . .	=
	27. III. 13.	. . . .	=
	28. III. 13.	. . . .	——
	10. IV. 13.	. . . .	0

	Datum		
Ms[15] Nr. 11068.	21. III. 13. 12 U. Mitt.	$\frac{0{,}64\text{ ml Tet.-Testgift 6}}{4}$ = 0,16 ml 0,1 ml Ms 10981 Serum II. Geprüft auf 1/100fach.	in 1 ml. Davon 0,375 ml sk. r. h.
	22. III. 13.	. . . .	——
	23. III. 13.	. . . .	=
	24. III. 13.	. . . .	† nach ca. 60 Stunden.

Aus dem Protokoll von Ms Nr. 11071 ist ersichtlich, dass bei dem Normal-Meerschwein Nr. 11027 die 30 Minuten nach der Antitoxininjektion entnommene Blutprobe ein Serum lieferte, welches auf 1/100fach geprüft annähernd diesem Wert entsprach. Eine Maus, welche die Prüfungsdosis von 0,16 ml meines Testgiftes Nr. 6 mit 0,1 ml von einer 1100fachen Verdünnung des gereinigten Heilserums M 1 (= 1/100 AE) gemischt erhielt, starb nach etwas längerer Zeit, nämlich nach 96 Stunden.

Die nach 6 Stunden dem Meerschwein Nr. 11027 entnommene Blutprobe ist auf ca. 1/150fach einzuschätzen.

Gelegentlich sehr zahlreicher Erfahrungen bei meinen Blutmengebestimmungen ist festgestellt worden, dass bis zu 30 Minuten nach der intravaskulären Antitoxininjektion eine Abnahme des Antitoxingehalts im Blute nicht eintritt, und wir durften a priori, wenn im Organismus des sensibilisierten Meerschweins eine proteolytische Denaturierung vom antitoxischen Protein und ein dadurch bedingter Antitoxinschwund *nicht* eintritt, darauf rechnen, dass die vor und nach dem Eintritt von anaphylaktischen Vergiftungssymptomen entnommenen Blutproben annähernd ein 1/100faches Serum liefern würden. Tatsächlich sind aber *alle* Proben (bis auf die 6 Stunden nach der Antitoxininjektion entnommene und an Ms Nr. 11068 geprüfte Probe II von Ms Nr. 10981) höherwertig als 1/100fach gefunden worden. Die Ursache für dieses bemerkenswerte Ergebnis, welche ich in einer Verringerung der Blutmenge innerhalb der Blutgefässe infolge eines durch die lymphagoge Anatoxinwirkung beschleunigten Uebergangs von Blutflüssigkeit in die Lymphbahn zu erblicken geneigt bin, soll durch neue Experimente festgestellt werden. Inzwischen aber lässt sich schon sagen, dass von einem durch den anaphylaktischen Zustand bedingten Antitoxinschwund innerhalb der ersten 30 Minuten nach der intravaskulären Injektion nicht die Rede sein kann, und ich kann danach nicht mehr die Annahme festhalten, dass der anaphylaktische Shock seine Entstehung einem aus dem anatoxisch verabfolgten Protein entstehenden Anaphylatoxin verdanke.

Wesentlich anders als das Pferdeantitoxin, welches man Meerschweinchen parenteral einverleibt, verhält sich im Meerschweinorganismus das durch aktive Immunisierung erzeugte Meerschweinantitoxin. Meine neuerdings nach dieser Richtung gesammelten Erfahrungen sollen in einer besonderen Arbeit demnächst publiziert werden. Inzwischen will ich hier die an anderen Tieren erhaltenen Resultate mitteilen.

Zur Frage nach der Dauer der antitoxischen Immunität, je nachdem das Antitoxin homogen oder heterogen ist, hat aus meinem Institut im Jahre 1899 F. Ransom im Journ. of pathol. („The conditions which influence the duration of passive immunity") wertvolles Material bezüglich des Tetanusantitoxins veröffentlicht. Ich reproduziere hier aus dieser Publikation einige lehrreiche Kurven mit den zugehörigen Erläuterungen.

Kurventabelle Nr. 1.

Pferd Pascha, Gewicht 500 kg., erhielt subkutan 10000 —Ms = 1/4000 AE Pferdeantitoxin pro 1 g Körpergewicht. Die Kurve beginnt mit dem Höchstgehalt des Blutes an Antitoxin und zeigt dann prozentualisch den Antitoxinschwund an: a) in dem Zeitraum bis zum 30. Tage nach der Injektion, b) nach 52 und c) nach 75 Tagen.

Trotz der ansehnlichen Gesamtdosis von 500000 × 1/4000 = 125 AE konnte der Höchstgehalt des Blutes nur ca. 1/400 AE in 1 ml betragen; nach 75 Tagen war noch der 5. Teil = 1/2000 AE in 1 ml Blut nachweisbar.

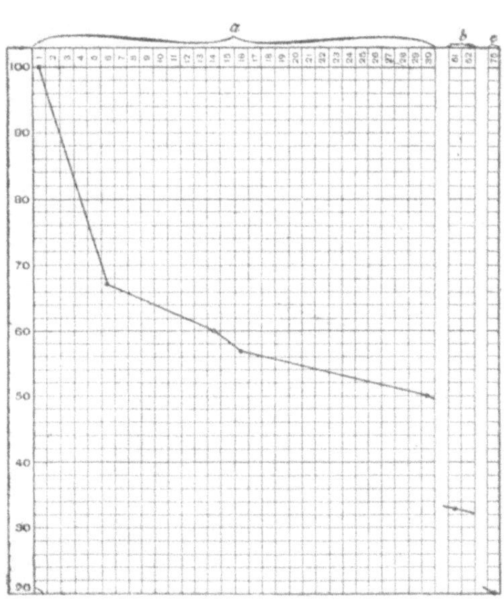

Sehr instruktiv ist die folgende Kurve, betreffend 2 Kälber, von welchen das eine Pferdeantitoxin, das andere Rinderantitoxin — gewonnen von einer isopathisch immunisierten Kuh — erhielt.

Kurventabelle Nr. 2.

Kalb Nr. 1 (obere dünnstrichige Kurve), 68 kg, erhielt subkutan 5 AE Rinderantitoxin.

Kalb Nr. 2 (untere dickstrichige Kurve), 62 kg, erhielt subkutan 5 AE Pferdeantitoxin.

Man sieht, wie von dem homogenen Antitoxin von dem Maximum mit ca. 1/1500 AE in 1 ml Blut nach 45 Tagen der Abfall nur bis auf 1/10000 AE erfolgt ist, während das heterogene Antitoxin nach 35 Tagen bis auf nicht mehr sicher nachweisbare Spuren (weniger als 1/100000 AE) geschwunden ist.

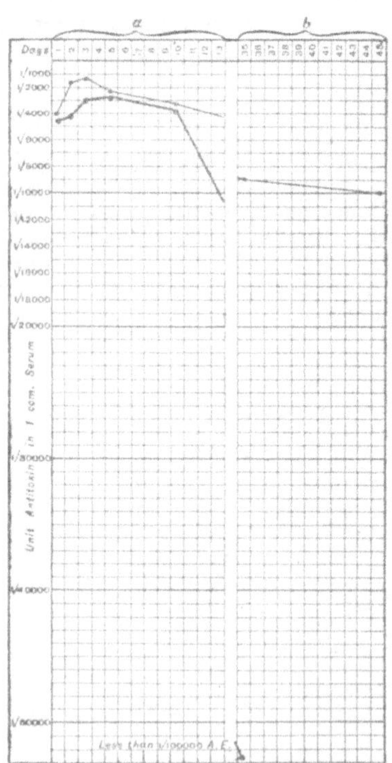

Kurventabelle Nr. 3.

Ziege Nr. 12 (obere dünnstrichige Kurve) erhielt subkutan pro 1 g Körpergewicht 1/3000 AE Ziegenantitoxin, Ziege Nr. 10 (untere dickstrichige Kurve) ebensoviel Pferdeantitoxin. Beide hatten nach 36 Stunden einen annähernd gleich hohen Antitoxingehalt im Blut (ca. 1/400 AE); während aber Nr. 10 nach 40 Tagen noch mehr als 1/3000 AE in 1 ml Blut besass, war bei Nr. 12 der Antitoxingehalt schon nach 30 Tagen unter 1/12000 AE gesunken.

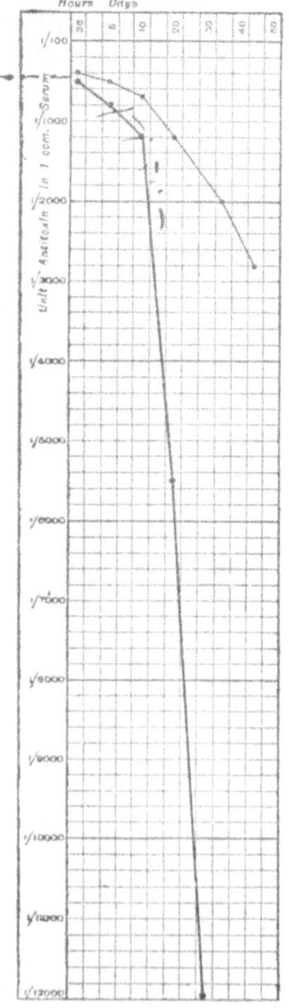

Kurventabelle Nr. 4.

Ein Meerschwein, 600 g, erhielt subkutan pro 1 g Gewicht die sehr grosse Dosis von 1666666 —Ms = 1/24 AE Pferdeantitoxin (im ganzen 25 AE!). Sein Blut wurde innerhalb der ersten 40 Stunden nach der Injektion, zu welchem Zeitpunkt das Maximum mit ca. 1/3 AE erreicht war, mehrmals untersucht. Der Abfall war so rapide, dass nach 4 Tagen nur noch 1/100 AE und nach 11 Tagen 1/3300 AE nachweisbar war.

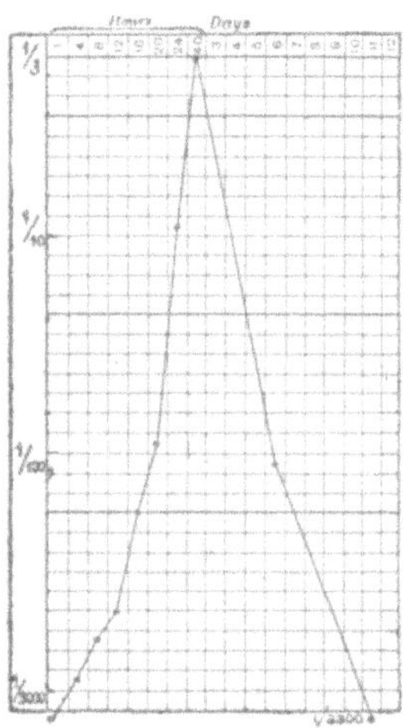

Kurventabelle Nr. 5.

Ein Kaninchen, 1500 g, erhielt pro 1 g Körpergewicht ca. 1/30 AE Pferdeantitoxin subkutan. Die Kurve ist so angelegt, dass der prozentuale Anstieg und Abfall des Blutantitoxins gekennzeichnet ist. Das Maximum betrug ca. 1/3 AE in 1 ml Blut. 11 Tage nach der Injektion war der Blutantitoxingehalt auf 1/4000 AE gesunken.

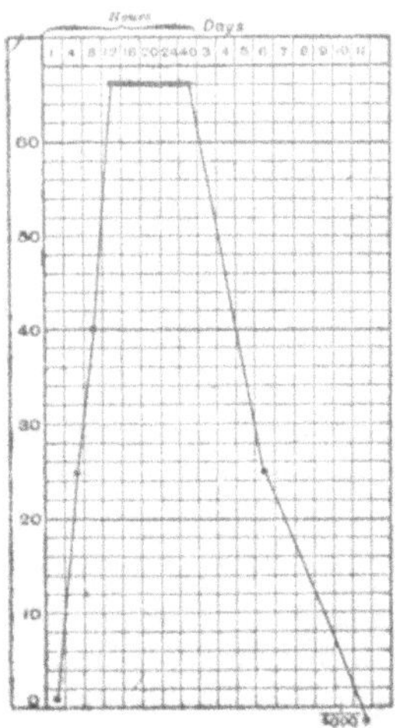

Kurventabelle Nr. 6.

Die Kurventabelle betrifft 2 Kaninchen (Nr. 3 und 8) von gleichem Körpergewicht. Nr. 3 (dünne Linie) erhielt subkutan pro 1 g 1/70 AE Pferdeantitoxin; Nr. 8 (dicke Linie) gleichfalls 1/70 AE pro 1 g, aber solches Pferdeantitoxin, welches zuvor einen Kaninchenkörper passiert hatte. (Ein Kaninchen Nr. 2, 720 g, erhielt 120 AE Pferdeantitoxin subkutan. Am 3. Tage nach der Injektion wurden ihm 20 ml Blut entnommen. Das daraus gewonnene Serum war Tet.AN$^{1\,1/2}$. Von diesem Kaninchenpassage-Antitoxin erhielt Nr. 8 1/70 AE pro 1 g). Man sieht, dass das Passage-Antitoxin ebenso schnell aus dem Blut der Kaninchen verschwindet, wie das originelle Pferdeantitoxin.

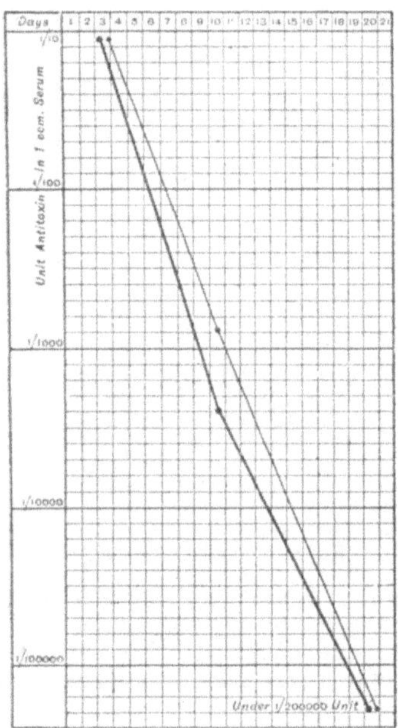

Die Ergebnisse der vorstehenden, vor ca. 15 Jahren in meinem Institut ausgeführten Versuche sind durch äusserst zahlreiche, mühselige und kostspielige Blutprüfungen mittelst der Subkutanmethode gewonnen worden. Mit Hilfe von Römers Intrakutanmethode können wir die hierhergehörigen Probleme viel leichter lösen; speziell zur Beurteilung des Grades der Diphtheriegiftimmunität (sub 5) habe ich sie in sehr vielen Experimenten benutzt, von welchen an anderer Stelle die Rede sein wird. Hier erübrigt noch die Erwähnung desjenigen Immunitätsindikators, den ich oben sub 4 genannt habe.

Die Reaktion auf eine intrakutane Injektion von Diphtheriebazillen habe ich auf ihre Geeignetheit zum Massstab für den Immunitätsgrad erst in jüngster Zeit geprüft und zunächst dabei die schon vor längerer Zeit von mir festgestellte Tatsache, dass giftüberempfindliche Tiere gegenüber dem lebenden giftfreien Virus eine deutlich nachweisbare Immunität besitzen können, bestätigt gefunden. Ebenso liess sich leicht beweisen, dass die Immunität gegenüber einem gleichgrossen Multiplum von tödlichen Minimaldosen einerseits des Diphtherie-

Kurventabelle Nr. 7.

Diese Kurve soll den Einfluss eines durch Fiebererregung beschleunigten Stoffwechsels auf den Antitoxinschwund demonstrieren. Zu dem Zweck wurde das Kalb Nr. 1 aus Tabelle Nr. 5, welches von einer perlsüchtigen Kuh abstammt, 45 Tage nach der Injektion von Rinderantitoxin — bis zu welchem Tage der Antitoxinschwund sich in sehr langsamem Tempo vollzog — fortgesetzt mit Tuberkulin behandelt und bekam nach jeder Injektion hohes Fieber. Es ist unverkennbar, dass dadurch der Antitoxinschwund sehr stark beschleunigt worden ist.

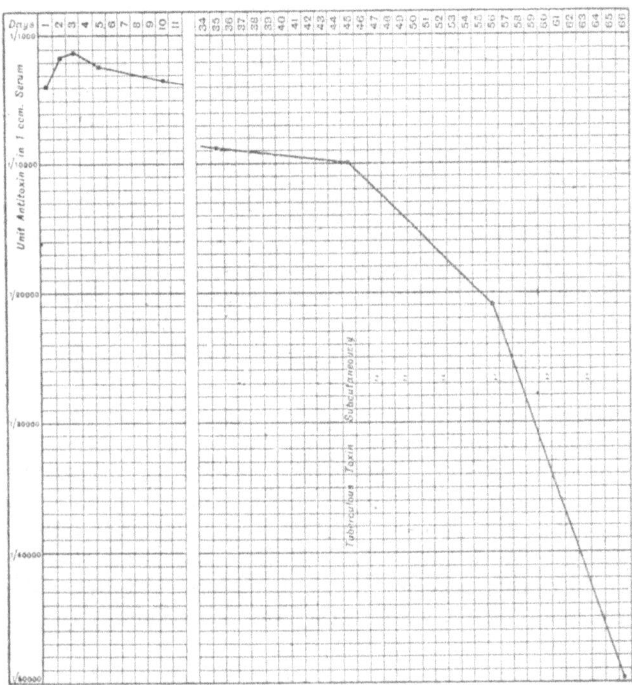

giftes und andererseits der giftproduzierenden Bazillen durch einen Blutantitoxingehalt von sehr verschiedener Höhe erreicht wird: und zwar kann mit der gleichen Menge von DA ein viel höherer Grad von DbI, wie von DGI (s. o. S. 163) hergestellt werden. Die vergleichenden Prüfungen sind zur Zeit aber noch nicht abgeschlossen, und die genaueren Angaben werden erst später mitgeteilt werden.

X. Die aktive Diphtherieimmunisierung im Tierversuch.

1. Zur Geschichte der aktiven Diphtherieimmunisierung.

Meine ersten Immunisierungsversuche wurden, ebenso wie die von C. Fraenken[1]), an Meerschweinchen mit Hilfe von Diphtheriebazillen ausgeführt und Ende des Jahres 1890 publiziert. Fraenken fand, ebenso wie ich, die Diphtheriebazillen zur Meerschweinchenimmunisierung erst dann geeignet, wenn ihre ursprüngliche Virulenz ab-

1) Carl Fraenkel, Berl. klin. Wochenschr. 1890. Nr. 49.

geschwächt wurde. Er bewirkte die Abschwächung durch mässige Erhitzung während kürzerer und längerer Zeit; ich wählte dazu verschiedene Chemikalien, insbesondere das Jodtrichlorid.

Auch für meine ersten Versuche an grösseren Tieren, zum Zweck der Antitoxingewinnung für die menschenärztliche Praxis (an Schafen, Ziegen, Rindern, Pferden), benutzte ich anfänglich jodtrichloridabgeschwächte Kulturen, bis ich an älteren Jodtrichloridkulturen die Beobachtung machte, dass Pferde viel bessere Resultate gaben, wenn sie die überstehende giftige Flüssigkeit bekamen, als wenn man ihnen die mit dieser Flüssigkeit oder mit physiologischer Kochsalzlösung aufgeschwemmten Bazillen injizierte. Solche und ähnliche Beobachtungen, im Verein mit den grundlegenden Versuchen Ehrlich's, betreffend das Ricin, Abrin und andere toxische Pflanzenproteine, führten seit dem Jahre 1893 zum Ersatz der bazillären durch die toxische Immunisierungsmethode. Schliesslich wurde auch das Jodtrichlorid, welches ursprünglich noch zur Giftabschwächung von mir beibehalten wurde, weggelassen und statt der Abschwächungsmethode die Verdünnungsmethode eingeführt, indem der zur Anfangsbehandlung und Herstellung der Grundimmunität erforderliche geringe Giftigkeitsgrad nicht durch physikalische oder chemische Beeinflussung, sondern durch Zusatz von Wasser zum Diphtheriegift erreicht wurde. Die spontan erfolgende Giftabschwächung lasse ich dabei ausser Acht.

Die Aufgabe, Meerschweinchen oder Kaninchen mit genuinem Diphtheriegift zur Antitoxinproduktion zu bringen, gehört noch immer zu den Immunisierungskunststücken, welche nur ausnahmsweise gelingen, während diese Aufgabe an grossen Tieren leicht zu lösen ist, wie namentlich die Erfahrung an Pferden gezeigt hat, welche jetzt fast ausschliesslich zur Heilserumgewinnung dienen. Beginnt man die Pferdebehandlung mit ca. 1/10000 GE, so kann man unter täglicher Verdoppelung in einigen Wochen bis zu 1000 GE, ohne ernstliche Gesundheitsstörung der Tiere, ansteigen.

Zu der Wahl von Pferden war ich übrigens durch einen Zufall gekommen. Als ich nämlich im Beginn der 90er Jahre zur Immunisierung von gesunden Pferden gegenüber dem Tetanus und zu Heilungsversuchen an tetanuskranken Pferden überging, bot sich mir Gelegenheit, diese Tiere auch zur Diphtherieimmunisierung zu benutzen. Dabei zeigte sich, dass die Antitoxinproduktion bei Pferden viel reichlicher als bei anderen Tierarten ausfiel. So entschloss ich mich, eine grössere Zahl von Pferden in einem nahe beim alten Koch'schen Institut für Infektionskrankheiten und dem Charitékrankenhaus gelegenen Stadtbahnbogen unterzubringen, um für die menschenärztliche Praxis Tetanusheilserum und Diphtherieheilserum in grossen Quantitäten zu gewinnen. Vielfach wurden Pferde abwechselnd mit Tetanusgift und mit Diphtheriegift immunisiert, ohne dass die Produktion von Tetanusantitoxin oder Diphtherieantitoxin dadurch beeinträchtigt worden ist.

Die Pferdeimmunisierung ist dann, nach dem unzweideutigen Erfolg der serumtherapeutischen Diphtheriebehandlung, vom Jahre 1893 ab, bald zum Gemeingut der in aller Welt entstandenen Serum- oder Pasteur-Institute geworden. Im wesentlichen ist überall meine Verdünnungsmethode für die Pferdeimmunisierung beibehalten worden.

Hie und da hat man schon vor vielen Jahren die Giftbehandlung auch mit gleichzeitiger Antitoxinbehandlung kombiniert. Ich selbst habe im ersten Bande des von v. Leyden-Klemperer'schen Handbuchs „Deutsche Klinik" (S. 105 bis 107) zwei Modifikationen dieser kombinierten Methode beschrieben. Nach der einen (l. c. S. 107), welche vor nunmehr ca. 14 Jahren erprobt wurde, wird die Immunisierung mit einer unvollständig durch Antitoxin abgesättigten grossen Giftdosis begonnen und dann mit der gleichen Giftdosis, die aber einen immer geringer werdenden Antitoxinzusatz erhält, fortgesetzt. Nach der anderen Modifikation wird zuerst Antitoxin gegeben und dann hinterher eine entsprechend grosse Giftdosis eingespritzt. Als Beispiel für die letztere Methode habe ich in der Deutschen Klinik S. 106 ein Kurvenprotokoll von einem Pferde abdrucken lassen, welches ich hier reproduziere.

Kurventabelle Nr. 8.

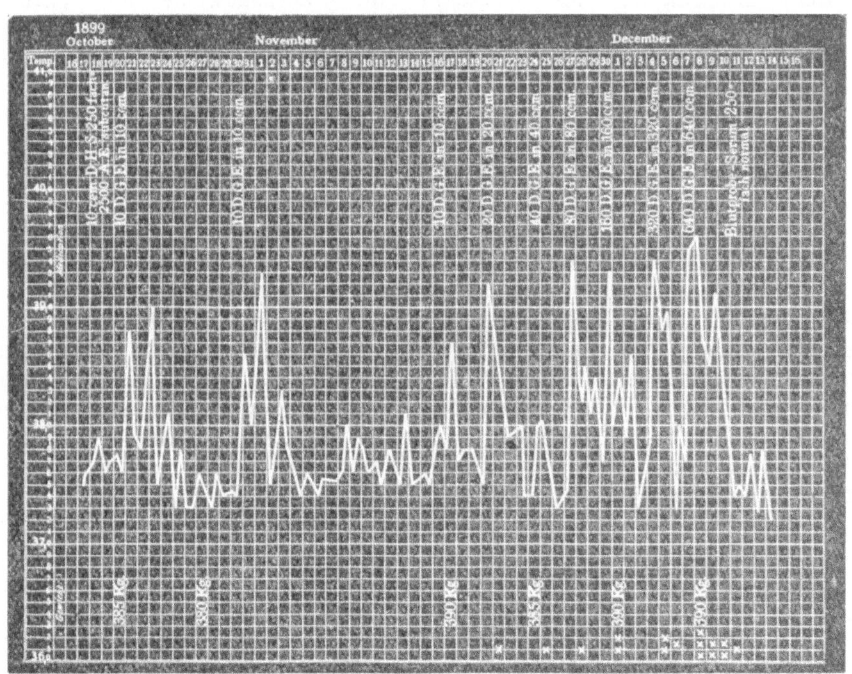

Alle bisher erwähnten isopathischen Immunisierungsmethoden laufen schliesslich, wenn sie von Erfolg begleitet sind, auf eine Antikörpermmunität hinaus. Sie unterscheiden sich aber von derjenigen Antikörperimmunität, die wir einem Individuum durch die Behandlung mit fertigem Immunprotein verleihen, dadurch, dass bei ihnen der immunisierte Organismus durch eine zelluläre Reaktion auf das immunisierende Mittel (Antigen) produktiv wird, während bei der Antikörperbehandlung die Immunität ohne Mitwirkung vitaler Körperelemente zustandekommt. Deswegen war es eine glückliche Namengebung, als Ehrlich eine aktive und passive Immunisierung unterschied. Ist die Immunität einmal da, dann ist sie immer Antikörperimmunität, ganz gleichgiltig, ob sie durch aktive oder passive Immunisierung bewirkt worden ist.

Die aktive Immunität bezeichne ich als isopathisch, wenn sie durch reine Antigenwirkung erreicht wird; dagegen spreche ich von einer kombinierten aktiven Immunisierung, wenn das Antigen zusammen mit fertigem Immunprotein bei der Antikörperproduktion in Aktion tritt. Man kann als kombinierte Immunisierung auch die vereinigte Wirkung von Antigen und einem chemischen Agens, z. B. Jodtrichlorid oder Lugolscher Lösung usw., auffassen; und ich selbst bin umsomehr zu einer solchen Auffassung geneigt, als meine Untersuchungen mich zu der Ueberzeugung geführt haben, dass der Hauptunterschied zwischen rein isopathischer und kombinierter Immunisierung zurückzuführen ist auf eine Giftabschwächung in dem Sinne, dass der direkte Giftwert in viel höherem Grade herabgesetzt wird, wie der indirekte. Eine solche Abschwächung tritt aber sowohl durch Jodtrichloridbehandlung, wie durch partielle Absättigung mit Antitoxin ein. Vorzugsweise aber spreche ich von einer kombinierten Methode dann, wenn es sich um die immunisierende Antigenbehandlung in Gegenwart des spezifischen Antikörpers handelt.

Genau genommen, wird auch die isopathische Immunisierung von da ab, wo sie zur Antikörperproduktion geführt hat, zu einer kombinierten Methode, und es ist von Wichtigkeit, dies im Auge zu behalten, wenn man den Immunisierungsprozess richtig verstehen will. Nur von diesem Gesichtspunkt aus betrachtet wird z. B. der Unterschied verständlich, den man einerseits bei der isopathischen Herstellung der sogenannten Grundimmunität beobachtet und andererseits bei der isopathischen Hochtreibung der Immunität. Jedem erfahrenen Arbeiter auf dem Gebiet der industriellen Antikörpergewinnung ist es bekannt, wie schwierig oft jene und wie leicht diese in der Praxis sich gestaltet. Und eben wegen der Schwierigkeit der Grundimmunisierung auf rein isopathischem Wege hat man früher das Antigen mit abschwächenden Chemikalien kombiniert, und greift man jetzt zuweilen zur Antigenabschwächung mit Hilfe des fertigen Antikörpers.

Ich habe mich noch neuerdings durch zahlreiche vergleichende Experimente an Meerschweinchen, Kaninchen, Hunden, Schafen, Ziegen, Rindern, Pferden, Eseln und Affen davon überzeugt, dass durchgehends die kombinierte Methode uns eine ganz gefahrlose und sicher zum Ziele führende Immunisierung ermöglicht. An dieser Stelle will ich nur meine Erfahrungen betreffend die Diphtherieimmunisierung von Affen ausführlich mitteilen.

2. Ueber die isopathische und kombinierte Affenimmunisierung.

Vor 12 Jahren habe ich in Gemeinschaft mit dem Japaner Kitashima (Berl. klin. Wochenschr. 1901, Nr. 6) 4 Kurvenprotokolle von isopathisch immunisierten Affen veröffentlicht, die ich hierunter wiedergebe. Ich hatte im Jahre 1900 die Affenimmunisierung in Angriff genommen, um ein Antitoxin zu gewinnen, welches im Organismus des Menschen länger verbleibt, wie Pferdeantitoxin — in der Voraussetzung, dass Affen, weil sie dem Menschen phylogenetisch näher stehen wie

Pferde, ein dem menschlichen Serumprotein verwandtes (homoeogenes) antitoxisches Protein liefern würden, welches der Denaturierung ebenso wenig unterworfen wäre, wie das antitoxische Pferdeprotein im Organismus eines Esels. Meine Affenversuche vom Jahre 1900 haben nach dieser Richtung keine Entscheidung gebracht, weil die Tiere sämtlich tuberkulös

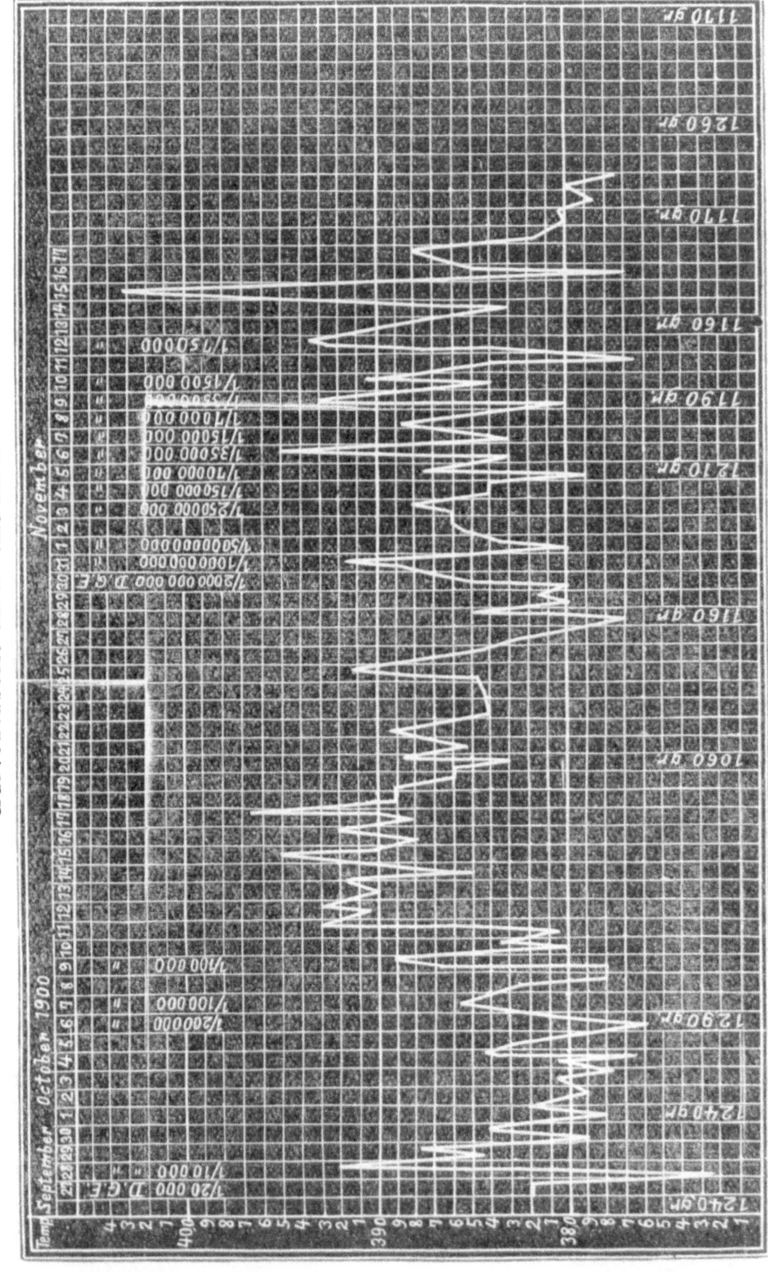

Kurventabelle Nr. 9. Affe Nr. 1.

wurden. In anderer Beziehung waren sie aber sehr lehrreich, zumal in Bezug auf die Feststellung der grossen normalen Diphtheriegiftempfindlichkeit bei den von mir untersuchten Makaken, und dann in Bezug auf das Studium der Giftüberempfindlichkeit und die durch diese bedingte Erschwerung der isopathischen Immunisierung.

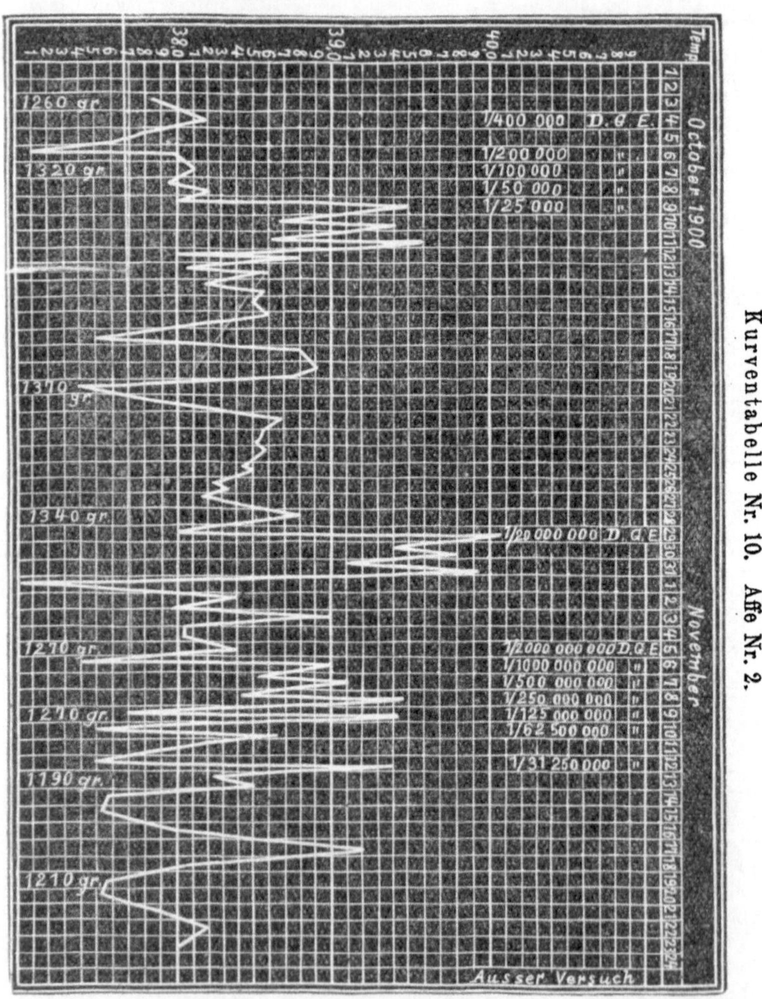

Kurventabelle Nr. 10. Affe Nr. 2.

Aus Kurventabelle Nr. 12 ist ersichtlich, wie 13 Tage nach der mässigen Reaktion auf 1/10000 GE ($= 2^1/_2 + M$) die Dosis von 1/100000 GE $= 1/4 + M$ eine mit langdauerndem Fieber und starkem Gewichtsverlust einhergehende Vergiftung bewirkt, nach deren Ablauf noch der $^1/_{100000}$ste Teil der ursprünglichen Dosis von 1/20000 GE ($= 1/2000000000 = 1/80000 + M$) eine mit dieser gleichwertige Giftwirkung hervorruft.

Ich gab schliesslich den Immunisierungsversuch auf, nachdem ich durch fortgesetzte Giftbehandlung bei 1/750000 GE angelangt war.

In Tab. Nr. 10, beim Affen Nr. 2, wurde die Behandlung begonnen mit 1/400000 GE (= 1/16 +M), aber auch dabei wurde die Ueber-

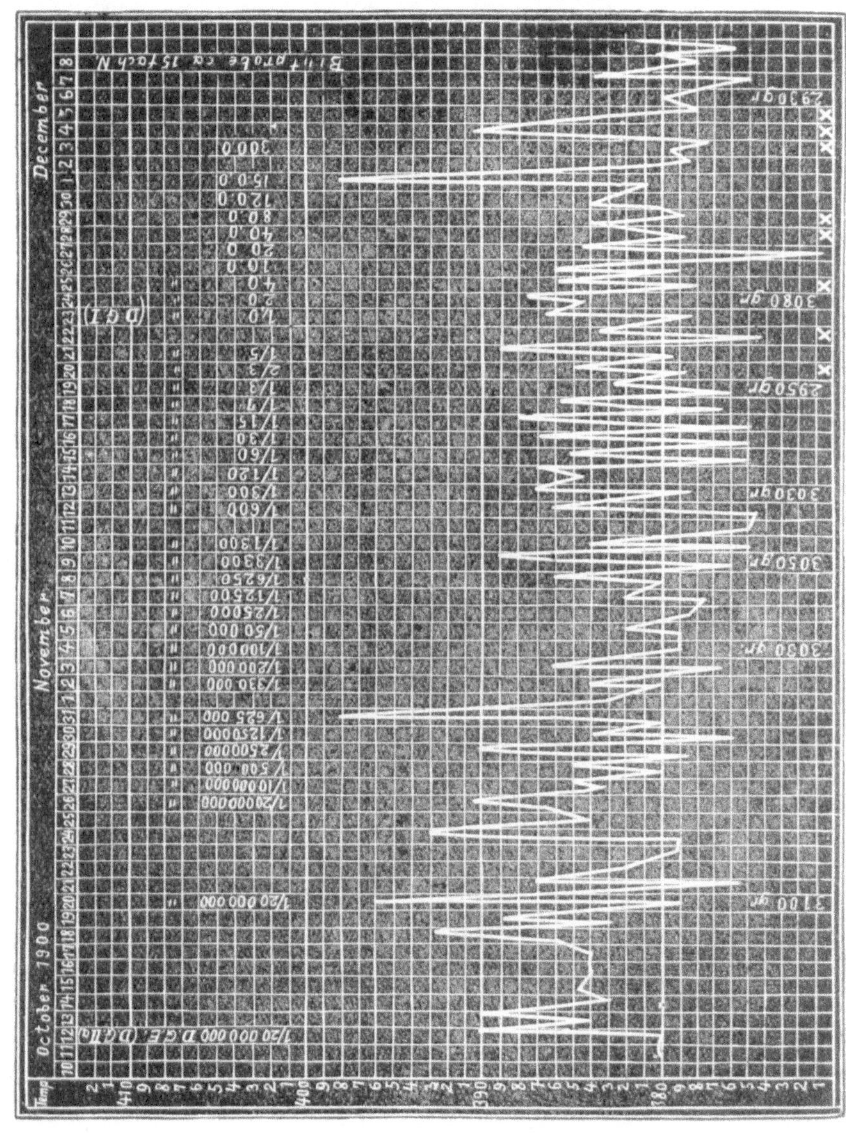

Kurventabelle Nr. 11. Affe Nr. 3.

empfindlichkeit so stark, dass ich dieses Tier ausser Versuch setzen musste. Erst als ich beim Affen No. 3 (Tab. 11) bis zu der Anfangsdosis von 1/20000000 GE. (= 1/800 +M) herunterging, konnte ich die Immunisierung in ähnlicher Weise zu Ende führen, wie bei solchen

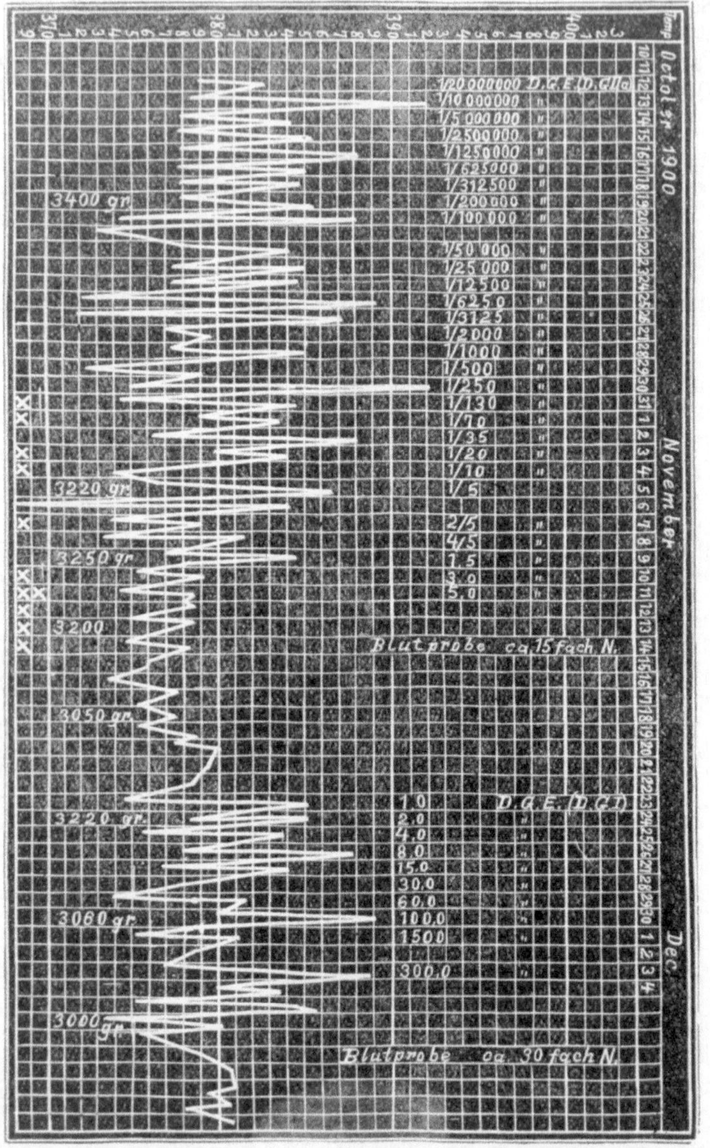

Kurventabelle Nr. 12. Affe Nr. 4.

Pferden, bei denen man die Behandlung mit 1/10000 GE ($= 2^1/_2 + M$) beginnt. Aehnlich wie beim Affen Nr. 3 verlief der Versuch am 4. Affen (Tab. 12).

Im Laufe des Jahres 1913 nahm ich die Makakenversuche von neuem auf und konnte feststellen, dass nach Wiederholung der Dosis von 5 + M innerhalb von 10 Tagen eine tödlich verlaufende Diphtherievergiftung unter Temperaturabfall eintritt. Das gleiche war der Fall, wenn ich einem Makaken eine mit Antitoxin versetzte Giftlösung, die einen durch Intrakutanprüfung am Meerschwein ermittelten Giftüberschuss im Betrage von 5 +M enthielt, subkutan einspritzte und nach 10 tägigem Intervall wiederholte.

Bei einem Versuch, in welchem ich eine Mischung von Gift und Antitoxin gab, die in der verabfolgten ersten Dosis 1/10 +M enthielt, trat danach eine merkliche Ueberempfindlichkeit ein, da die gleiche Dosis nach 24 Tagen eine beschleunigte und verstärkte Reaktion hervorrief, die in der Temperaturkurve sehr deutlich zum Ausdruck kommt. Antitoxinproduktion liess sich weder nach der ersten noch nach der zweiten Injektion nachweisen. Erst als ich nach weiteren 50 Tagen eine Toxin-Antitoxinmischung zur Injektion wählte, welche nicht bloss keinen Giftüberschuss, sondern einen bedeutenden Antitoxinüberschuss im Meerschweinversuch erkennen liess — auf 1 GE kamen in der Toxin-Antitoxinmischung 14 AE[1]) — bekam ich deutliche Antitoxinproduktion.

Prof. Römer hat Versuche ausgeführt, welche nahegelegt wurden durch die vor 13 Jahren aus meinem Institut veröffentlichten Experimente von F. Ransom („Diphtheric paralysis and antitoxine", Journ. of path., Vol. VI, S. 397ff.) betreffend die Tatsache, dass Meerschweine, welche eine zur Verhütung jeder entzündlichen Reaktion ausreichende Antitoxindosis bekommen haben, hinterher noch an einer diphtherischen Lähmung erkranken können, dass diese jedoch mit Sicherheit verhütet werden kann, wenn man die zur Erreichung von Lo erforderliche Antitoxindosis vergrössert (s. oben).

Aber nicht bloss von diesem Gesichtspunkt aus betrachtet sind diese Versuche Römer's von Wichtigkeit; sie haben vielmehr noch Bedeutung wegen der genauen Feststellung der Antitoxinmenge, welche unter Berücksichtigung des Vergiftungsgrades, der Applikationsart von Gift und Antitoxin, des Zeitintervalls zwischen der Gift- und Antoxininjektion zur Lebensrettung mit und ohne interkurrierende Lähmung erforderlich ist. Da so kostspielige und zeitraubende Versuche von zuverlässiger Seite schwerlich jemals von neuem zur Ausführung gelangen werden, mögen die in 6 Tabellen wiedergegebenen Versuchsergebnisse an dieser Stelle eingeschaltet werden. Zum Verständnis der Tabellen sei vorweg erwähnt, dass die dunkelgehaltenen Felderabschnitte die typisch entzündliche Giftreaktion, die punktierten eine eben wahrnehmbare und lokalisierte Lähmung, die schraffierten starke und allgemeine Lähmung bedeuten.

Versuch 1.

Die Dosis von 1/900 DG 7 pro 100 g ist entnommen der abgeschwächten Probe, von welcher oben die Rede war. Sie beträgt etwa $66^2/_3$ +M und macht $^2/_3$ von derjenigen Dosis letalis aus, welche Meerschweine nach etwa 4 Tagen tötet. 6 Kontrolltiere starben daran nach 6—10 Tagen. Von den 24 Stunden nach der Vergiftung mit einer sehr grossen Antitoxindosis behandelten Meerschweinchen wurden beide gelähmt; eines kam mit dem Leben davon, ein anderes starb daran.

1) Auf die theoretische Bedeutung der Tatsache, dass ein für Meerschweine überschüssiges Antitoxin enthaltendes Toxin-Antitoxingemisch auf Makaken deutliche Giftwirkung ausübt, gehe ich an anderer Stelle näher ein.

Dieser Versuch ist lehrreich für die menschenärztliche Praxis nach der Richtung, dass man sieht, wie die Lähmungen, welche in der vorantitoxischen Zeit weniger häufig beobachtet wurden, der Ausdruck für

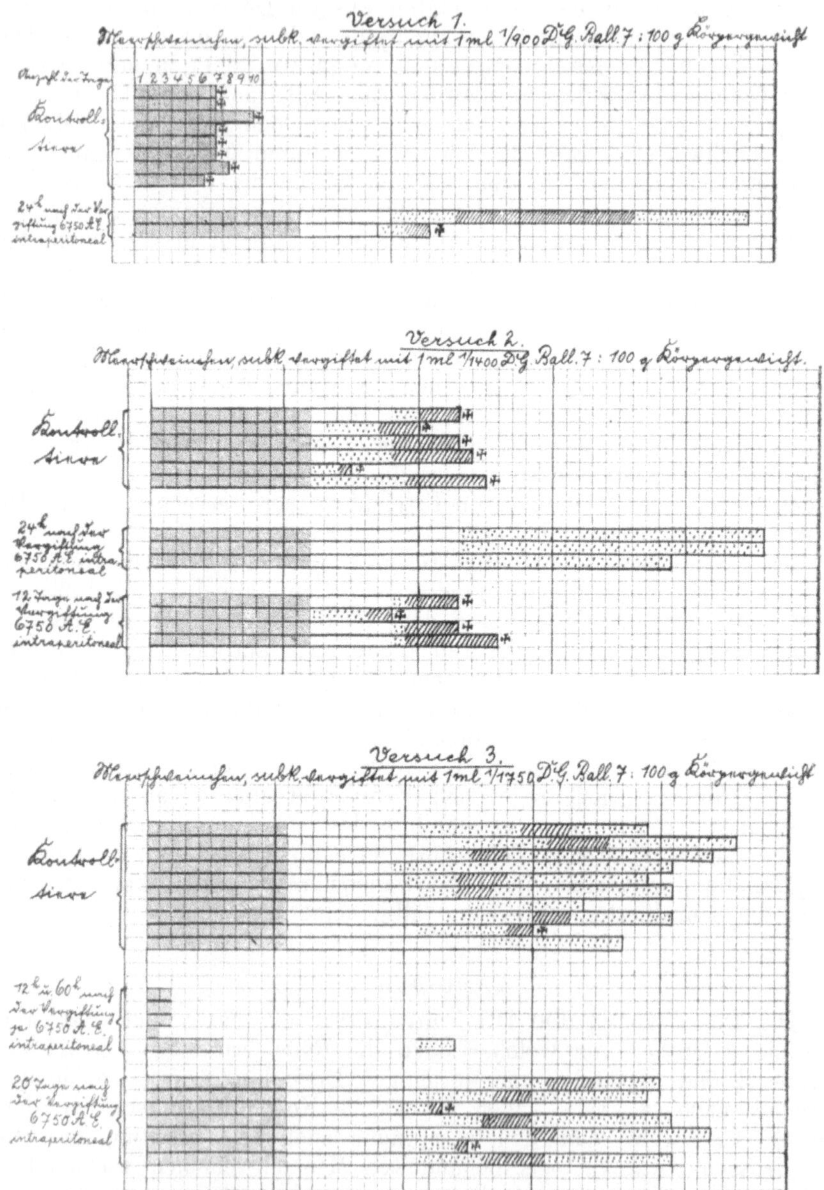

eine zweifellose therapeutische Leistung ist an solchen Individuen, die ohne Antitoxin an Diphtherie so schnell gestorben wären, dass es zur Lähmung nicht kommen konnte.

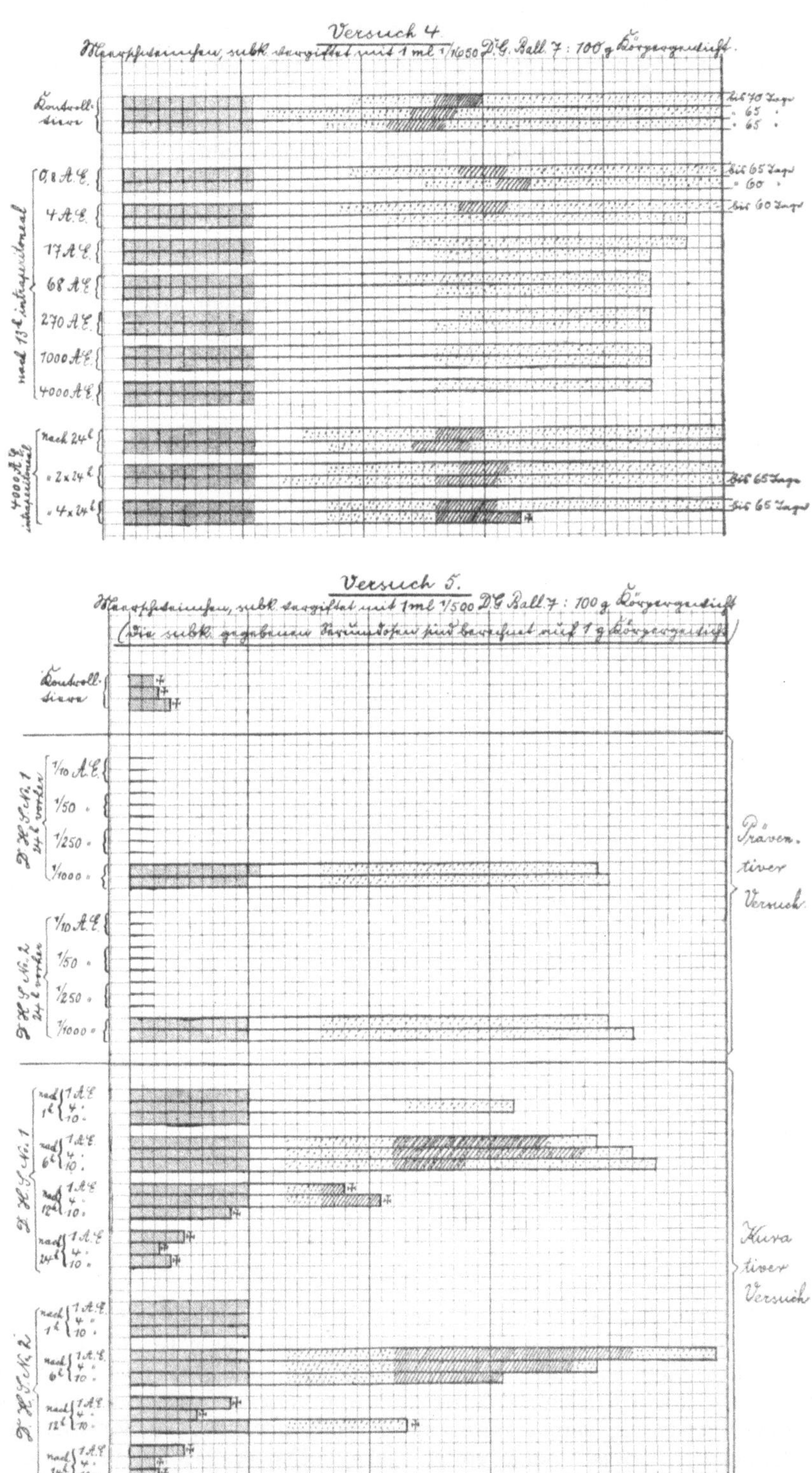
Versuch 4
Versuch 5.
Präventiver Versuch
Kurativer Versuch

Versuch 2.

Nach 24 Stunden kann bei solchen Tieren, die so stark vergiftet sind, dass sie unter Lähmungserscheinungen nach spätetens 25 Tagen zugrundegehen, noch serumtherapeutisch mit Erfolg eingegriffen werden, aber im Spätstadium der Infektion bleibt die Antitoxinbehandlung gänzlich erfolglos.

Versuch 3.

10 Kontrolltiere mit ca. 30 + M pro 100 g vergiftet, bekommen sämtlich Lähmungen: eines stirbt daran. Die 12 Stunden nach der Vergiftung einsetzende Antitoxinbehandlung ist von vollem Erfolge begleitet; während sie im Beginn der Lähmung wirkungslos ist.

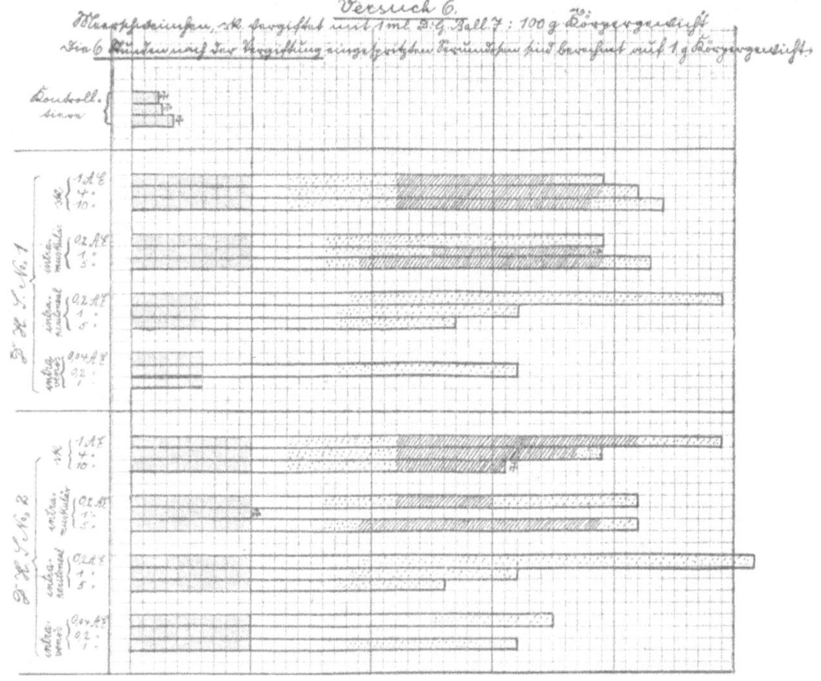

Versuch 4.

Dieser Versuch lehrt uns die wichtige Tatsache, dass zur erfolggekrönten Antitoxinbehandlung durch grosse Antitoxindosen im späteren Stadium der Infektion viel weniger beigetragen werden kann, wie mit frühzeitiger Behandlung durch relativ kleine Antitoxindosen.

Versuch 5.

Zwei Heilsera, welche von verschiedenen Pferden herstammen und mit verschiedenen Giften produziert worden sind, zeigen eine sehr weit gehende, fast identische therapeutische Leistungsfähigkeit. Der Versuch lehrt ferner, mit wie kleinen Antitoxindosen man präventiv und alsbald nach der Vergiftung, selbst wenn diese für Kontrolltiere schon nach $2^1/_2$ bis 3 Tagen tödlich ist, einen vollen therapeutischen Erfolg erzielen kann.

Versuch 6.

Dieser Versuch ergänzt den vorigen und zeigt ausserdem, wie sehr die intravaskuläre Antitoxininjektion der subkutanen an therapeutischer Wirksamkeit überlegen ist.

3. Das Diphtherie-Antitoxin in der menschenärztlichen Praxis.

Unter Berücksichtigung des so sehr verschiedenen Antitoxinbedarfes zur Lebensrettung diphtherievergifteter Laboratoriumstiere, je nach den Bedingungen, unter welchen im lebenden Organismus derselben Gift und Antitoxin zusammentreffen, wird man erwarten dürfen, dass auch zur Lebensrettung diphtheriekranker Menschen bald grössere, bald kleinere Antitoxindosen erforderlich sein werden. Indessen bei der Vergleichung der spontan auftretenden Diphtheriefälle beim Menschen mit den Diphtherievergiftungen der Meerschweine muss noch eines Unterschiedes besonders gedacht werden, welcher darin besteht, dass jene verursacht werden durch lebende Diphtheriebazillen, diese durch fertiges und gelöstes Gift.

Man kann auch bei Meerschweinen die therapeutischen Versuche so anstellen, dass dieselben mit lebender Diphtheriekultur infiziert werden. Wir wählen dazu zweitägige Bouillonkulturen, in welchen das lösliche Diphtheriegift in nachweisbarer Menge nicht vorhanden ist. Wenn daher die mit dem lebenden Infektionsstoff behandelten Tiere unter den Zeichen einer typischen Diphtherievergiftung krank werden und sterben, so kann das nur dadurch geschehen, dass an der Infektionsstelle von den Diphtheriebazillen das lösliche Gift allmählich produziert wird, in die Lymphbahn und Blutbahn und von hier aus dann zu den giftempfindlichen Zentralorganen gelangt. Nun sollte man a priori glauben, dass es im Prinzip gleichgültig ist, ob die Infektion durch sehr viele oder durch wenige Diphtheriebazillen erfolgt, da ja auch wenige Bazillen schliesslich — wenn auch erst nach längerem Inkubationsstadium — den Vergiftungstod herbeiführen müssten. In Wirklichkeit verhält sich aber die Sache ganz anders. In Wirklichkeit existiert auch für die lebende Kultur eine untere Grenze, unter welche nicht heruntergegangen werden darf, wenn der Tod eintreten soll. Von meiner Marburger Diphtheriekultur müssen pro 100 g Meerschweingewicht 0,0005 ml in Gestalt der zweitägigen Bouillonkultur subkutan zu diesem Zwecke eingespritzt werden; für Meerschweine von 250 g Gewicht wird also die tödliche Maximaldosis durch 0,00125 ml repräsentiert. 0,0008 ml pro 100 g Meerschweingewicht entsprechen der $^1/_2$fachen tödlichen Minimaldosis, nach welcher die Versuchstiere ausnahmslos innerhalb von 3—4 Tagen sterben.

Dies vorausgeschickt, wird es leicht verständlich sein, wie die therapeutischen Versuche einzurichten sind. Man stellt eben wie bei den Vergiftungsversuchen diejenige Antitoxindosis fest, welche vor und nach der Infektion mit lebender Kultur lebensrettend wirksam ist, und da zeigt sich denn, dass der Antitoxinbedarf zur Lebensrettung solcher Meerschweine, die das $1^1/_2$fache der tödlichen Minimaldosis bekommen haben, fast genau der gleiche ist bei den mit fertigem löslichem Gift, wie bei den mit lebender Kultur infizierten Tieren. Das ist um so merkwürdiger, als das Antitoxin auf die lebenden Diphtheriebazillen einen wachstumsschädigenden

Einfluss nicht ausübt, so dass nicht ohne weiteres einzusehen ist, warum denn nicht die Diphtheriebazillen sich immer weiter vermehren und so viel Gift produzieren, dass die einmalige Antitoxininjektion, wenn sie auch noch so gross ist, den deletären Ausgang der Infektion nicht verhindern kann! Wenn tatsächlich nun die mit lebenden Bazillen infizierten Meerschweine sich doch ganz so verhalten wie die mit fertigem Gift infizierten, so kommt als Erklärungsgrund hauptsächlich in Betracht, dass der lebende tierische Organismus über Regulierungsvorrichtungen verfügt, vermöge welcher die Diphtheriebazillen von den vitalen Körperelementen aufgenommen und verdaut werden, sobald sie nicht mehr Träger des spezifischen Giftes sind; und diese Eigenschaft geht ihnen ja sofort verloren, wenn sie sich in einem antitoxinhaltigen Medium befinden.

Wir haben deswegen ein experimentell begründetes Recht, die Antitoxinwirkung auf die Diphtherieerkrankungen des Menschen nicht bloss den antitoxin-therapeutischen Versuchen an den mit lebenden Bazillen inflzierten Meerschweinen an die Seite zu stellen, sondern sie auch zu vergleichen mit den therapeutischen Ergebnissen der Antitoxinbehandlung toxisch infizierter Meerschweine. Hier wie dort sehen wir in der Tat, dass die den Antitoxinbedarf für die Lebensrettung beeinflussenden Faktoren, als da sind: die Intensität der Infektion, der Zeitabstand zwischen dem Zeitpunkt der Infektion und der beginnenden Antitoxinbehandlung, die Antitoxinapplikationsmethode, die individuellen Verhältnisse, insbesondere bezüglich der Gift- und Antitoxinresorption, die gleiche Rolle spielen.

Es fällt nicht schwer, die Beobachtungsresultate der antitoxischen Diphtheriebehandlung in der menschenärztlichen Praxis in Einklang zu bringen mit den therapeutischen Ergebnissen in Laboratoriumsversuchen. Hier wie dort sehen wir namentlich den überwiegenden Einfluss des Zeitmoments für das Einsetzen der Antitoxinbehandlung auf die Grösse der therapeutischen Dosis. Die Letalitätsziffern für die am ersten, zweiten, dritten, vierten und fünften Krankheitstage mit der gleichen Antitoxindosis behandelten Diphtheriefälle führen da eine beredte Sprache!

Eine Analyse der klinischen Beobachtungsresultate geht hinaus über den Rahmen meiner Auseinandersetzungen an dieser Stelle. Es liegt in der Literatur der letzten 20 Jahre ein ungeheures Material über die antitoxische Diphtherietherapie vor, dessen kritische Verarbeitung von vielen hervorragenden Klinikern unternommen wurde.

Indikationen für eine methodische Abweichung von der bisher in der menschenärztlichen Praxis vorzugsweise ausgeführten subkutanen Antitoxininjektion würden nicht vorliegen, wenn allgemein die Antitoxinbehandlung gleich nach dem Erkennen der ersten klinischen Diphtheriesymptome, auch wenn die bakteriologische Diagnose noch nicht sicher gestellt ist, durchgeführt werden würde. Wo jedoch aus irgend einem Grunde die frühzeitige Behandlung versäumt worden ist, und wo dann die Prognose erfahrungsgemäss selbst bei hoher Dosierung des subkutan injizierten Antitoxins ungünstig gestellt werden muss, da wird überlegt werden müssen, ob man nicht durch intravenöse oder intramuskuläre Seruminjektion die Unschädlichmachung des im Blute und in den Gewebshöhlen vorhandenen Giftes beschleunigen soll. Seit den Anaphylaxiestudien wird namentlich bei Reinjektionen die schnellere Aufnahme des Antitoxins in das Blut für kontraindiziert gehalten. Erfahrene Kinderärzte halten aber nicht viel von der durch die Ergebnisse von Meerschweinversuchen nahegelegten Gefahr einer anaphylaktischen Vergiftung, selbst wenn mit grossen Antitoxindosen — bis zu 30 000 AE und darüber — Serumprotein in erheblicher Menge direkt in die Blutbahn eingespritzt wird. Immerhin wird in der serumtherapeutischen Praxis alles berücksichtigt werden müssen, was zur Herabsetzung der Anaphylaxiegefahr dienen kann. Dahin gehört die von Friedberger experimentell begründete Empfehlung, die intravenöse Injektion auf einen längeren Zeitraum durch verlangsamte und unterbrochene Serumzufuhr zu verteilen; ferner die Benutzung von gereinigtem und dadurch in seiner sensibilisierenden und antitoxischen Wirkung herabgesetztem Serum; die Herabsetzung der anaphylaktischen Empfindlichkeit durch medikamentöse Mittel, welche ich selbst freilich auf Grund meiner Tierexperimente nicht empfehlen kann. Weder vom Chlorkalzium, noch vom Chlorbaryum sah ich unzweideutige antianaphylaktische Wirkung. Am ehesten scheint noch die von Besredka empfohlene Aethernarkose bei shockartig auftretender Serumkrankheit sich zu bewähren. Die von Moro befürwortete Vorinjektion minimaler, an sich unschädlicher Serumdosen, welche Neufeld im Tierexperiment zur Vermeidung des anaphylaktischen Shocks bewährt fand, ist meines Wissens in beweiskräftiger Form beim Menschen noch nicht erprobt worden.

Was das Zustandekommen und das Wesen der Anaphylaxie angeht, so lässt sich darüber zusammenfassend folgendes sagen:

Die Anaphylaxie ist ein spezifischer Ueberempfindlichkeitszustand, der willkürlich hervorgerufen werden kann durch voraufgegangene parenterale Proteinzufuhr. Experimentell wird sie hauptsächlich studiert am Meerschwein. Schon durch sehr kleine Dosen von Serumprotein, durch weniger wie $^1/_{10}$ bis $^1/_{100}$ mg werden Meerschweinchen derart sensibilisiert, dass hinterher der 100., ja der 1000. Teil derjenigen Serummenge vom Blut aus zu ihrer Tötung genügt, die ursprünglich für sie noch unschädlich war. Es tritt nämlich im Organismus der sensibilisierten Meerschweine ein komplexes Ferment, bestehend aus einem neugebildeten Antikörper und dem Buchner'schen Alexin oder Ehrlich'schen Komplement in Tätigkeit, welches aus dem Serumprotein durch Proteolyse ein akut wirkendes Gift, ein Apotoxin frei macht. Das komplexe proteolytische Ferment der Anaphylaxie habe ich Analexin genannt. Auch beim Menschen wird nach erstmaliger Serumeinspritzung der anaphylaktische Antikörper gebildet, und zweifellos kann man bei der Reinjektion von Serum auf Analexinwirkung beruhende Krankheitssymptome nicht gar zu selten — in etwa 5 % der reinjizierten Fälle beobachten. Aber sowohl der Begründer der Lehre von dieser Serumkrankheit, von Pirquet, wie die hervorragendsten Kinderärzte haben immer von neuem betont, dass eine wirkliche Gefahr dadurch für den Menschen nicht bedingt wird.

XI. Die präventive Diphtheriebekämpfung.

1. Allgemein-hygienische Diphtherieprophylaxis.

Die prophylaktische Seuchenbekämpfung hat sehr verschiedenartige Kampfmittel zu berücksichtigen.

Das seit alten Zeiten am meisten beliebte und angewendete Mittel, sich vor einer ansteckenden Krankheit zu schützen, ist die Vermeidung des Kontakts mit den kranken Individuen. Sprichwörtlich sagt man noch jetzt: „Jemand fliehen wie die Pest". Und tatsächlich überliess man in früheren Zeiten vielfach seuchenartig erkrankte Menschen ihrem Schicksal, um sie und den ganzen Seuchenort soweit wie möglich hinter sich zu lassen. Noch nicht infizierte Wohnstätten der Menschen und ganze Länder wurden durch Quarantänemassnahmen vor dem Einbruch der Seuche zu schützen gesucht, und bevor mit dem Leben davongekommene Patienten zum Verkehr mit der gesunden Bevölkerung zugelassen wurden, mussten sie sich einer strengen Untersuchung daraufhin unterwerfen, ob bei ihnen alle Anzeichen der Krankheit geschwunden seien. Geheilte „Aussätzige", welche ja ihren Namen davon bekamen, dass sie in die Einöde verbannt wurden, mussten sich, wie es in Luther's Bibelübersetzung heisst, „den Priestern zeigen", um von diesen sich ihre „Reinheit" bescheinigen zu lassen. Die Lepra, eine Aussatzkrankheit, welche namentlich im Orient noch immer viele Opfer fordert, ist im Mittelalter auch in Mitteleuropa endemisch gewesen, aber dadurch mit vollem Erfolg bekämpft worden, dass die Kranken mitleidslos aus der menschlichen Gesellschaft ausgestossen und in Lepraheime untergebracht wurden, wo sie ihr elendes Dasein bis zum Tode fristeten.

Auf ähnliche Art, unter Zuhilfenahme von Grenzsperren und Desinfektionsmassnahmen suchte man auch die Cholera, Pest und andere exotische Seuchen von europäischen Ländern fern zu halten. Aber erst nach der Erforschung der lebenden Krankheitserreger, ihrer Lebensbedingungen und ihres Uebertragungsmodus auf den Menschen ist unter der Führung von Robert Koch ihre wirksame Bekämpfung durch Massnahmen von allgemein-hygienischer Art gelungen.

Von den Ergebnissen der Seuchenforschung im Laufe der beiden letzten Jahrzehnte haben für die rationelle Krankheitsverhütung namentlich zwei epidemiologische Tatsachen eine grosse Bedeutung gewonnen, erstens die Erkenntnis, dass in vielen Fällen andere Lebewesen als Träger und Verbreiter und Ueberträger des Infektionsstoffes von wesentlicher Bedeutung sind, und zweitens der Nachweis, dass gesunde Menschen den Infektionsstoff beherbergen und auf noch nicht infizierte Individuen mit krankmachendem Erfolg übertragen können.

Die Pestbekämpfung ohne Berücksichtigung verschiedener Nagetiere als Infektionsquellen — der Murmeltiere in zentralasiatischen Gebirgsländern, der Schiffsratten und Hausratten —, die Malariabekämpfung ohne Kenntnis von den Stechmücken, welche einerseits ein unentbehrliches Zwischenglied in der Entwickelung des Malariavirus sind, andererseits mit ihrem Stechapparat das Malariavirus auf den Menschen übertragen und so die Malaria zu einer Wundinfektionskrankheit machen, die Cholera- und Typhusbekämpfung ohne Beachtung solcher Bazillenträger, für welche das Virus unschädlich ist, die aber trotzdem die Seuchenverbreitung vermitteln, — ohne diese neueren Ergebnisse der mikrobiologischen Forschung würden wir wie halbblinde Fechter kämpfen müssen und das Kampfziel nur zu oft verfehlen.

Eine andere epidemiologische Tatsache von allergrösster Bedeutung ist ohne und schon vor der Bekanntschaft mit den mikroparasitären Infektionsstoffen von Pettenkofer festgestellt worden, die nämlich, dass man durch Bodensäuberung, durch zweckmässige Beseitigung der Abfallstoffe aus dem menschlichen Haushalt, durch gute Trinkwasserversorgung, durch Ueberwachung des Nahrungsmittelverkehrs und durch wohnungshygienische Massnahmen die Verbreitung mancher Seuchen wesentlich einschränken kann. Später hat dann die Bakteriologie es verständlich gemacht, warum der Boden und das Wasser in der Aetiologie der Cholera, des Abdominaltyphus und der Ruhr, die Trockenlegung von Sümpfen bei der Malaria, die Wohnungsfrage bei der Tuberkulose eine so wesentliche Rolle spielen, und die Pettenkofer'sche Hygiene im Verein mit den früher in ihren Angriffsobjekten und in ihren Mitteln meist verfehlten Desinfektionsversuchen kann nunmehr zielbewusster und segensreicher viele Infektionskrankheiten bekämpfen.

Demgegenüber gibt es auch solche ansteckende Krankheiten, die unabhängig von der Beschaffenheit des Bodens, des Wassers, der Luft, der Wohnräume, der Tier- und Pflanzenwelt, des Klimas und anderer allgemein-hygienischer Faktoren sich fortpflanzen. Dahin gehört die schon erwähnte Lepra, die Syphilis, die Pocken und sonstige Infektionen, deren Virus ausschliesslich oder fast ausschliesslich auf den menschlichen Organismus als Brutstätte angewiesen ist. Ueberall hier liegt theoretisch die Möglichkeit vor, durch rücksichtslose Isolierung der infizierten Menschen das Virus und damit die Seuche als Volkskrankheit zum Schwinden zu bringen. Praktisch aber stellen sich dem um so mehr und um so weniger zu überwindende Schwierigkeiten entgegen, je grösser die Zahl der Virusträger ist, je schwerer sie ausfindig gemacht und überwacht werden können. Wie man auch auf anderem Wege der Seuche Herr werden kann, hat Jenner für die Pocken gezeigt durch Einführung seiner Vakzination zum individuellen Schutz der krankheitsbedrohten Menschen.

Wie steht es nun mit der Diphtherie? Welche von den eben aufgezählten Kampfmitteln hat man in alter und neuer Zeit zu ihrer Bekämpfung als Volkskrankheit erprobt, und was lässt sich in Zukunft für die Einschränkung ihrer Verbreitung hoffen?

Da ist es nun sehr bemerkenswert, dass im Laufe der Zeit die Meinung darüber, ob überhaupt die Diphtherie eine ansteckende Krankheit ist, in dem Sinne, dass sie von einem Menschen auf den anderen übertragen werden kann, mehrfach gewechselt hat.

Bei ihrem Zuge durch Europa im 16. und 17. Jahrhundert war sie gefürchtet, wie der Aussatz, die Pest und die Cholera. Carnevale stellte deswegen seiner Beschreibung der im 17. Jahrhundert in Italien herrschenden Diphtherieepidemie das Motto voran:

„Cede cito, longinquus abi, serusque reverte“.

Entflieh so schnell wie möglich, geh' weit weg von dem Ort, wo die Krankheit sich gezeigt hat, und spät erst kehre zurück, nachdem sie wieder verschwunden ist.

Als Ansteckungsquelle galt ausser dem kranken Menschen vielfach noch die Luft, und ein italienischer Forscher Nola schuldigte, wie wir später noch genauer erfahren werden, Bodenexhalationen als das krankmachende Agens an, ohne jedoch für die Krankheitsbekämpfung daraus besondere Konsequenzen zu ziehen. Im Laufe der Zeit bis zur Gegenwart sind dann je nach den herrschenden Lehrmeinungen, bald diese, bald jene von den vorerwähnten Krankheitsvermittelungen in den Vordergrund gerückt, und dementsprechende prophylaktische Vorkehrungen empfohlen worden. Ganz besonders richtete sich die Aufmerksamkeit auf die Wohnungen, nachdem an vielen Orten gewisse Häuser so sehr von der Diphtherie bevorzugt gefunden waren, dass man geradezu von „Diphtheriehäusern" sprach. Die Sorge für Reinhaltung, Trockenheit, ausgiebige Lüftung und Belichtung der Wohnung; die Desinfektion der Bekleidungsgegenstände und Utensilien, sowie der Wohnräume in solchen Häusern stand und steht in belehrenden Publikationen vielfach oben an. Erst in den letzten Jahren werden die Diphtherie-Rekonvaleszenten und gesundbleibenden Bazillenträger, welche an manchen Orten mehr als 50 % der untersuchten Fälle ausmachen, als Hauptfaktor für die Weiterverbreitung der Diphtherie angesehen.

Zum individuellen Krankheitsschutz werden, abgesehen von der antitoxischen Immunisierung, abhärtende Mittel in diphtheriefreier Zeit, z. B. kalte Halsabreibungen, empfohlen und bei drohender Diphtheriegefahr die sorgfältigste Mundpflege und Zahnpflege und Reinhaltung des Nasenrachenraumes, um das Haften der Diphtheriebazillen nach dem Eindringen der Bazillen durch Mund und Nase zu verhüten.

Das sind ganz gewiss recht beachtenswerte Ratschläge. Eine radikale Diphtheriebekämpfung lässt sich damit aber nicht erreichen. Dazu bedarf es einer Diphtherieprophylaxe mit spezifischen Mitteln.

2. Die antitoxische Diphtherieprophylaxis.

Ueberall in der medizinischen Praxis herrscht die Ueberzeugung von dem grossen Nutzen der Serumtherapie für die Heilung bei frühzeitiger Behandlung diphtheriekranker Menschen, dagegen wird der Anwendung des Heilserums zum Schutze diphtheriebedrohter Kinder und Erwachsener vielfach ein schwer zu überwindender Widerstand entgegengesetzt. Soweit dafür überhaupt Gründe ins Feld geführt werden, so sind es namentlich folgende: Erstens fürchtet man üble Nebenwirkungen von den Injektionen, zumal bei wiederholter Injektion. Zweitens wird die kurze Immunitätsdauer bemängelt. Drittens scheut man die Kosten für das präventiv angewendete Serum, wobei ausser dem Serumpreis auch das ärztliche Honorar in Frage kommt.

Um zu beraten, wie der Widerstand, den die immunisierende Heilserumanwendung jetzt im Publikum und bei vielen praktischen Aerzten findet, beseitigt werden könne, hat eine offizielle Sitzung der wissenschaftlichen Deputation im Preussischen Ministerium des Innern am

27. November 1912 stattgefunden. In erster Linie ist dort eine sachgemässe Belehrung des Publikums und der Aerzte empfohlen worden.

Die Belehrung soll erfolgen durch hervorragende Autoritäten auf dem Gebiet der Kinderheilkunde und von amtlicher Stelle aus — in dem Sinne, dass durch die Ergebnisse der Anaphylaxieforschung keineswegs die Furcht vor Häufigkeit und Schwere von Serumkrankheiten bei präventiver Serumtherapie begründet werden kann. Die im Meerschweinversuch studierten shockartigen Todesfälle lassen auf die Verhältnisse der ärztlichen Praxis nur cum grano salis Schlussfolgerungen zu. Sie lassen sich nicht einmal anwenden auf die experimentellen Verhältnisse bei Kaninchen, Hunden, Schafen, Pferden und anderen Tieren. Was die Erfahrungen beim Menschen, speziell nach wiederholten Seruminjektionen in der für die Immunisierung genügenden Dosierung, und bei subkutaner Injektion, angeht, so haben vieltausendfache Beobachtungen den Beweis geliefert, dass zwar unbedeutende Hautaffektionen — die, wie wir sehen werden, sich auch noch vermeiden lassen — hie und da vorkommen, dass jedoch gefährliche Allgemeinerkrankungen in keiner Weise zu befürchten sind.

Auch beim sensibilisierten Meerschweinchen ist die subkutane Injektion relativ ungefährlich. Vom Unterhautgewebe aus muss man nämlich etwa 400 mal mehr Serum einspritzen, um die gleiche toxische Wirkung zu bekommen, wie nach der Injektion in die Blut- und Lymphbahnen. Dieser Unterschied hängt damit zusammen, dass nur der in dem Zeitraum bis zu 20 Minuten nach der Injektion im Blute zirkulierende Proteinanteil für die akute Giftwirkung in Frage kommt, und der beträgt nach subkutaner Injektion nur einen kleinen Bruchteil der gesamten Injektionsdosis. Deswegen kann man auch bei direkter Injektion in die Blutbahn die anaphylaktische Giftigkeit einer gegebenen Dosis verringern durch Verlangsamung der Injektion. Es ist vielleicht nicht überflüssig noch ausdrücklich zu betonen, dass zur Injektion in die Blutbahn zum Zweck des Diphtherieschutzes keine derartige Indikation vorliegt, wie sie für Heilzwecke am diphtheriekranken Menschen gut begründet werden kann.

Es ist von mir schon erwähnt worden, dass auch die unbedeutenden Hautaffektionen nach der präventiven Seruminjektion sich noch werden vermeiden lassen. Diese Möglichkeit soll in Zukunft mit ministerieller Unterstützung verwirklicht werden.

Bei der Aufstellung der Behauptung von der Verbesserungsfähigkeit des Immunserums gehe ich von der Tatsache aus, die ja eigentlich selbstverständlich ist, dass mit der Abnahme der toxischen Proteinmenge, welche in der schützenden Dosis verabfolgt wird, die Zahl der Fälle von Serumerkrankung geringer wird.

Wir haben mindestens zweierlei Arten von toxisch wirksamen Agentien im Serum zu unterscheiden, ein primärtoxisches und ein — wie ich mich ausdrücke — anatoxisches Agens.

Das primärtoxische Agens hat sich da, wo es genauer untersucht wurde, als ein die roten Blutkörperchen auflösender Antikörper, als ein Hämolysin, erwiesen; es ist thermolabil, und wird durch Erhitzen bis auf 65° unschädlich gemacht. Bei partieller Proteinfällung mit Hilfe von Ammonsulfat geht es schon nach ca. 15 % Sättigung in den Niederschlag über. Diese primärtoxische Serumwirkung ist demnach durch geeignete Serumbehandlung vermeidbar.

Anders steht es mit der anatoxischen oder anaphylaktisch giftigen Serumwirkung, welche nur bei spezifisch sensiblen Individuen zutage tritt. Diese ist gebunden an das gesamte Serumprotein, wenngleich an die einzelnen Fraktionen in verschiedenem Grad, der um so geringer wird, je stärker die Ammonsulfatsättigung ist, bei welcher die einzelnen Proteinmodifikationen ausfallen. Am wenigsten anatoxisch wirksam sind die Albumine, welche erst nach voller Sättigung mit Ammonsulfat ausfallen und bei der Uebersättigung mit Magnesiumsulfat in Lösung bleiben; demnächst ein von mir als Paralbumin bezeichneter Proteinkörper, der zwar wie die Globuline durch Magnesiumsulfat gefällt wird, aber sich von den Globulinen dadurch unterscheidet, dass er nach der Serumerhitzung auf 58° keine derartige Veränderung erleidet, welche seine Ausfällung bei nachträglicher Neutralisation bedingt, was ein charakteristisches Merkmal sowohl des Euglobulins wie des Pseudoglobulins ist. Stärker anatoxisch wirksam als das Paraglobulin ist das Pseudoglobulin und am giftigsten das Euglobulin.

Die spezifisch antitoxische Energie im Heilserum ist, wenn nicht ausschliesslich, so doch zum allergrössten Teil gebunden an das Paralbumin, und wir haben demgemäss in der Paralbuminisolierung ein Mittel zur Heilserumreinigung, durch welches wir dasselbe einerseits von den antitoxinfreien und andererseits von den anatoxisch stärker wirksamen Bestandteilen befreien können.

Nach einer von mir ausgearbeiten und im Frankfurter Ehrlich'schen Kontrollinstitut akzeptierten Methode lässt sich der Anatoxingehalt des Proteins im Vollserum und des Proteins der einzelnen Serumfraktionen quantitativ bestimmen und die anatoxische Energie ebenso in AnE, wie die antitoxische Energie in in AE berechnen. Wenn wir nun untersuchen, wieviel AnE und AE 1 mg Protein im Vollserum und wieviel in 1 mg des daraus gewonnenen Paralbumins enthalten sind, so gelangen wir zu einem präzisen Ausdruck für den Grad der Entgiftung durch unsere Heilserumreinigung.

Gesetzt den Fall, dass wir 1 l von einem 1000fachen Heilserum mit 10 % Proteingehalt zu reinigen haben, in welchem 1 mg Protein 1 AnE enthält, so wissen wir, dass die 100 g Gesamtproteine 1 Million AE und 100000 AnE enthalten, und dass auf 1 AnE 10 AE kommen. Ich habe nun in einem konkreten Fall ein solches Serum soweit gereinigt, dass auf 1 AnE 50 AE und in einem anderen Falle sogar 100 AE kommen; wir haben es somit hier mit einer Entgiftung bis auf $^1/_5$ bzw. $^1/_{10}$ der ursprünglichen Anatoxizität oder mit einer Serumverbesserung um das 5 bzw. 10fache zu tun.

Zum präventiven Diphtherieschutz, zur Immunisierung gegenüber der epidemiologischen Diphtherieinfektion beispielsweise eines Kindes, welches der Infektion in der Schule ausgesetzt ist, genügen nun schon 50 AE, mit welchen von dem weniger gereinigten Serum 1 AnE, mit dem stärker gereinigten bloss $^1/_2$ AnE eingespritzt wird.

In der jetzt üblichen Immunisierungspraxis werden durchschnittlich von einem 500fachen Heilserum, in welchem auf 1 AnE nur 5 AE kommen, 500 AE mit 100 AnE injiziert, das ist also eine 100—200mal giftigere Immunisierungsdosis wie diejenige, welche nach meinem Vorschlage zukünftig verabfolgt werden soll. Da nun auch bisher schon ernstere Gesundheitsstörungen nach präventiven Seruminjektionen kaum jemals und lokalisierte Serumerkrankungen in nicht mehr als ca. 4% der Fälle beobachtet worden sind, so halte ich es für recht sicher, dass mit dem gereinigten und hochwertigen Immunserum überhaupt nicht mehr üble Nebenwirkungen verbunden sein werden.

Solches „Immunserum" wird voraussichtlich in besonderen Abfüllungen bezogen werden können, in welchen die immunisierende Dosis in 1 ml enthalten ist mit der Angabe, wieviel AnE und wieviel AE in ihr enthalten sind.

Sehr bemerkenswert ist es, dass beim Menschen nicht gar so selten auch ohne voraufgegangene Pferdeserumanwendung, also schon bei erstmaliger Anwendung (zumal bei sehr grossen Serumdosen für Heilzwecke), diejenigen Symptome einer Serumkrankheit zur Beobachtung gelangen, welche im Experiment nur nach der Sensibilisierung auftreten in Gestalt der „sofortigen" und „beschleunigten" Reaktion von Pirquet's. Wir müssen uns da mit der Annahme einer Pferdeserum-Idiosynkrasie begnügen.

Das primärtoxische Hämolysin im Serum bewirkt immer alsbald nach seiner Injektion die in urtikariaähnlichem Hautexanthem, Gelenkschmerzen, Fieber usw. sich äussernden Erkrankungssymptome, welche mit den anatoxischen Symptomen vollständig übereinstimmen. Diese primärtoxische Serumwirkung muss demnach ausgeschaltet sein, bevor man von einer Idiosynkrasie spricht, deren ursächlichen Zusammenhang wir nicht kennen.

Das restierende anatoxisch wirksame Serumprotein lässt in der Regel bei erstmaliger Anwendung erst nach einem 8—14tägigen Inkubationsstadium die eben erwähnten Symptome der Serumkrankheit in Erscheinung treten. Auch ohne, dass eine solche manifeste Serumwirkung eintritt, vollziehen sich nach dem gleichen Inkubationsstadium im Organismus Veränderungen, die im anaphylaktischen Zustand (in einer Sensibilisierung) bestehen und durch nachträgliche Injektion der gleichen Proteinart zum Ausdruck gebracht werden können. Die Reinjektionen mit unserem Immunserum glaube ich aber gleichfalls für unbedenklich erklären zu können. Dagegen ist es noch fraglich, ob auch die sensibilisierende Wirkung des Immunserums in der von mir vorher bezeichneten Qualität und Quantität mit Sicherheit ausgeschlossen werden kann. Ich glaube auch dies in Aussicht stellen zu können. Aber nur die praktische Erfahrung kann uns darüber Gewissheit verschaffen.

Um einige von den grundlegenden Tatsachen, betreffend die Sensibilisierung und die anatoxische Proteinwirkung, zu zeigen, habe ich eine grössere Zahl von Meerschweinchen einerseits mit Pferdeserumprotein, andererseits mit Menschenserumprotein in der Dosis von 1 mg vorbehandelt. Nach 15tägigem Abwarten befinden sie sich auf dem Höhepunkt der Ueberempfindlichkeit.

Wir wollen nun einem mit Pferdeserumprotein sensibilisierten die Dosis von 1 mg Pferdeserumprotein, einem zweiten 1 mg Eselserumprotein, einem dritten 25 mg Menschenserumprotein, einem vierten 10 mg Rinderserumprotein, einem fünften 10 mg Hundeserumprotein und einem sechsten 10 mg Schafserumprotein in die Blutbahn injizieren, und zwar durch Einbringen von ca. 0,5 ml der entsprechend verdünnten Proteinlösungen.

Nur die mit Pferdeserumprotein und Eselserumprotein behandelten Tiere bekommen anaphylaktischen Shock, während trotz der viel grösseren Proteindosen alle anderen Tiere ganz gesund bleiben.

Mit Rücksicht auf die Tatsache, dass das Serumprotein von solchen Tieren, die nicht der gleichen Art angehören, wie dasjenige, welches das sensibilisierende Protein geliefert hat, anatoxisch unwirksam ist, hat man empfohlen, bei den mit Pferdeserum sensibilisierten Menschen zur Reinjektion ein von anderen Tieren, z. B. vom Rind, gewonnenes Heilserum zu benutzen. Die Erfahrungen aber, welche beispielsweise von Geheimrat Heubner in der Kinderklinik des Berliner Charité-Krankenhauses damit gemacht worden sind, sprechen nicht zugunsten des Vorschlages, das Pferdeheilserum durch Rinderheilserum bei Reinjektionen zu ersetzen. Wenn in Zukunft hochwertiges gereinigtes Heilserum für die präventive Diphtherietherapie zur Verfügung stehen wird, werden wir noch weniger Veranlassung haben, von dem altbewährten Pferdeheilserum abzugehen.

Ich habe oben 50 bis 100 AE als die in der Regel durchaus genügende prophylaktische Dosis angegeben. Für kleine Kinder wird man sich mit weniger AE begnügen können, für erwachsene Menschen dagegen mehr nehmen. Auf 10 kg Gewicht wird man durchschnittlich mit 20 AE auskommen. Als Applikationsmethode ist von der intravenösen Injektion abzustehen. In der Regel soll subkutan für prophylaktische Zwecke gespritzt werden. Wo man Grund zu der Annahme hat, dass das zu schützende Individuum sich schon im Inkubationsstadium der Infektion befindet, ist die intramuskuläre Injektion zu empfehlen, um die Resorption und die Aufnahme des Antitoxins in das Blut zu beschleunigen; und hier kann man auch die Dosierung bis auf 50 AE für je 10 kg Gewicht erhöhen.

Um die für Kinder durchschnittlich zu empfehlende Präventivdosis von 50 AE aus einem hochwertigen, beispielsweise aus einem 1000fachen Heilserum einzuspritzen, genügt schon $^1/_{20}$ Milliliter. Da nun mit Rücksicht auf eine genaue Abmessung und zur Vermeidung von Serumverlusten es sich empfiehlt, nicht weniger als 0,5 bis 2 ml jedesmal zu injizieren, so müsste der behandelnde Arzt das 1000fache Serum vorerst verdünnen, was ihm zweckmässig dadurch erspart wird, dass ein Immunserum käuflich zu haben ist, welches in 1 ml 100 AE enthält. Kinder würden dann weniger, Erwachsene mehr als 1 ml zu bekommen haben. Um jedoch zu verhüten, dass minderwertiges Serum als Immunserum geliefert wird, muss erstens der prozentuale Proteingehalt auf den Etiketten der Immunserumfläschchen angegeben sein und zweitens möchte ich befürworten, dass auch die noch wichtigere Angabe nicht fehlt, wieviel AE auf 1 AnE kommen, z. B. 1 AnE = 20 AE.

3. Die präventive Diphtheriebekämpfung nach Art des Jenner'schen Pockenschutzmittels mit Hilfe meines neuen Immunisierungsmittels.

So sehr wir berechtigt sind, von der Verwendung eines gereinigten Heilserums für die präventive Diphtheriebekämpfung einen erheblichen

Fortschritt zu erwarten, so dürfen wir uns doch nicht verhehlen, dass für die Bekämpfung der Diphtherie als Volkskrankheit, für die radikale Diphtheriebekämpfung, nach Art der Pockenbekämpfung, die Heilserumbehandlung schwerlich zum Ziele führen wird.

Die Pocken spielen bei uns in der Morbiditätsstatistik keine nennenswerte Rolle mehr, weil der Pockeninfektionsstoff nur von Mensch zu Mensch im wesentlichen übertragen und fortgezüchtet wird. Da nun der im normalen Zustande sich befindende Mensch das Pockenvirus nicht beherbergt, und da durch den Pockenimpfzwang erreicht ist, dass die Zahl der Träger des Virus auf ein Minimum beschränkt bleibt, so sind wegen Mangels an Infektionsstoff auch solche Menschen ungefährdet, welche aus irgendwelchen Gründen nicht pockenimmun sind. Wird aber irgendwo bei uns ein Pockenfall importiert, dann lässt sich durch Quarantänemassnahmen die Vermehrung und Weiterverbreitung des Pockenvirus mit Leichtigkeit umgrenzen.

Im wesentlichen wird auch das Diphtherievirus nur im lebenden Menschen weitergezüchtet, und wir würden dieses Virus in ähnlicher Weise wie das Pockenvirus auf ein Minimum reduzieren können, wenn wir seine Vermehrung, im menschlichen Organismus wirksam verhindern könnten. Die erfolgt aber in der Hauptsache nur in den erkrankten Teilen des diphtherieinfizierten Organismus. Je grösser deswegen die Zahl der auf 10000 Lebende jährlich diphtheriekrank werdenden Menschen wird, um so mehr Virus wird produziert und um so mehr steigt die Infektionsgefahr. Ansteckend sind aber nicht bloss Diphtheriepatienten, sondern auch die Rekonvaleszenten mit Diphtheriebazillen und nie diphtheriekrank gewesene Menschen, welche in ihrem Nasenrachenraum Diphtheriebazillen beherbergen, wenn auch nur in geringer Menge. Nun können wir zwar die Zahl der durch die Diphtherie bedingten Sterbefälle wesentlich durch die Heilserumtherapie herabsetzen; aber die Menge des disponiblen Virus wird dadurch nicht verringert, wenn die Zahl der Erkrankungen gleich hoch bleibt oder gar ansteigt. Durch die serumtherapeutische Verhütung von manifesten Diphtherieerkrankungen wird wahrscheinlich die Neuproduktion von Diphtherievirus eingeschränkt werden können; da jedoch das Heilserum nur gegenüber dem Diphtheriegift, nicht gegenüber den Bazillen direkt wirksam ist, so kann es kommen, dass die durch Diphtherieantitoxin immun gewordenen Menschen Bazillenträger bleiben oder werden und auf diese Weise Neuerkrankungen bewirken, ohne selbst diphtheriekrank zu sein. Freilich liesse a priori sich denken, dass schliesslich auch durch präventive Seruminjektionen das Virus immer mehr in seiner Gesamtmenge abnehmen muss, wenn dauernd alle Menschen mit soviel Antitoxin versehen werden, dass die Morbidität auf ein Minimum herabgesetzt wird. Gegenwärtig liegen aber die Verhältnisse so, dass die Morbiditätszahlen beispielsweise in Berlin in ganz erschreckender Weise anschwellen; und ich sehe keine Hoffnung etwa nach der Richtung, dass analog dem Pockenimpfzwang die präventiven Seruminjektionen obligatorisch werden könnten. Dem steht nämlich die unerfreuliche, aber unbestreitbare Tatsache entgegen, dass ein Diphtherieschutz durch die präventive Seruminjektion nur für die Dauer bis zu 3—4 Wochen hergestellt wird, während bekanntlich der Pockenschutz nach der Vakzinierung viele Jahre andauert. Wir müssten also jeden Mensch in jedem Jahre mindestens 12 mal mit Serum behandeln, was praktisch nicht ausführbar ist und keinenfalls erzwungen werden kann. Daraus ergibt sich von selbst die Indikation, dass die Präventivinjektion im wesentlichen nur da zu verlangen ist, wo eine unmittelbare Infektionsgefahr — z. B. in Kinderkrankenhäusern, in Schulen, in Familien mit diphtheriekranken Individuen — vorliegt. Für die übrigen, nicht unmittelbar gefährdeten Menschen, speziell für jugendliche Individuen, müssten wir ein Mittel haben, welches nach einmaliger, höchstens zweimaliger Anwendung ohne irgendwelche Gesundheitsschädigung einen für Jahr und Tag andauernden Impfschutz gewährt, um es dann gleich dem Jenner'schen Pockenmittel obligatorisch zu machen.

Solch ein Mittel ist in meinem Marburger Institut gefunden worden in Gestalt einer Mischung von konzentriertem Diphtheriegift mit Antitoxin. Nachdem für dieses Mittel an Pferden, Eseln, Rindern, Schafen, Affen, Kaninchen und Meerschweinchen seine grosse Ueberlegenheit in der Fähigkeit zur aktiven Immunisierung gegenüber dem reinen Gift experimentell bewiesen war, und nachdem sich gezeigt hat, dass schon eine einmalige, ganz unschädliche Dosis von diesem Mittel reichliche Antitoxinproduktion bewirkt, habe ich es bei Kindern von verschiedenem Alter und bei erwachsenen Menschen zunächst zu dem Zweck anwenden lassen, um diejenige Dosierung ausfindig zu machen, welche ausreicht, um eine eben noch wahrnehmbare Reaktion, bestehend in einem geringen Infiltrat an der Injektionsstelle, zu erzeugen. Als dann von solchen Personen, bei denen das der Fall war, 3—6 Wochen später Blut entnommen wurde, fand sich darin Antitoxin in einer Menge, die zum Schutze gegen die epidemiologische Diphtherieinfektion nach unseren Erfahrungen vollkommen ausreicht. Es mag ausdrücklich dazu noch hinzugefügt werden, dass vor der Injektion untersuchte Blutproben, namentlich bei erwachsenen Menschen, nicht selten schon von vornherein Antitoxin enthalten. Bei diesen war eine mehr oder weniger starke Zunahme des Antitoxingehalts zu konstatieren. Ursprünglich antitoxinfreies Blut zeigte mehrfach nach der immunisierenden Behandlung mit meinem Diphtherieschutzmittel mehr als 1 AE (eine Antitoxineinheit) in 1 ml Blut. Bei Zugrundelegung von 1 AE würde ein Mensch von 50 kg Gewicht und mit einer Gesamtblutmenge von 5 Litern nicht weniger als 5000 AE produziert und zum Diphtherieschutz zur Verfügung haben. Das ist aber eine Antitoxinmenge, welche ums 5fache die Antitoxindosis übersteigt, welche in der Regel zu Heilzwecken angewendet wird. Zum Schutz noch nicht infizierter Individuen reicht schon der 20. bis 100. Teil davon aus, so dass auch bei allmählichem Antitoxinschwund Monate und Jahre vergehen, ehe die ursprüngliche Diphtheriempfänglichkeit wieder eintritt.

Tatsächlich ist nach aktiver Immunisierung meiner Pferde, selbst nachdem einzelne von ihnen länger als 10 Jahre unbehandelt blieben und während dieses Zeitraums für landwirtschaftliche Arbeiten benutzt wurden, ihr Blut noch nicht antitoxinfrei geworden. Wie lange und in welchem Grade beim Menschen die Immunität nach der Schutzimpfung mit meinem neuen Mittel andauern wird, kann nur die Erfahrung lehren; alles spricht aber dafür, dass da ähnliche Verhältnisse zu beobachten sein werden wie bei der Pockenschutzimpfung.

Der grosse Unterschied in der Immunitätsdauer bei der Immunisierung mit reinem Pferdeantitoxin und bei der Schutzimpfung mit gifthaltigem Pferdeantitoxin ist darauf zurückzuführen, dass jenes an heterogenes Protein gebunden im menschlichen Blute zirkuliert und wie alles andere heterogene Protein der anaphylaktischen Proteolyse unterworfen ist, nach deren Eintritt die Antitoxinwirkung aufgehoben wird; während das gifthaltige Antitoxin die Produktion eines autogenen Antikörpers veranlasst, welcher anaphylaktisch unwirksam ist; er führt auch bei der Uebertragung auf andere Menschen weder eine Sensibilisierung herbei, noch wirkt er giftig bei der Reinjektion; ebenso wenig wie wir mit Meerschweinchenserum-Protein ein Meerschweinchen sensibilisiern oder anatoxisch vergiften können, und ebenso wenig wie wir mit Pferdeserum bei Pferden irgendwelche anaphylaktischen Wirkungen auslösen können. Homogene Antitoxine und andere homogene Antikörper unterliegen nicht der anaphylaktischen Proteolyse; sie verhalten sich vielmehr ebenso wie die autogenen Antikörper.

Vor 14 Jahren habe ich diese Verhältnisse an Pferden studiert und dabei gefunden, dass innerhalb von 6 Monaten der Antitoxinschwund die gleiche Kurve aufwies beim autogenen Antitoxin eines Mutterpferdes, wie bei einem mit homogenem Antitoxin behandelten Fohlen. Bei beiden betrug die Antitoxinabnahme während dieses Zeitraums ca. 20 %, wozu zu bemerken ist, dass anfänglich der Antitoxinschwund ziemlich schnell vor sich geht, später aber immer langsamer wird. Die Abnahmekurve fällt in den ersten Wochen nach dem Eintritt des Optimums der Antitoxinproduktion bzw. nach dem Tage der Antitoxineinverleibung während der ersten 3 Wochen ziemlich steil ab, um später immer flacher zu werden, woraus sich erklärt, dass noch nach mehreren Jahren Antitoxinreste im Blute zu finden sind. Im ersten Heft meiner „Beiträge zur experimentellen Therapie der Infektionskrankheiten" habe ich meine diesbezüglichen, zusammen mit Dr. Ransom ausgeführten Versuche folgendermassen beschrieben:

Die Antitoxinausscheidung beim Pferde nach isopathischer Immunisierung hat Ransom in einem Falle (Pferd Nr. 6) kontinuierlich verfolgt. Das Pferd hatte nach langdauernder Behandlung mit Tetanusgift im April 1898 in 1 ml Blut $2^1/_2$ AE = 100 000 000 — Ms, als es ein Fohlen warf und deswegen nicht weiter behandelt wurde. Während der Laktationsperiode nahm der Antitoxingehalt des Blutes relativ schnell ab und war nach vier Wochen auf $^1/_2$ AE pro 1 ml Blut gefallen. Von da ab blieb der Antitoxingehalt längere Zeit ziemlich konstant (bis anfangs Juli), um dann ganz langsam bis anfangs August zu fallen. Am 13. August 1898 war in 1 ml Blut noch $^1/_4$ AE = 10 000 000 — Ms enthalten. Infolge einer von neuem eingeleiteten Giftbehandlung ist dann der Antitoxingehalt wieder gestiegen und hatte nach etwa vier Wochen (am 9. September 1898) wiederum die Höhe von $2^1/_2$ AE pro 1 ml Blut erreicht.

Die quantitativen Antitoxinwertbestimmungen bei dem Pferd Nr. 6 haben um so grösseres Interesse, als Ransom auch bei dem von diesem Pferde geborenen Fohlen und in der Milch dieses Pferdes den Antitoxingehalt genau verfolgt hat. Das Fohlen hatte wenige Tage nach der Geburt in 1 ml Blut $^1/_2$ AE, also fünfmal weniger als das Mutterpferd.

Trotzdem es die antitoxinhaltige Stutenmilch in sich aufnahm, war wie beim Mutterpferde nach vier Wochen der Blutantitoxingehalt stark gesunken, allerdings nicht bis auf den fünften, sondern bloss bis auf den vierten Teil des ursprünglichen Gehaltes. Am 21. Mai betrug nämlich der Antitoxinwert von 1 ml Fohlenblut noch $^1/_8$ AE. Die weitere Abnahme des Antitoxingehaltes im Blute erfolgte dann bis zum 9. August 1898 fast ganz in der gleichen Proportion wie beim Mutterpferde. Das Fohlen ist als passiv immunisiert im Sinne Ehrlich's zu betrachten, indem nämlich durch die Plazentargefässe ein Bruchteil von dem mütterlichen Antitoxin während der intrauterinen Lebensperiode hindurchgegangen ist. Da wir wissen, dass vom Magen aus wenig oder gar kein Antitoxin in die Blutbahn übergeht, so ist die Säugungsperiode auf den Blutantitoxingehalt des Fohlens wahrscheinlich ziemlich einflusslos geblieben[1]).

Dagegen hat die reichliche Milchabsonderung während der Laktationsperiode augenscheinlich einen erheblichen Einfluss auf den Antitoxingehalt des Blutes vom Mutterpferde ausgeübt. Wenn das Fohlen in der gleichen Periode einen beinahe ebenso rapiden Antitoxinverlust erlitten hat, so schreibe ich das dem Umstande zu, dass die jugendlichen Gefässe eine grössere Durchlässigkeit für Antitoxin zeigen, als die Gefässe des ausgewachsenen Tieres. Ausserdem kommt noch die im Wachstum zunehmende Blutmenge und die damit zusammenhängende Antitoxinverdünnung in Betracht.

Die Milch des Mutterpferdes enthielt in 1 ml vier Tage nach der Geburt des Fohlens (am 26. April) $^1/_{20}$ AE, also 50 mal weniger als 1 ml Blut des Milch liefernden Pferdes. Dass die Abnahme des Antitoxingehaltes in der Milch fast genau parallel ging der Antitoxinabnahme im Blute, kann aus der Tabelle II gleichfalls deutlich erkannt werden.

Das Fohlen wurde bis zum Juli 1899, fünf Vierteljahre nach der Geburt, unbehandelt gelassen. Es hatte zu dieser Zeit noch einen ganz minimalen Antitoxingehalt im Blute (etwa 100 — Ms in 1 ml).

In der Tabelle II ist die Kurvenzeichnung so angelegt, dass der am 23. April 1898 (am Tage der Geburt des Fohlens) bei dem Mutterpferde gefundene Blutantitoxinwert gleich 100 % gesetzt wurde. Der Antitoxingehalt in 1 ml Fohlenblut und in 1 ml Milch vom Mutterpferde ist zum erstenmal am 26. April 1898 quantitativ festgestellt worden. Beide Werte wurden gleichfalls zu 100 % angesetzt. Die folgenden Antitoxinwertbestimmungen sind durch Punkte in der Kurvenlinie markiert und die einzelnen Punkte sind dann durch gerade Linien verbunden worden. Das hat beispielsweise in der Periode vom 9. bis 15. August eine Inkorrektheit zur Folge; denn selbstverständlich ist in Wirklichkeit vom 9. August bis zum 13. August der Antitoxingehalt im Blute des Mutterpferdes nicht gestiegen. Der Anstieg der Kurve während dieser Zeitperiode ist erst vom 13. August ab, nämlich vom Tage der Tetanus-

---

1) Diese Annahme ist insofern korrekturbedürftig, als ich durch spätere Versuche beweisen konnte, dass während der ersten Wochen nach der Geburt der Intestinalapparat von Tieren und Menschen für Antitoxin durchgängig ist; und ich muss es jetzt für unwahrscheinlich halten, dass schon bei der Geburt das Blut in nennenswertem Grade antitoxinhaltig war, obwohl unter gewissen Verhältnissen ein perplazentarer Antitoxinübergang in ad hoc angestellten Experimenten nachgewiesen ist.

giftinjektion, zu datieren. Im übrigen bedürfen die durch die Kurvenzeichnung wiedergegebenen Verhältnisse keines Kommentars.

Wenn ich als allgemein geltendes Gesetz hingestellt habe, dass es für die durch Antitoxin bedingte Immunität, in Bezug auf die Dauer derselben, keinen grossen Unterschied ausmacht, ob ein gegebener Antitoxingehalt des Blutes durch isopathische Behandlung oder durch fertiges Antitoxin entstanden ist, falls nur das letztere von Tieren derselben Art herstammt, so soll damit nicht gesagt sein, dass nun bei allen Tierarten eine Immunität von gleich langer Dauer erreicht werden könnte, wie beim Pferde. Im Gegenteil lässt sich beispielsweise experimentell beweisen, dass sowohl Ziegen wie Rinder auch das isopathisch erzeugte Blutantitoxin schneller verlieren als Pferde. Ich bringe diese Differenz mit einer ererbten besonderen Anlage des Gefässsystems in Zusammenhang, infolge derer die Gefässwände für das Antitoxinmolekül besser durchgängig sind bei Ziegen und Rindern als bei Pferden. Auch die sehr bemerkenswerte, mehrfach von mir beobachtete Tatsache, dass namentlich Rinder selbst mit den stärksten Giftinjektionen nicht annähernd soviel Antitoxin pro 1 ml Blut bekommen wie Pferde, also zur Erlangung hoher Antitoxinwerte nicht geeignet sind, bin ich geneigt, auf den schnelleren Austritt des durch isopathische Behandlung erzeugten Antitoxins in die Organe und in das Bindegewebe zurückzuführen. Einen Beweis für die Richtigkeit dieser meiner Anschauungsweise erblicke ich unter anderem in folgender Beobachtung. Wenn man Rinder zum Zwecke der Antitoxinerzeugung mit steigenden Giftdosen behandelt, so kommt man zuweilen in ein Stadium, wo allgemeine und lokale Giftreaktionen kaum mehr zu erzielen sind. Bei Pferden ist, sobald es sich um grössere Giftdosen handelt, das Ansteigen mit Verdoppelung derselben nach mehrtägigen Intervallen schon ein stark eingreifendes Verfahren. Kolossale Exsudationsprozesse im subkutanen Gewebe und hohes Fieber machen längere Pausen und Heruntergehen mit der Dosierung bei der Weiterbehandlung oft notwendig. Bei Rindern dagegen bemerkte ich in einigen Fällen nach Verdoppelung der Giftdosen in kurzen Zeitintervallen gar keine toxische Wirkung. Selbst ein Ansteigen um das Vierfache und Achtfache der vorangegangenen Dosis liess die Tiere noch fast ganz indifferent und die Steigerung im Antitoxingehalt des Blutes war dabei sehr gering. Ich erkläre mir diese merkwürdige Erscheinung so, dass bei Rindern im Gegensatze zu dem Verhalten der Pferde ein prozentisch sehr viel stärkeres Austreten des Antitoxins aus dem Blute in das subkutane Gewebe erfolgt, was zur Folge hat, dass die nachfolgenden, subkutan applizierten Giftdosen zum grössten Teil an der Injektionsstelle neutralisiert werden und für die antitoxinerzeugenden Reaktionen verloren gehen.

Dass in der Tat der Schwund von autogenem und homogenem Antitoxin durch Austritt aus der Gefässbahn bedingt werden kann, beweist sein Uebergang in die Milch; ich habe ferner den Uebertritt von Antitoxin in den Speichel, zuweilen auch in den Urin nachweisen können, und Exsudate, möchten sie auf irgendwelche Art erzeugt sein, beispielsweise auch durch Kantharidenextrakt, Senföl u. A. fand ich, auf den Proteingehalt berechnet, ebenso stark antitoxisch wirksam, wie das Blut. Wenn deswegen durch interkurrente Krankheiten eine reichlichere Proteinausscheidung, z. B. mit proteinhaltigem Harn, oder ein stärkerer Proteinzerfall bedingt wird, dann sehen wir immer auch einen rapiden Antitoxinschwund damit verknüpft. Individuelle Unterschiede in der Immunitätsdauer werden sich vielfach auf solche und ähnliche Ursachen zurückführen lassen.

Wir wissen, dass Eselserum sich in anaphylaktischer Beziehung wie Pferdeserum verhält, und auch in bezug auf die Immunitätsdauer bei passiver Immunisierung von Pferden mit Eselserum und von Eseln mit Pferdeserum machen wir die gleiche Erfahrung. Daraus lässt sich schliessen, dass nicht bloss homogene, sondern auch homoiogene Antikörper eine längerdauernde Immunität verbürgen. Man erkennt leicht, wie aus diesem Verhalten Rückschlüsse auf phylogenetische Verwandtschaften gemacht werden können.

Additional material from Epidemiologie, *Aetiologie und Bekämpfung der Diphtherie,*
ISBN 978-3-662-34905-2, is available at http://extras.springer.com

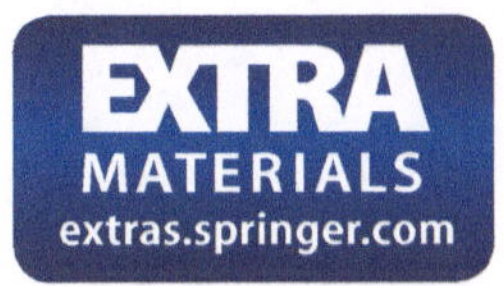